现代输血技术与临床应用

刘子豪　李志宏　曹荣祎　主编

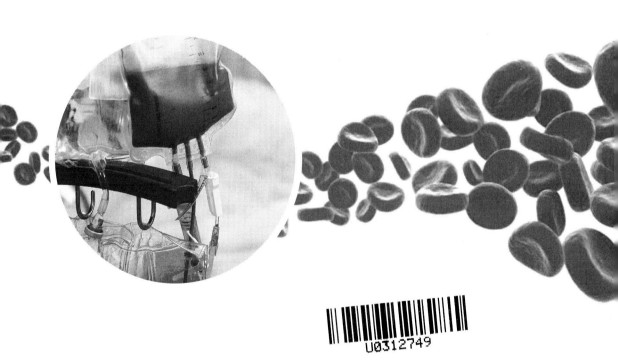

U0312749

中国纺织出版社有限公司

图书在版编目（CIP）数据

现代输血技术与临床应用 / 刘子豪，李志宏，曹荣祎主编. -- 北京：中国纺织出版社有限公司，2023.12
ISBN 978-7-5229-1379-7

Ⅰ.①现…　Ⅱ.①刘…　②李…　③曹…　Ⅲ.①输血－技术　Ⅳ.①R457.1

中国国家版本馆CIP数据核字（2024）第034563号

责任编辑：傅保娣　　责任校对：高　涵　　责任印制：王艳丽

中国纺织出版社有限公司出版发行
地址：北京市朝阳区百子湾东里A407号楼　邮政编码：100124
销售电话：010—67004422　传真：010—87155801
http://www.c-textilep.com
中国纺织出版社天猫旗舰店
官方微博 http://weibo.com/2119887771
三河市宏盛印务有限公司印刷　各地新华书店经销
2023年12月第1版第1次印刷
开本：787×1092　1/16　印张：12.25
字数：287千字　定价：88.00元

编 委 会

前　言

　　输血是将全血或成分血（如血浆、红细胞、白细胞等）通过静脉输注的方式输给患者的一种治疗方法，包括全血输注、红细胞输注、血小板输注、血浆输注等，在临床上应用广泛。近年来，我国在输血学研究方面有着不少创新和贡献，并出版了很多专著，运用输血技术挽救了许多患者（伤员）的生命；可是，由于基础研究不够，一些科学问题未能解决，因而造成少数病例因输血不当而引起并发症，甚至死亡。为此，输血学工作者积极进行有关输血的基础和临床的探索研究，由此使输血学有所突破，临床输血理念不断更新，技术操作不断改进。《现代输血技术与临床应用》正是在这样的背景下编写而成的。

　　本书内容丰富，不仅包括输血学基础内容、输血技术相关内容，还包括血液代用品、血浆衍生物的临床应用以及临床输血的不良反应对策等。本书力求做到基础理论与临床输血实践相结合，适应输血学发展的需要，侧重于面向临床输血的实践需求，以输血学的新理念、新成果以及发展方向为主线，既全面展示了国际上的先进理念和经验，也突出反映了国内的成功技术和发展。希望本书能成为有益于临床输血、输血学研究乃至所有输血从业人员的一本综合性读本。

　　本书涉及面广，难免有疏漏和不妥之处，恳请读者提出批评指正，以便今后再版时得以改进。

编　者

2023 年 9 月

目　录

第一章

临床输血的基本程序

随着现代输血学的不断发展，输血疗法已成为抢救和治疗患者的一项不可替代的重要手段，是现代医学的重要组成部分。科学合理的输血可以挽救患者生命和改善其健康状况，反之则会对患者身体造成损害，甚至导致患者死亡。过去认为，输血安全在很大程度上取决于献血者的因素。随着输血质量管理意识和管理水平的提高，人们已经逐渐意识到，对输血过程本身做出改进并不断引进新技术，无疑会使输血变得更为安全。受血者及其血标本的鉴定识别、临床输血的标准操作程序以及输血过程中重要步骤的记录存档，所有这些如果都能结合先进的技术并采用正确的方法进行过程控制管理，不仅可减少人为差错，而且输血不良反应的发生率也会大幅度降低。本章主要介绍临床输血应遵循的基本程序及计算机在临床输血程序中的应用。

第一节　输血前准备

输血前准备包括输血前对患者进行评估，医患双方签署《输血治疗同意书》，医师向输血科（血库）提出输血申请，护士根据备血医嘱识别患者后采集血标本，输血科（血库）进行血液相容性试验，血液的发放与领取以及血液输注前的运输与保存。在这个复杂的过程中，由于涉及的环节较多，其中任何一个环节出现偏差或差错都将给患者带来巨大的风险。据报道，在"输血错误"的事件中，70%发生在临床，主要是人为因素所致。2004年英国输血严重危害监控体系（SHOT）分析了"输血错误"报告的组成：20%为患者身份识别错误和患者ABO血型鉴定错误，7%为输血前检测错误，12%为输血时操作错误，13%为不合理输注，33%为输入的血液不符合规范要求，其他错误占15%。临床输血的每个步骤都有一定的程序，有其特殊的要求，我们只有严格遵守这些程序及要求，才能保证将正确的血液在正确的时间输注给正确的患者。

一、输血前的评估、知情同意与输血申请

（一）输血前的评估

1. 输血原则

（1）输血只是患者治疗的一部分，只有符合输血适应证的患者才能输血。

（2）根据国家制定的临床输血指南，考虑到患者自身需要才决定输血。

（3）应尽可能减少失血以减少患者输血的需要。

（4）急性失血的患者应首先采取其他能替代输血的措施，如静脉替代液或给氧等，同时评估是否需要输血。

（5）患者的血红蛋白浓度不是决定输血的唯一指标，应结合患者的临床表现及其他实验室检查结果来决定是否需要输血。

（6）临床医师应清楚地了解输血患者感染经血传播疾病的风险。

（7）只有当输血的利大于弊时才应进行输血。

（8）医师应在病历和输血申请单中明确记录输血的理由。

（9）输血患者应由经过培训的医务人员进行监护，一旦发生输血不良反应，应立即采取适当的医疗措施。

2. 决定输血的相关因素

包括回顾患者的医疗记录，询问患者或其家属，了解病史，对患者进行体格检查，查看实验室检查结果。通过完成以上步骤，确定患者是否存在以下风险：①器官缺血（如心、肺疾病），这可能影响最终输注红细胞的指征；②凝血功能障碍（如用华法林、氯吡格雷、阿司匹林），它们可能影响非红细胞的血液成分的输注；③存在先天性或获得性血液病，如使用维生素或中药可能会影响凝血，以前反复使用的药物也会引起过敏反应。

3. 严格掌握输血指征

目前认为，输血的目的有两个：一是提高血液的携氧能力，二是纠正凝血功能障碍。除了这两个目的以外的输血均为不合理输血。申请输血的医师应根据患者的临床表现以及实验室检查结果，仔细评估患者，决定是否需要输血及判断何种血液成分对患者最适宜。只有在替代方法不能治疗或缓解患者病情，并且不输血可能危及患者生命或影响预后时方可采取输血治疗。

（二）知情同意

1. 国外的情况

西方许多国家的法律法规明确规定，患者在接受任何治疗的过程中均享有知情权，输血患者也同样享有知情权，而且患者有权拒绝输血。因此，在决定输血治疗前，经治医师应向患者或其近亲属履行告知义务，说明输血的理由、输血的风险和益处、输血的替代疗法以及患者享有拒绝输血的权利。无论患者是否知道他（她）疾病的预后，患者都有权拒绝输血。拒绝输血的患者必须签下书面字据，凭字据医师将不负法律责任，但是医师有义务在患者拒绝输血后向患者说明不输血可能存在的严重后果。未成年人及精神病患者的知情权由其父母或监护人代其行使。但是，如果未成年人的父母或监护人由于宗教信仰的原因，拒绝他们的孩子接受输血治疗，在这种情况下，医师在考虑到患儿的最大利益的前提下可以为患儿实施输血。

2. 国内的情况

我国《医疗机构临床用血管理办法》及《临床输血技术规范》明确规定：在输血治疗前，医师应当向患者或者其近亲属说明输血目的、方式和风险，并签署临床输血治疗知情同意书。因抢救生命垂危的患者需要紧急输血，且不能获得患者或者其近亲属意见的，经医疗机构负责人或者授权的负责人批准后，可以立即实施输血治疗。

（三）输血申请

1. 常规输血

（1）输血前须完成的检查：常规输血的患者必须在输血前进行谷丙转氨酶、乙型肝炎表面抗原、丙型肝炎病毒抗体、艾滋病病毒抗体、梅毒螺旋体抗体检查，检查结果粘贴于病历中。

（2）输血申请单的填写：经治医师一旦做出了输血的决定，应逐项填写《临床输血申请单》，并由主治医师或以上核准后签名，连同患者的血标本于预定输血日期前送交输血科（血库）进行备血。

输血申请单应该提供如下信息：申请日期，需要血液的日期和时间，患者的姓名、年龄、性别、住院号、所在科室、临床诊断，要求输血的原因，要求输注的血液种类和数量，申请的紧急程度以及申请人的签名。

如果可提供患者以前的记录或可靠的病史资料，下述信息对输血科（血库）有用：患者的血型（如果已知）、存在的抗体、既往输血史、既往输血不良反应史、女性患者既往妊娠次数和发生母婴血型不合的次数、其他相关病史或情况。在输血申请单上写明上述这些情况以及输血的原因具有重要的意义，输血科（血库）可以据此选择最合适的血液进行交叉配血。输血申请单应填写完整、字迹清晰。凡填写资料不全，特别是缺乏输血史，已婚女性患者缺乏妊娠史或无主治医师或以上签名的输血申请单应退回临床科室补登，不得迁就。

（3）特殊血液品种的申请：凡申请少量血（50 mL 或 100 mL）、大量血（2 000 mL 以上）、保存期短（7 天内）的血和其他特殊血液品种的血（如 RhD 阴性血或冰冻红细胞），至少应于输血前 2 天送交输血申请单，以便向采供血机构预约（急诊除外）。

（4）择期手术患者的用血申请：一些较大的择期手术需要备血，但备的血未必都需要输注，没有必要为全部备的血进行交叉配血。这样做既节省时间，又节约血标本，因为采供血机构提供的献血者的血标本量是有限的。常规开展外科手术的医疗机构应该制订择期手术患者的备血方案，该方案可以通过回顾性地分析过去至少 6 个月的血液申请情况，编制一览表，内容包括手术类型、备血单位数、施行交叉配血的单位数、实际输注的单位数以及用血百分比等。根据用血百分比确定交叉配血单位数。用血百分比小于 30% 的手术只做血型鉴定和红细胞不规则抗体筛选，不做交叉配血试验。

2. 急诊输血

急诊输血是指在紧急情况下为抢救患者生命、赢得手术及其他治疗时间而必须采取的紧急输血。在这种情况下，往往容易在患者身份识别和血标本标签粘贴方面出错。因此，各个医疗机构必须制订紧急情况下血液申请的程序，所有工作人员应熟悉和遵循。紧急情况下应尽快建立静脉通路，最好行静脉插管，同时采集配血用的血标本，尽可能快地将血标本送到输血科（血库）。如果有多名医务人员同时处理紧急情况，应指定 1 名医师负责血液申请并与输血科（血库）联络。每例患者的输血申请单和血标本应该清楚地贴上标有患者姓名和唯一编号的标签。如果无法识别患者，应该使用某种形式的紧急入院号（如 01 号、02 号……）。如短时间内发出了另外一份针对同一例患者的输血申请单，应使用与第一份申请单和血标本一致的标识编号。

二、患者识别与血标本采集

（一）患者识别

1. 患者识别的重要性

对患者识别的目的是要在正确的时间、正确的地点为正确的患者提供正确的输血治疗。但是来自多源性全球文献的数据表明输血错误是严重和多发的。研究表明，错误输血的常见原因是患者识别错误，往往发生在床边核对这一环节。因此，为保证输血安全，准确识别患者极其重要。中国医院协会《2022年度患者安全目标》中的第一大目标就是要正确识别患者身份，严格执行查对制度，确保对正确的患者实施正确的操作和治疗，在抽血、给药或输血时必须严格执行"三查七对"制度，至少同时使用两种识别患者的方法（不得以床号作为识别的依据）。

2. 引起患者识别错误的原因

主要原因包括：①未要求清醒的患者回答其身份信息，且没有与腕带及其他书面文件上的详细资料进行确认核查；②仅使用床号、诊疗卡等信息确认患者身份；③腕带上患者的详细资料难以辨认；④在患者初次入院时，没有及时使用唯一的身份识别号。

3. 加强床边核查

床边的身份确认是防止输血错误的一个重要步骤，核对工作需要非常严格谨慎，保证血液正确无误地输注给患者。床边核查时，除了要核对床号、床头卡及腕带外，如果患者是清醒的，还应要求患者说出自己的姓名以及其他适当的问题确认其身份。如果患者意识不清或是婴儿、精神病患者，可通过询问患者的亲属或其他工作人员，确认患者的身份。采血后必须在离开患者床边之前在血标本试管上准确粘贴与患者信息相对应的标签或条形码，禁止在采血前预先贴上标签或条形码，因为这种做法有可能将血标本注入错误的试管中（1名护士同时采集2例以上患者血标本时最易发生）。

（二）血标本采集

血标本采集应由经过培训、考核合格的护士或输血科（血库）工作人员实施。

三、输血前相容性试验

（一）血型鉴定

人类血型系统是一个非常庞大而又复杂的免疫系统，在这些血型系统中最具有临床意义的是ABO和Rh两大系统。在Rh系统中，D抗原的免疫原性最强，大多数的Rh阴性个体通过输血或妊娠可受D抗原刺激产生抗D，因此，输血前应对献血者和受血者的血液进行ABO正反定型，并常规检测RhD血型。血型鉴定无误后方可进行交叉配血试验。

（二）抗体筛选

红细胞抗体分为天然抗体和同种免疫性抗体两种。同种免疫性抗体（又称不规则抗体）主要是IgG抗体，经输血或妊娠等免疫刺激产生，在盐水介质中不易凝集，需通过特殊介质（酶、抗球蛋白、凝聚胺等）才能使致敏的红细胞出现凝集反应。不规则抗体与相应抗原发生反应，可导致迟发性溶血性输血反应和新生儿溶血病的发生，严重时危及患者生命。抗体筛选的目的就是发现具有临床意义的不规则抗体。我国《临床输血技术规范》规定：凡遇交叉配血不合以及有输血史、妊娠史或短期内需要接受多次输血者均应做抗体筛选试验。我国目前尚未要求对献血者进行抗体筛选。

（三）抗体鉴定

一旦检出患者含具有临床意义的不规则抗体，在时间允许的情况下，交叉配血之前应该进行抗体鉴定试验，确定其特异性，有助于选择无相应抗原的相合血液。

（四）交叉配血试验

交叉配血试验又称相容性试验，包括 3 类：一是"主侧"试验，采用受血者血清与献血者红细胞进行的相容性试验；二是"次侧"试验，采用献血者血清与受血者红细胞进行的相容性试验；三是"自身对照"试验，采用受血者血清及自身红细胞进行反应（有助于分析、解释交叉配血试验中出现的阳性结果）。交叉配血的目的是检测献血者与受血者血液之间是否有不相合的抗原、抗体成分。此试验是输血前检测的最后一项试验，也是实验室保障输血安全的最后一道屏障。

四、血液的发放和领取

（一）血液的发放

1. 给待发放血液粘贴正确的相容性标签

（1）完成配血试验后，应在待发放的血液包装上粘贴一个正确的血液相容性标签，该标签应注明献血者编号、血液的 ABO/RhD 血型及有效的日期和时间、受血者的 ABO/RhD 血型及唯一的身份识别信息（如姓名、身份证号码等）、交叉配血试验结果等。

（2）应该建立一个核实程序来确保标签正确粘贴到血袋上。

2. 血液发放前的检查

血液发放前，输血科（血库）工作人员应对血液的相容性标签与输血申请单及交叉配血报告单进行检查核实，对血液进行目视检查（如血袋外观、血液的质量等），并记录血液发放的日期和时间，同时指出血液运送的方法、目的地及运送者的姓名。

3. 紧急情况下的血液发放

紧急情况下，患者的主治医师必须衡量输注未经交叉配合或部分交叉配合血液的风险与延迟输血的风险，只有当延迟输血可能危及患者生命时才可以向输血科（血库）申请紧急发血，而且主治医师应对这个紧急决定负责，提供一份紧急发放血液的有效机制和标准的操作程序，以免血液发放延迟对患者造成损害。当接到紧急发血的申请时，输血科（血库）的工作人员应进行下列工作。

（1）如病情危急且没有足够的时间对患者当前的血标本进行血型鉴定的情况下，应在 10~15 分钟内发出第一袋未经交叉配血的 O 型红细胞（O 型红细胞必须正反定型相符）或 AB 型新鲜冰冻血浆，并在血袋的明显位置标明发血时尚未完成交叉配血试验。不可根据患者以前的血型记录发放未经交叉配血的同型血液。

（2）一旦时间允许，应立即执行常规的配血试验，在配血试验的任何期间发现不相合的情况，均应立即将结果通知申请血液的临床医师，然后根据临床输血的需要，发出经交叉配血主侧相合的血液。

（3）病情"紧急"时应在 30 分钟内完成正反定型及凝聚胺主侧交叉配血。

（4）在未知患者 RhD 血型的情况下，对于有生育要求的女性或未成年女性不轻易发放 RhD 阳性的红细胞。

（二）血液的领取

1. 领血者的资格认定

领血者须由本病区的医护人员或经过培训考核合格并获得授权的人员担当，其他人员及患者家属不得代领血；实习医护人员非特殊情况下不得单独领血。

2. 领血过程

（1）领血者携带交叉配血报告单及取血容器到输血科（血库），将资料交由发血者查验。

（2）输血科（血库）工作人员应根据血液保存日期的先后次序，按照先存先用的原则发血，临床医护人员不应拒领（需用新鲜血液者除外）。凡有下列情况之一者应尽可能提供保存期短（7天内）的红细胞：①新生儿，特别是早产儿需要输血者；②严重肝、肾功能障碍需要输血者；③严重心肺疾病需要输血者；④急性失血伴持续性低血压者；⑤弥散性血管内凝血需要输血者。上述患者需要保存期短的血液是因为需要尽快提高血液的携氧能力，并且这些患者不能耐受高钾。若用血量较大，全部提供7天内的红细胞有困难，则应至少提供用血量的 1/3。

（3）每袋血液发出前应由领血者与发血者共同检查核对以下内容：①血液质量是否良好；②血袋管口是否严密；③血型和交叉配血报告单有无错误；④血袋标签、相容性标签是否清楚、完整。

（4）发血者须凭交叉配血报告单发血。取血与发血的双方必须共同查对患者姓名、性别、住院号、门急诊（病室）、床号、血型、血液种类及有效期、血液相容性检测结果，以及保存血的外观等，准确无误后，双方共同在《血液出库记录本》上签全名后方可发血。

3. 领血时的注意事项

（1）凡未携带专用取血容器或携带相关资料不全者不得发血。

（2）要严格对血液进行外观检查，凡血液有以下情况者一律不得发出：①标签破损、字迹不清；②血袋有破损、漏血；③血液中有明显凝块；④血浆呈乳糜状或暗灰色；⑤血浆中有明显气泡、絮状物或粗大颗粒；⑥全血未摇动时血浆与红细胞的界面不清或交界面上出现溶血；⑦红细胞层呈紫红色；⑧血液超过保存期或存在其他需查证的情况。

（3）1 名领血者不得同时领取 2 名以上受血者的血液，如确有必要，应严格查对，发血时按先后次序发出。

（4）我国规定血液一经发出，应立即使用，原则上不得退回。因特殊情况（如病人已经死亡）未使用的血液，应在 30 分钟内退回输血科（血库），并检查血液的质量及血袋有无被穿刺过或有无破损等，如果退回的血液符合保存要求且没有质量问题，可以进行再次发放。

五、血液的院内运输与临时保存

血液从输血科（血库）发出后到为患者输注前尚有一段时间，在这段时间里对血液的正确运输与保存是保证血液质量的重要措施。血液冷链是一个保存和运输血液的系统，该系统能保证血液从采集到输注的全过程都始终保存在正确的温度范围内。血液冷链的任何破坏都会增加受血者的风险，而且也会造成血液资源的浪费。因此，临床医务人员有责任确保血液在输注给患者之前，对其采取正确的方法进行运输，并将其保存于正确的温度范围内。

（刘子豪）

第二节　血液输注

一旦将准备好的血液进行输注，执行输血的操作者将为输注合适、安全和有效的血液提供最后的保障。这涉及一系列重要的步骤，包括输血前的核对、输血通路的选择和建立、输血过程的管理、输血后评估及输血记录。

一、输血前的核对

（一）血液输注前的检查与核对

在输血的最初阶段，输血操作者应重新核实输血医嘱，并确认受血者已签署了有效的《输血治疗同意书》。输血前应由两名医务人员共同检查血液的质量，并核对血袋上的信息是否与受血者的身份信息相符。需共同检查核对的项目如下。

（1）输血医嘱是否已开出，需输注的血液类型与数量是否与领取回来的血液一致。

（2）患者是否签署了有效的《输血治疗同意书》。

（3）交叉配血试验结果是否相合。

（4）血袋上的标签信息（包括受血者姓名、性别、床号、ID号/住院号、血袋号、血型、血液种类、血液数量等）是否与交叉配血报告单及患者的病历资料相符。

（5）血袋外观及包装是否完好、无破损及渗漏。

（6）血液颜色是否正常，是否有凝块等，因为血液颜色变化或者发生渗漏的迹象可能是血液受到细菌污染的警示信号，人体一旦输入细菌污染的血液，可能产生严重的甚至致死性的输血不良反应。

（7）血液是否在有效期内。

（二）患者身份的核实确认

输血错误发生的一个最重要的因素是输血核对中对患者的错误识别。因此，输血前患者身份的核实确认应由两名医务人员携带患者的病历进行床边核对，这是保证将正确的血液输注给正确的患者的最后一个重要步骤。需进行核实的内容如下。

（1）核对患者的床号、姓名、性别、ID号/住院号，应将患者病历上的身份信息与手腕带上的信息进行确认。如果患者是清醒的，可要求患者说出自己的姓名及血型（如果患者知道的话）；如果患者意识不清，可以请患者亲属或其他相关人员说明其身份。

（2）核对血袋上的标签信息是否与患者身份信息相符。

因为输血核对的项目繁多，而且医务人员在核对过程中有可能被其他事情打扰而使核对过程中断，所以一旦发现核对项目有缺失或疑问时，应认真查找问题所在并得到解决后方可继续为患者输血；核对过程中如果因故中断，所有的核对项目均应从头开始而不能从中断点开始。在外科，为了便于植入动脉或静脉导管，医师也许会取掉患者的身份标识腕带，因此，在这些科室制订在患者身份识别的腕带被取下后的核查程序就显得极为重要。输血前的床边双人核对是保证输血安全的一个非常重要的步骤，每个医疗机构均应制定相应的程序，并保证所有的医务人员都能严格执行该程序。

二、输血通路

(一) 建立静脉通道

1. 静脉的选择

静脉通道的尺寸会影响输血的速率,因此,用于输血的静脉通道宜选择较粗大的外周静脉,临床操作时应根据病情、输血量及患者的年龄选择合适的静脉。如果是短期的输血治疗,首选上肢浅静脉,这样能方便患者活动。如果是重症医学科患者或者需要长期大量输血、输液的患者(如骨髓移植患者),则通常会进行中心静脉置管或经外周插入中心静脉导管(PICC)。

2. 针头及导管尺寸的选择

静脉穿刺可选择头皮针或静脉留置针。对于一名成年人来说,静脉输血通路所需针头的最佳尺寸是 18G。大多数成年人的外周静脉都能够承受这个尺寸的导管,而且这个尺寸的导管能够允许所有的血液成分快速地输注,其引起的溶血少到可忽略不计。对于新生儿和血管较细的患者,可以使用一种尺寸稍小的导管,但必须是患者所能承受的最大尺寸的导管。能够用于输血的最小的针头尺寸是 23G。当使用小尺寸针头输血时,应权衡利弊,因为较小尺寸的针头容易损伤血细胞,因此,血液成分必须更慢地输注。这个速度须进行仔细计算,以确保血液能在 4 小时内输完。如果血液不能在 4 小时内输完,应该通知输血科(血库),这样输血科(血库)就能够在血液发放前通过无菌接驳技术将其分成更小等份的小包装。

3. 特殊情况

如果输血前患者已经建立了静脉输液通道,而且决定经过该通道进行输血,则应先用生理盐水进行冲管后方可输血。直接从已存在的输液管道进行输血会增加污染的风险,加大与血液成分不相容的静脉输注液混入血液的可能性。

一般而言,用于测量中心静脉压的中心管道不建议用于输血。如果确实需要通过该管道进行输血时,应将测压计断开;测量中心静脉压之前应先用生理盐水将管道内的血液成分冲洗干净,否则会影响中心静脉压的读数。

(二) 选择合适的输血器及过滤器

1. 常用的输血器及过滤器

所有血液成分的输注都必须使用带滤器装置的输血器,其滤器能截留血液纤维、小凝血块或其他微聚集物,滤器孔径多在 $170 \sim 260 \ \mu m$。标准输血器的滤器孔径为 $170 \ \mu m$,滤网的过滤面积大于 $30 \ cm^2$。输血器的管道有直管道和 Y 型管道两种。Y 型管道的输血器用于输血前通常需要用生理盐水冲洗管道,或者用于输血过程中为了降低血液黏滞度和提高输血速度而使用生理盐水进行稀释的情况下。另外,Y 型管道的输血器还可用于同时输注多种血液成分,这样可以减少针头在血袋与生理盐水袋中反复穿刺的次数,从而降低因穿刺引起血液污染的风险。直管道的输血器则比较适合用于只输注一种血液成分或只输注一袋血液的时候。其他比较特殊的输血器如短管道和小孔径滤器的输血器多用于输注血小板、新鲜冰冻血浆及冷沉淀。有一种更小口径滤器的输血器可直接连接注射器进行静脉推注少量的血液成分。

2. 输血器持续使用的时间

输血前应常规阅读输血器制造商提供的相关说明,因为不同厂家生产的输血器对不同的血液成分建议使用的血量、持续使用的时间以及预充的方法都不尽相同。调查显示，关于输血器使用时的更换时间存在较大的差异。政策规定的输血器更换时间频率从一次输血更换一套输血器到 24 小时输血更换一套输血器的都有。一套输血器能够输注的血液数量与输血器的过滤器尺寸大小有关。输血器要经常更换是因为过滤器会被血液在储存过程中产生的细胞代谢物碎片所堵塞。此外，滤器中截留的高蛋白物质对于细菌来说是一个很好的培养介质，细菌因此有可能会输入到患者体内。目前大部分的文献提示，输注 2~4 U 的血液成分更换一套输血器，或者输血持续时间超过 8 小时则更换一套输血器是比较合理的。但考虑到在室温下细菌繁殖的风险，也有学者认为如果输血时间超过 4 小时，应至少每 4 小时更换一套输血器。对于那些可以输注多种不同血液成分的输血器来说，只要输注的血液成分其 ABO 血型相合，在输注不同的血液成分时也可以不更换输血器。但有一个例外，即当输注完红细胞后还要继续输注血小板时，必须更换输血器，这是因为滤器截留的红细胞碎片会阻碍血小板通过。输血结束后如果需要继续输注其他液体，应使用新的输液器，其目的是降低残留在输血器管路或滤器中的红细胞与其他液体或药物相互作用从而发生溶血的风险。

3. 微聚物过滤器

血液在保存过程中可逐渐地自发形成聚集物。一般情况下，血液储存超过 5 天就会产生一些直径在 20~200 μm 的微聚物，其中较小的颗粒（含有大量白细胞、血小板和纤维蛋白）大多数能通过标准的输血过滤器，而输注含有同种异体白细胞的血液可使易感者发生发热反应，尤其是长期输血患者的发生率较高。因此，对于长期输血以及频繁发生非溶血性发热性输血反应的患者来说，当输注红细胞、血小板以及血浆成分时，可以选择带有微聚物过滤器的输血器。这种微聚物过滤器的滤孔直径是 20~40 μm，能过滤掉由变质的血小板、白细胞及纤维蛋白组成的微聚物。这些小孔径的过滤器会引起输血速度减慢，不适合进行快速大量输血，而且微聚物过滤器的价格较昂贵，因此临床适应证十分有限，一般多在心肺旁路手术的输血中采用。此外，微聚物过滤器不能用于粒细胞成分的输注，如果输注的是去除白细胞的血液，也没有必要使用微聚物过滤器。

4. 特殊的"第三代"白细胞去除过滤器

这种过滤器由一些天然和合成的介质构成，含有多层非纺织的合成纤维，根据其滤器类型，能够允许红细胞或血小板通过而选择性地阻滞白细胞。该滤器的使用，可使红细胞或血小板成分中的白细胞减少（<5×10^6/L），这一水平可降低人类白细胞抗原同种免疫、巨细胞病毒传播的风险，同时减少非溶血性发热性输血反应的发生率。但这些滤器有严格的预充和流速要求，并且只能用于规定的血液成分，输注红细胞和血小板用的滤器是不能互换使用的，使用时应遵循制造商的指引。

近年来，许多采供血机构在采集、制备血液成分时已经常规去除白细胞。因此，许多医疗机构都不再购买这些滤器作为床边使用。

（三）输液泵的使用

输液泵最初在新生儿监护病房和儿科病房中受到欢迎，因为它能严格控制输液速度，监控输入到患者体内的液体容量。近年来，欧美国家的输液泵越来越多地用于输注各种血液成分。有研究显示，输液泵可以安全地使用于所有血液成分的输注。新一代的输液泵能够使输血变得更加安全，因为它们可以与医疗机构的信息系统相连接，当它分配给某一特定患者的时候，还能对患者的身份、医嘱、血液的识别及输血速度提供一个附加的检查。

输液泵主要有两种类型：一种是微量注射泵，其利用活塞驱动原理来推动注射器，使液体进入血管，主要用于液体量较少或者输注速度要求非常慢的液体输注，多用于新生儿的输注及特殊药物（如多巴胺）的应用；另一种输液泵是通过蠕动泵体技术来推动液体通过管道进入血管，主要用于需要控制输液速度及液体容量的成人。由于动力启动方式不同，大多数输液泵都对管道有特定的要求。因此，各医疗机构在购买用于输血的输液泵之前应该认真阅读厂家提供的相关说明，确定该输液泵能够用于输血后才可发放临床使用。各医疗机构对这些输液装置应该定期进行检修和保养，也应该对护士进行输液泵使用的培训。

（四）加压输血装置的使用

在大量失血的情况下，需要在短时间内输入大量的血液，仅靠重力提供的血液流速是远远不够的，此时需用外部压力增加输血速度。加压输血装置可以使输血的速度由 6 L/h 提高到 30 L/h。在输血过程中，只要输血管道和静脉通路可以承受输入的血容量，外部压力就不会损伤到红细胞。因此，使用大口径的通道装置可以降低溶血的风险。大部分的加压输血装置都是由一个简单的手工挤压的空气囊泡包绕在血袋的周围，并附有一个可报警的压力监控器。这种加压方法的局限性是外部压力的力度不能均匀控制，而且仅适用于软包装的血袋。而输液泵用于加压输血，其优越性在自体血回输中尤为突出。因为自体血回输时集血容器是硬瓶，需要加压时无法使用加压器。输液泵安全、准确、省力，对红细胞的破坏性小，可以广泛应用于加压输血。但现有输液泵的输液最大流速一般为 500~2 000 mL/h，而输血时由于血液的黏滞度比较大，其速度还达不到要求。因此，在选择加压输血装置时应综合考虑。一般来说，外部压力最好不要超过 300 mmHg，如果超过，有可能会压破血袋。各医疗机构对这些加压输血装置也应该进行定期维修与保养，确保能安全用于输血而不会发生溶血。至于加压输血装置的血液加温部分也应该与下面讨论到的所有要求相符合。

（五）血液加温器的使用

血液加温器是输血的重要组成部分。有病例研究表明，当输注速度大于 100 mL/min 时，血液温度低可成为导致心脏停搏的一个因素。但血液加温器并非常规使用，它必须遵循一定的指南。美国血库协会（AABB）对于血液加温器的使用范围制定了一份指南。

所有的血液加温必须在已获得认证的专用血液加温器中进行，而且必须按标准的要求使用。这些标准包括常规的维修保养和质量控制，对血液温度的监控，以及报警系统提醒，避免温度过高导致溶血。血液加温器的温度一般应控制在 35~38 ℃，不超过 40 ℃。没有温度监控和报警装置的血液加温器已经被证明会有严重的风险。另外，如果血液在输入体内之前加热时间过长，可能存在细菌繁殖的风险。因此，血液加温器不能滥用。

大部分的输血患者并不需要加热血液，有时给患者保温可能比给血液加温更加重要。如果输血量较多，低温的血液可以引起静脉痉挛，此时可用干燥的热毛巾或热水袋热敷输血侧的肢体以缓解症状，但须注意避免烫伤。

三、输血过程的管理

（一）输血速度及时间限制

1. 合适的输血速度

输血的速度及时间是根据患者的年龄、病情及所输注的血液成分来决定的，任何血液成分的输注都不能超过 4 小时，该时间从医疗机构输血科（血库）开始发放血液算起。这一时间限制是基于温带气候条件设定的，在这种气候条件下，医疗机构建筑物内的温度一般在 22~25 ℃，如果室内温度过高，这一时间应该适当缩短。大多数医疗机构对输血速率得出共识：在输血最初 15 分钟内应保持一个较慢的速度（如 1~2 mL/min），如果没有不良反应发生，余下的血液成分可加快输注速度。得出这个共识的原因是因为大多数严重的输血不良反应都在输注 50 mL 以内的血液成分时出现症状，因此，为了避免发生严重的输血不良反应，最初的 25~50 mL 血液成分应缓慢输注。

2. 不同血液成分的输注速度要求

（1）全血和红细胞制品应该在离开冰箱 30 分钟内开始输注，通常要求超过 1~2 小时，并且取决于患者对不断增加的血管内容量的承受力，一般的输血速度是 2~5 mL/min。如果患者不能承受，可以适当减慢输血速度，必要的话，可在血液发放前将其分成更小的等份。在某些特定的情况下（如大出血），红细胞应尽可能快地输注，可采取上面提到的加压输血，输血速度可高达 500 mL/min。

（2）浓缩血小板应该在领取后尽快输注，冰冻血浆和冷沉淀则在融化后尽快输注。在经过最开始 15 分钟的缓慢输注后，血小板、血浆和冷沉淀都应该以患者能耐受的最快速度进行输注，每单位一般在 20 分钟内输注完毕（单采血小板可能超过此时间范围）。血小板和血浆并不像其他细胞成分那样对血管通路的要求那么严格，即使通过一个小口径的导管输注，血小板和血浆也不会遭到破坏。因此，血小板和血浆的输注速度取决于输入的血容量和患者的承受度，输注的时间是 15 分钟到 1 小时。通常来说，输血速率是 4~10 mL/min 或以患者可耐受的速率为准。在某些情况下，血浆成分也可以像上面提到的红细胞一样，以极快的速率输注。

（3）相比之下，白细胞的输注则不是以患者能耐受的速度越快越好，而是最好要慢一些。一般来说，白细胞的输注时间以 2~4 小时为宜，这样可有足够的时间来控制输血和处理意外的输血不良反应，但是一般不超过 4 小时。

（二）输血过程中的用药及稀释血液成分的液体要求

1. 用药要求

我国《临床输血技术规范》规定：血液内不得加入其他药物，如需稀释，只能用生理盐水。美国血库协会（AABB）也有同样的规定：通常不能向血液成分中添加除生理盐水以外的任何药物或溶液，也不可在同一管道内同时输注血液成分与其他药物或溶液，除非这种做法被美国食品药品监督管理局（FDA）认可，或有足够证据证明这些添加物的使用是安全的且不会对血液成分产生不良作用。如果在血液成分中添加药物，一旦输血过程中发生输血不良反应，将很难判断究竟是由于血液成分还是添加的药物或者是两者相互作用引起的，而且如果输血中断，会导致输注药物的剂量无法判断。在某些特定的情况下，一些人造胶体液或其他静脉输注液必须与血液成分同时输注，此时应建立不同的静脉通路，以免发生上述问题。如果要使用输血前药物（如异丙嗪），应选择合适的时间，确保使用的药物在输注血液成分前已经起效。

2. 稀释血液成分的液体要求

在输血过程中有时为了提高输血速度，要稀释血液成分来减少它的黏滞度，这时可以选择生理盐水作为稀释液。但对于添加了额外溶液制备成的红细胞（如添加剂红细胞）则不需要稀释，因为这些红细胞制品的血细胞比容只有 0.60。ABO 血型相合的血浆、5% 白蛋白以及血浆蛋白溶液也可选择生理盐水作为稀释液。输血过程中为了减少血液成分的浪费，也可以选择生理盐水进行管道的冲洗。含钙离子的溶液会对抗血液成分中的抗凝剂，导致凝血块的出现，因此不能用作稀释液。在输血器中若溶液包含葡萄糖，可能会导致凝血，在葡萄糖被代谢掉后溶液变成低渗液时甚至会发生溶血。

（三）输血患者的监护

1. 对输血患者监护的意义

保护患者安全是护理工作的重中之重，因此，在输血过程中，应密切监护患者的情况，以确保患者的安全。严重输血不良反应最常发生于输血开始后的 15 分钟内，所以，在此期间以及随后输注其他单位血液开始后的最初 15 分钟内，对所有患者，特别是失去意识的患者进行监护是非常重要的。这样能够尽可能早地发现可能出现的不良反应，从而迅速采取有效的处理措施，及时挽救患者生命。

2. 对输血患者监护的内容

在整个输血期间都应定时巡视观察患者，对患者监测的项目建议包括输血开始前、输血开始后的第 1 个 15 分钟、输血过程中每隔 1 小时以及输血结束后 1~4 小时这几个时间段患者的临床表现及生命体征的变化。实施快速输血或没有能力告知疑似输血不良反应症状的受血者（如新生儿或意识不清的患者），可能需要更加频繁地观察。

开始输血前，医护人员必须向患者解释输血的过程，并确认患者对此已经理解；告知患者一旦意识到出现反应症状，如寒战、发热、疼痛、呼吸短促或者开始感到不安时，应立即通知护士或医师；确保患者位于一个可以被直接观察到的地方，尤其是对于新生儿、无家属陪伴的儿童及无自主意识的患者，更应严密观察其生命体征的变化。发热患者需要输血时应将体温降至 38 ℃ 以下方能输血。因为非溶血性发热性输血反应相对常见，如果患者体温过高就开始输血，一旦发生非溶血性发热性输血反应，容易引起过高热，导致中枢损害，同时还会掩盖输血引起的发热反应，所以输血前应将患者体温降至安全水平。

四、输血后注意事项

（一）输血后疗效评估

输血后由经治医师及时评估输血治疗效果，及时调整输血方案。如果输血达到了预期的疗效，那么患者的功能状态、实验室检查结果或者当初决定输血的其他参数都应该有改善。如急性失血或慢性贫血患者输注红细胞后缺氧状态得到改善，血红蛋白浓度达到预期的水平；凝血功能障碍的患者输注新鲜冰冻血浆和（或）冷沉淀后，出血停止或凝血指标得到改善等。如果血液成分输注未达到预期的疗效或输注无效，那么我们应该认真查找并分析原因，消除影响因素，积极治疗原发病。对于某个科室、某个时间段或某种特定的疾病，医师可以对输血治疗的效果进行整体评估，总结经验，不断提高临床输血的水平。

（二）输血不良反应的评估、处理和报告

1. 输血不良反应的评估

如果输血过程中发现患者出现可疑输血不良反应，应对其症状和体征进行评估，根据评估结果采取相应的处理措施。

2. 输血不良反应的处理和报告

在输血过程中,一旦发现患者出现任何输血不良反应的症状或体征,应立即停止输血,将输血管道与静脉分离,尽可能减少管道内的其余血液成分输注到患者体内,并用生理盐水维持静脉通道通畅,同时通知该患者的经治医师,并填写《输血不良反应报告单》或《输血不良反应记录表》,及时送回输血科(血库)。在紧急情况下应先处理患者并电话通知输血科(血库),后填写上述表单。记录输血的时间、输入血液的数量以及输血停止时患者的生命体征是非常有用的。如果输血中断后观察不良反应很轻微,可以继续输血,但重新输血的时间需要做好记录。并不是所有输血不良反应都是在输血过程中即刻发生的,因此,即使最初评估患者的情况有所改善,仍然要继续观察患者输血后 3~7 天生命体征的变化,因为迟发性输血不良反应多数发生在输血后 3~7 天。

(三)输血器材及剩余血液的处置

1. 无输血不良反应发生时

输血完成后,输血器连同针头应放入盛装损伤性医疗废物的锐器盒内,空血袋须随同《输血不良反应报告单》或《输血不良反应记录表》一起送回输血科(血库),空血袋放入 2~6 ℃冰箱至少保存 1 天。

2. 发生输血不良反应时

输血终止后,未输完的血液不能在患者护理区或手术室内弃去,必须将血袋连同输血器送回输血科(血库)保存,以便进行调查分析。

3. 输血时间超过限制时间时

如果某一袋血未能在 4 小时内输完,应中止使用,将输血器按医疗废物分类处理,并将剩余的血液送回输血科(血库)处理。

(四)输血文件的记录与保存

输血过程中的所有步骤都必须做好记录并存档。因为很大比例的溶血性输血反应都是人为失误引起的,而记录是唯一可以发现这个错误源头从而预防错误再次发生的最好方法。输血过程中需要保存的记录包括如下内容。

1. 输血前

①《输血治疗同意书》(须由医患双方共同签名确认);②《输血申请单》(包含患者的诊断、姓名、性别、年龄、住院号、所在科室、输血的原因、既往输血史或妊娠史以及申请的血液成分的名称和数量);③血标本采集时对患者身份的核实记录;④《交叉配血报告单》;⑤血液成分最后审查的记录单;⑥血液成分发放时输血科(血库)工作人员与医务人员核对的记录单(含发放的日期和时间)。

2. 输血过程中

①输血医嘱;②第 2 次对患者和血液成分鉴定识别的记录;③《输血记录单》(包括输注血液成分的名称、数量、输注的日期和时间、核对者与执行者的签名);④输血开始前、输血开始后第 1 个 15 分钟内以及输血结束后 1~4 小时这几个时间段患者的临床表现及生命体征的变化。

3. 输血后

①输血结束的时间;②输入血液成分的名称与数量;③输血不良反应的观察及处理记

录；④空血袋或剩余血液成分的处置记录。

某些医疗机构也许会要求记录保存其他的信息，应该根据各医疗机构的要求对相应的信息进行记录并保存。

（刘子豪）

第三节　计算机在临床输血程序中的应用

随着科学技术的发展，各种先进的计算机信息技术不断地引入到输血领域，促进了输血医学的发展，提高了输血的安全性。但由于人类知识和技术的局限性，输血的"零风险"是不存在的，因此，不断开发和引入新技术降低输血风险是提高输血安全的重要措施。在这些新技术中，应用到临床输血程序的主要有先进的自动识别技术、自动化血型系统及电子交叉配血系统。

一、先进的自动识别技术

输血前血液及患者的身份识别错误是引起输血错误最常见的原因。采用先进的自动识别技术，对受血者和血液实行标签化的统一性管理，与手工方法相比具有显著的优点，最明显的一点是减少抄写错误，提高输血前血液和患者身份识别的正确性。临床输血中应用于输血前患者和血液的自动识别技术主要有条形码技术和无线射频识别（RFID）技术。

（一）条形码技术

条形码技术最早出现于 20 世纪 40 年代，但却在最近 20 多年才得到广泛应用和迅速发展，在医疗技术上处于领先水平的欧美等国家已普遍使用条形码技术。在我国，条形码技术广泛应用于商业领域已有多年，采供血机构对血液成分管理也开始普遍使用条形码，但是直到近年来人们才开始将条形码技术应用到输血前患者的身份识别和床边核查。在一项对某种条形码患者识别系统的评估中发现：输血时使用条形码识别患者后，对患者口述识别的正确性从 11.8% 上升到 100%，而且在口述的详细资料与患者识别腕带上的详细资料的吻合性、采集血标本前患者正确的识别、血标本粘贴正确的比例等方面也有显著的改善。

条形码技术识别系统通常由一台床旁计算机或一台可移动的掌上电脑、一个条形码阅读器和一台床旁打印机组成。使用条形码患者识别系统后，就迫使工作人员遵守一定的操作规程，如果不正确地遵从指令，装置的设置将不允许进一步的操作。由于条形码标签成本低，识读设备价格便宜，加上其高达 99.99% ~ 99.999% 的正确识读率，条形码技术在输血患者识别中的应用越来越广泛。但是，我们却不能因此而过度依赖条形码技术，否则可能会由于患者的腕带错误而产生一定的风险，因此，对患者的口头询问依然是必不可少的。

条形码技术的缺点是它必须在扫描器的扫描范围之内才能阅读信息，这在某些临床情况下可能会受到限制而无法使用，如外科手术室。此时，另一个不受此限制的自动识别技术——RFID 技术应运而生。

（二）无线射频识别技术

1. RFID 的发展简介

RFID 是自动识别技术的一种，即通过无线射频方式进行非接触式双向数据通信对目标对象加以识别。它最早是在雷达技术的改进和应用中催生的，首次应用是在第二次世界大战时期英国的皇家空军用于识别自己飞机。到 20 世纪 80 年代，美国与欧洲的几家公司开始着手生产 RFID 标签，使 RFID 技术进入了商业应用阶段；20 世纪 90 年代，RFID 标准化问题日趋得到重视，RFID 技术被广泛应用，逐渐成为人们生活的组成部分；21 世纪初，有源电子标签、无源电子标签及半无源电子标签均得到发展，标签成本不断降低，应用规模和行业不断扩大。目前，RFID 技术在欧美等发达国家得到了广泛的应用和迅速的发展。

2. RFID 系统的组成

RFID 系统由电子标签、阅读器、数据传输及处理系统组成。电子标签是由 IC 芯片和无线通信天线组成的模块化标签，标签中存储有约定格式的待识别目标的信息，即电子数据，无线通信天线用于电子标签和阅读器间传递射频信号，实际应用时，将电子标签附着在待识别物体上标识目标对象。RFID 阅读器由发送器、接收器和控制模块组成，分为手持式和固定式两种，根据医疗机构的工作环境来选择。数据传输及处理系统负责接收数据，并对阅读器接收到的数据进行分析处理。

3. RFID 系统的工作原理

阅读器通过天线发送出一定频率的电磁波，当电子标签进入此阅读器的工作区域时，阅读器天线产生感应电流，从而电子标签被激活并向阅读器发送出储存在芯片中的待识别目标的编码信息；阅读器接收到来自电子标签的载波信号后对接收的信号进行解码，并送至应用系统对这些数据进行处理，从而实现对目标对象的识别和管理。

4. RFID 的优点与缺点

RFID 与传统的条形码相比较具有以下优点：①非接触式操作，可长距离识别，无须靠激光扫描来读取信息；②可擦写信息，且容量大；③可以识别高速运动的物体并可同时识别多个电子标签；④无机械磨损，使用寿命长，并可在各种恶劣环境下工作；⑤阅读器具有不直接对最终用户开放的物理接口，保证其自身的安全性；⑥数据安全方面除电子标签的密码保护外，数据部分可用一些算法实现安全管理；⑦阅读器与标签之间存在相互认证的过程，可实现安全通信和存储；⑧RFID 标签具有持久性、种类多、信息接收传播穿透性强等优点。

尽管 RFID 系统有如此多的优点，对于它的缺点也不能忽视。RFID 系统的缺陷主要有缓冲器溢出、代码植入、蠕虫攻击等。RFID 标签可能会泄露个人身份，通过阅读器能够跟踪携带不安全 RFID 标签的个人，并将这些信息进行综合分析，获取使用者的隐私信息。而蠕虫攻击是通过在线 RFID 服务寻找安全漏洞给计算机安装后门，为黑客将来轻易登录计算机系统提供入口，使中间服务器从远程下载并执行一些文件，这些文件将作为恶意软件传染中间服务器，并开始新一轮传播。

5. RFID 系统应用于临床输血过程中的优势

RFID 系统的非接触式识别技术使其应用于血液识别时能减少对血液的污染，自动实现血液报废预警，其多标签识别提高了医务人员的工作效率，而且能对血液信息进行实时跟踪。以 RFID 标签制作的腕带识别系统可以提高对输血患者识别的正确性，该系统其中一个优点是芯片不会因为腕带的脱和绑而受到伤害，腕带使用寿命较长。

二、自动化血型检测系统

随着输血技术的日新月异，追求自动化、标准化和批量化已成为实验室血型鉴定的一种趋势。传统的手工法血型血清学技术已历经近百年，其经典的试管离心法一直被认为是血型鉴定最值得信赖的方法，但由于手工法操作是将整个试验过程分解成几个步骤进行操作，依靠肉眼来判读结果，且操作费时，容易出现人为差错，因此不适合大批量样本的处理。为了适应输血实验室的发展要求，从20世纪60年代就有学者对血型的微量化检测进行研究，从而形成了自动化血型检测的两种技术，即微柱凝胶法和梯形微孔板法，加上全自动加样仪及全自动血液分析仪的应用，自动化血型检测系统开始逐渐应用于各采、供血机构和医疗机构的输血科（血库）。

自动化血型检测系统是将几个不同的试验项目或所有试验步骤都一体化检测，可分为半自动化和全自动化两种类型。半自动化血型检测系统常需要手工离心、混匀和孵育，而全自动化血型检测系统是从血标本放到载物架上直到最终检测结果出来的整个过程都不需要任何的手工操作，这明显提高了检测水平和输血安全，其应用将会越来越广泛。

（一）微柱凝胶法自动化血型检测系统

微柱凝胶技术的原理是通过微小的凝胶颗粒构成滤网，在专用离心机控制离心的条件下，将凝集的红细胞和游离的红细胞分离开来，从而形成不同的反应图谱，由高分辨摄像数码技术分析拍照，通过系统的自动判读装置完成对血型的鉴定。目前，在输血前检验中常用的微柱凝胶系统有 DG Gel、DiaMed-ID 和 Ortho BioVue 3 种。

1. DG Gel 微柱凝胶系统

该系统由西班牙基立福集团生产，已被美国 FDA 批准用于检测 A、B、RhD/C/E/c/e、ABO 血型反定型等，AABB 第 12 版操作技术手册已将其作为临床血型相关检测的推荐方法。

2. DiaMed-ID 血型配血系统

该系统是目前唯一获得国家市场监督管理总局及美国 FDA 认证的血型配血系统。该系统能自动扫描样品、试剂、标准红细胞和稀释液，通过一套整合、连续的程序来完成样品及试剂的添加，可自动完成孵育、离心、判读等功能；对样品及试剂实行质量控制，能够自动检查所用试剂和微柱凝胶卡是否过期，还能够检查凝胶卡中是否所有的孔均已得到使用；此外，还可优先检测紧急血标本。

3. Ortho Bio Vue

该系统包括 Bio Vue 手工工作站及 Auto Vue 全自动血型及配血分析系统。Bio Vue 手工工作站具有标准化的操作程序，分析灵敏度高，检测速度快，适用于中小型实验室。Auto Vue 全自动血型及配血分析系统采用全封闭式自动化检测，对每一操作步骤均进行监控。该系统具有智能化样品识别管理，可连续加载样品，同时容纳 42 份不同规格的样品；可批量化处理样品，也可随时插入急诊血标本；试剂卡储存仓具有容量大、连续供给的特点，可同时容纳多达 240 张、6 种不同的试剂卡；试剂卡由条形码识别系统管理，可随时按需要安装、卸载。此外，该系统可自动分级判读检测结果并拍照保存。

（二）梯形微孔板法自动化血型检测系统

梯形微孔板技术是利用孔壁呈阶梯状的特殊 V 字型微孔板（10×12 孔），阶梯级宽和级高分别相当于和大于 1 个红细胞的直径。当相应的抗原抗体发生凝集反应时，彼此黏挂在阶梯上，均匀分布于孔壁，未发生抗原抗体反应的红细胞则沿阶梯滚落于孔底中央，形成实心圆点，经 CCD 系统图像数字化处理后，得出血型鉴定结果。

1. Olympus PK7200 和 PK80 血型检测系统

该血型系统是由日本 Olympus 公司研制的一种全自动化血型检测系统，其核心技术为梯度微孔板法。通过采用 CCD 图像分析技术和电脑数据处理，对其实验结果进行自动分析、判定。该自动化血型检测系统具有检测结果准确性高、实验效率高、人力和试剂消耗少和易于操作等优点，且防止了人为差错，降低了生物危害，实现了标准化。PK80 全自动血液分析仪不仅能进行 ABO、RhD、MN、P 等红细胞血型鉴定，而且也能进行不规则抗体、梅毒、乙型肝炎表面抗原、巨细胞病毒等项目的测定。但该系统所需的仪器较为昂贵，且溶血、脂肪血的血标本对检测结果的判定有一定的影响。

2. Poseidon 血型检测系统

国内深圳市爱康电子有限公司生产的 Poseidon 数字血型分析仪，已获国家市场监督管理总局认证，采用国际公认的专业 120 孔梯形微孔板法，ABO/RhD 血型检测错型率为 0，且存有原始的影像记录。Poseidon 与 RSP200 全自动加样仪组合成 Poseidon 血型检测系统，用梯形微孔板法进行血型检测，利用摄像数码分析技术进行凝集判断确定血型。Poseidon 也可与 Xantus 双机械臂自动加样仪组合成 Poseidon AK03A 全自动化血型检测系统。Poseidon AK03A 也是采用梯形微板法血型分析技术，可以进行 ABO 血型正反定型、RhD 检测、红细胞不规则抗体筛选等试验。其优点是血型检测准确度高，无错型发生，对弱凝集、弱红细胞不规则抗体的检测率远高于手工法，且能与所有全自动加样仪完美匹配。该系统的处理速度约 120 秒/板、10~20 个微板/小时，结果判读采用数码成像技术，能以表格、微板和图像的形式打印结果。

（三）自动化血型检测系统的应用优势

1. 降低工作强度并提高工作效率

自动化血型检测系统改变了传统手工操作的方法，避免了肉眼判读结果，使实验室的血型鉴定工作实现了自动化、标准化和批量化，避免人为因素导致的错判血型，同时大大降低实验者的工作强度，提高了工作效率。

2. 血型检测灵敏度高且重复性好

自动化血型检测系统对血型检测的灵敏度高，重复性好，且所需的血标本用血量较少，尤其适合不易采集血标本进行检测的患者（如儿童、新生儿、大面积烧伤患者），对反复输血的患者更加安全可靠。

3. 有利于实验室质量控制

自动化血型检测系统的检测结果能以数据形式保存，并由网络进行信息传输，保证结果的可靠性和完整性，有利于实验室的质量控制。

4. 降低感染血源性疾病的风险

操作人员接触血液的机会减少，被感染血源性疾病的风险大大降低。

（四）其他血型鉴定新技术

1. 磁珠微粒检测技术

全自动磁珠微粒检测技术（QWALYS2）适合于 ABO、RhD/E/C/e/c、K 抗原检测和红细胞不规则抗体筛选，具有较强的检测性能，也是今后发展的主要技术。

2. 基因芯片技术

基因芯片技术是利用核酸分子杂交原理与微电子技术相结合而形成的一种高新生物技术。其制作过程实际上就是将大量已知序列的 DNA 探针，采用特殊方法固定在硅芯片上，从而获得一高密度的 DNA 探针列阵。由欧洲多间大学和红十字会血液中心组建的 BloodGen 协作机构，已经发明了一种血液基因芯片，用以检测血标本 DNA，用该基因芯片只需要 1 次测试就可确定被检者所有常见的红细胞血型抗原。目前，Progenika 公司生产的基因芯片能检测包括 A、B、RhD 抗原基因在内的 9 个血型系统。美国新泽西州瓦伦的 BioArray Solutions 公司发明了另一种血液基因分型产品，称为微柱芯片，它可以用来测定 11 种血型系统，但不包括 ABO 系统和 RhD 抗原基因。

3. 基因分型技术

采用序列特异性引物对基因组 DNA 进行特异性扩增（即 PCR-SSP 法），根据是否扩增出目的基因片段进行血型基因分型，目前已开发出成品试剂盒，可以应用于 ABO、Rh 等几乎所有血型系统的常见抗原的基因分型。其他 PCR 技术还有 PCR-限制性长度片段多态性（PCR-RFLP）、PCR-单链构象多态性（PCR-SSO）、基因测序等的分子生物学手段进行基因分型。目前血型基因分型是否可以取代血清学分型，还是将其作为血清学分型的补充尚在争议中。

三、电子交叉配血系统

（一）电子交叉配血的概念

电子交叉配血是指在血型鉴定和红细胞抗体筛选的基础上，将献血者和受血者的血型信息输入计算机系统，直接由计算机系统为受血者选择 ABO/RhD 血型相容的血液进行输注，而不再对献血者和受血者的血标本做血清学交叉配血试验。

（二）电子交叉配血的应用概况

电子交叉配血最早于 1983 年在瑞典一家医院使用；1994 年，密歇根大学医疗中心的 Butch 等报道了电子交叉配血的标准操作规程，取代立即离心交叉配血法；1995 年，他们进一步详细地报道了应用结果：138 000 次电子交叉配血没有发现 ABO 不相合的输血。目前，有许多国家和地区已经实施或计划实施电子交叉配血，美国在 2001 年就已有 4% 的输血科（血库）实施了电子交叉配血，瑞典已经在全国范围内普遍实施电子交叉配血，此外，在中国香港地区，在英国、澳大利亚和斯堪的那维亚半岛的其他国家也广泛应用电子交叉配血。而我国大陆目前尚无开展电子交叉配血的报道。

（三）电子交叉配血的基本条件

实施电子交叉配血需具备以下条件：①患者必须至少有 2 次相符的 ABO/RhD 血型鉴定结果，并且其中 1 次必须来自患者当前的血标本；②患者的红细胞不规则抗体筛选必须为阴性，且没有红细胞不规则抗体筛选阳性的既往记录；③计算机系统必须能够阻止不相容血液的发放；④计算机系统及其他关键设备必须经过严格检查确认；⑤必须有确保血液检测数据采集和传输准确性的控制程序。

关于第一个条件中患者的血型，美国血库协会（AABB）《血库及输血服务机构标准》和英国血液学标准化委员会《血库信息系统使用指南》的要求略有不同。AABB 标准要求第

2次血型鉴定结果可来自同一血标本的再次检测或不同血标本的检测，也可来自既往记录。而英国血液学标准化委员会指南则规定：①如果血型鉴定使用自动化检测系统（从样本接收到检测结果登录计算机系统的整个过程中，均不存在手工操作或信息录入，且检测设备具有血标本识别和电子传输系统），必须对同一血标本做2次血型鉴定和结果传输；②如果自动化程度未达到要求或为手工检测，则必须在不同时间采集2份血标本进行检测；③当需要手工录入信息时，计算机界面上不可显示患者既往的ABO血型；④实验室还必须能够对不适用电子交叉配血的患者作专门标识和控制。

关于献血者血型信息，AABB标准要求输血实验室必须重新鉴定，并与采、供血机构鉴定的血型复核，二者不相符时，计算机系统应能提出警告；而英国血液学标准化委员会指南则接受采血机构的献血者血型鉴定结果，但要求所有信息必须采用条形码阅读器或其他电子传输方式采集。

（四）电子交叉配血的优点与缺点

1. 电子交叉配血的优点

（1）缩短了准备血液所需的时间，为危重患者的抢救赢得了宝贵的时间。

（2）由于减少了不必要的配血，显著减少了实验室的工作量和工作时间，从而提高了工作效率，减轻了员工的压力。据报道，电子交叉配血可使输血实验室的工作量减少大约65%。

（3）显著减少血液的过期报废，使宝贵的血液资源得到最大限度的利用，并且节约了成本。

（4）减少人工操作导致的人为差错，提高了输血安全。

（5）减少输血申请和交叉配血/输血的比例。

（6）减少对患者血标本的需求，工作人员可更少地接触生物危害物质。

（7）提高输血的相容性，从而减少了输血不良反应。

（8）可实现血液的远程发放。

2. 电子交叉配血的缺点

（1）要求有来自同一患者的2次相符的ABO/RhD血型鉴定结果，增加了这一过程的工作量。

（2）在有些国家，要求对献血者的ABO血型再次鉴定，增加了这一过程的工作量和成本。

（3）漏检针对低频率抗原的红细胞不规则抗体。

（4）在有些患者中漏检ABO血型导致输错血。

（5）计算机停工期需手工操作。

（五）电子交叉配血的展望

国外有学者认为，发展中国家由于输血技术起步较晚，尚处于发展阶段，加上国民的重复献血率较低，很难保证ABO/RhD血型鉴定结果的准确性，因此，很难开展电子交叉配血。但随着我国献血模式的改变，重复献血率明显提高，ABO/RhD血型鉴定经过初检、复检和确认，正确率基本达到了100%，因此已不存在上述现象。目前，我国很多地区的医疗机构都已经采用了输血信息管理系统，如果对这些系统增加相应的功能模块，建立献血者和受血者的血型信息库，增加系统自动搜索比对功能，就具备了开展电子交叉配血的基本条件。但目前我国没有相关法规强行规定对献血者和所有受血者进行红细胞不规则抗体筛选，也没有法规允许可以开展电子交叉配血，这些原因可能影响了电子交叉配血在我国的推广。随着国家法律法规的不断完善和输血管理水平的提高，电子交叉配血在不久的将来一定会得到普遍的应用，这也是输血技术发展的必然趋势。

（刘子豪）

第二章

输血检验

血型血清学检查的基础是红细胞抗体抗原的反应，此反应本身是不可见的，为了让这种反应显现出来，必须使用一些特殊的技术使抗原—抗体反应出现凝集、沉淀或溶血，其中最常见的就是血凝技术。本章将系统介绍血型血清学常用的检测方法，并详细阐述临床实验室应如何规范地进行红细胞血型鉴定、红细胞血型抗体筛查、红细胞血型抗体鉴定、交叉配血试验及胎儿新生儿溶血病的血型血清学检测。需注意的是：本章方法学为红细胞血清学基本操作规范，不同试剂需参阅厂商说明。

1900 年 Landsteiner 在特异性血凝现象的基础上发现了人类第一个血型系统——ABO 血型系统，为临床输血安全打下了良好的理论基础。经过了一个多世纪的改进和发展，这些经典的血清学方法很多依然活跃在基础研究和临床检测的领域，许多新兴的血清学方法则推动着临床检测向着更准确、更高效的方向发展，为人类的输血和医疗保健事业造福。

第一节　ABO 血型鉴定

一、ABO 血型鉴定

原理：人类 ABO 血型系统包括 4 种主要的表现型：A 型、B 型、O 型和 AB 型。ABO 血型由红细胞上 A 和 B 抗原的有或无决定，ABO 系统还以血清中存在自然发生的规则抗体为特点，即血清中含有针对自身红细胞所欠缺的 A 或 B 抗原产生的同种凝集素（也称为"天然抗体"）。人类红细胞上 A 和 B 抗原的有或无与血浆中抗 A 和抗 B 抗体的产生存在着相反的互补关系。例如，O 型个体红细胞上缺少 A 和 B 抗原，其血清中含有抗 A 和抗 B 抗体。

利用红细胞凝集试验，通过正反定型可准确鉴定 ABO 血型。正定型，也称为红细胞定型试验，是指用标准抗 A 和抗 B 试剂来测定红细胞上的 A 抗原和 B 抗原；反定型，也称为血清定型试验，是指用标准 A 型细胞和 B 型细胞来测定血清中有无相应的抗 A 和抗 B 抗体。"天然抗体"的免疫原可能是肠道及环境中的细菌，例如在大肠埃希菌的脂多糖外壳中含有 ABO 类似结构。

（一）试管法

试管法是 ABO 定型试验的经典方法。

1. 样本

抗凝或者不抗凝的样本均可用于 ABO 鉴定试验。红细胞可以悬浮在自身血清、血浆或盐水中，也可以洗涤后悬浮于盐水中。通常情况下，试管法正定型被检样本与反定型中试剂红细胞的细胞悬液浓度皆为 2%~5%。

2. 试剂

（1）抗 A 血清。

（2）抗 B 血清。

（3）2%~5% 的 A_1 型、B 型红细胞盐水悬液。

（4）如果需要，可增加抗 A、抗 B 试剂和 A_2 血型红细胞。

3. 操作

（1）正定型：检测红细胞上的 A 或 B 抗原。①加 1 滴抗 A 到一支洁净试管中并标记；②加 1 滴抗 B 到一支洁净试管中并标记；③如果需要，可选做加 1 滴抗 A、抗 B 在第三支试管并标记；④向每支试管滴加 1 滴 2%~5% 的待检红细胞悬液；⑤轻轻混匀，按照校准速度和时间离心，通常（900~1 000）×g，离心 15 秒；⑥轻轻重悬细胞扣，检查凝集情况；⑦观察、解释、记录试验结果，并与血清（血浆）试验结果对照。

（2）反定型：检测血清或血浆中的抗体。①取 2 支洁净试管，分别标记 A_1 和 B，分别向其中滴加 2~3 滴血清或血浆；②加 1 滴 A_1 型试剂红细胞到标记 A_1 的试管；③加 1 滴 B 型试剂红细胞到标记 B 的试管；④如果需要，加 1 滴 A_2 试剂红细胞到一支已加入 2~3 滴血清或血浆的试管中，并做好标记；⑤轻轻混合试管内容物，按照校准速度和时间离心，通常（900~1 000）×g，离心 15 秒；⑥检查是否有溶血现象，然后轻轻重悬细胞扣，检查凝集情况；⑦观察、解释、记录试验结果，并与红细胞试验结果对照。

4. 结果判定

（1）细胞试验中的凝集以及血清或血浆试验中的溶血或凝集均为阳性结果。

（2）细胞扣重悬后表现为均匀的细胞悬液是阴性结果。

（3）凝集强度判断标准见表 2-1。

表 2-1　凝集反应解释

观察所见	凝集强度	评分（分）
一个结实的凝集块	4+	12
数个大的凝集块	3+	10
小的凝集块，背景浑浊（颗粒状，但确定成块）	1+	5
非常细小的凝集，背景浑浊（细小颗粒状）	1+w	4
几乎看不见的凝集，背景浑浊没有凝集	w+或+/-	2
没有凝集	0	0
凝集和不凝集的细胞同时存在，混合视野	mf	—
完全溶血	H	—
部分溶血，还有一些红细胞	PH	—

注　参照美国血库协会（AABB）第 17 版。w，凝集；mf，混合外观凝集；H，完全溶血，无残留细胞；PH，部分溶血，有一些残留细胞。

（4）ABO 定型的血清或血浆试验以及红细胞试验的解释见表 2-2。

（5）如果红细胞定型试验与血清定型试验结果不一致，应通过进一步试验解决，然后才给出 ABO 血型结果。

（6）如果发生混合视野凝集的情况，应进一步找出原因，例如是否混合血样标本，近期有无输血史，是否白血病急性期或者 ABO 亚型等。

（7）按表 2-2 报告受检者红细胞 ABO 血型。

表 2-2　ABO 血型常规定型

抗体试剂+待检红细胞反应 （红细胞定型）			待检血清+试剂红细胞反应 （血清定型）		解释 （ABO 比较大型）
抗 A	抗 B	抗 A、抗 B（可选）	A 细胞	B 细胞	
+	-	+	-	+	A
-	+	+	+	-	B
-	-	-	+	+	O
+	+	+	-	-	AB

5. 注意事项

（1）红细胞试验中抗体试剂与待测红细胞产生 3+～4+的凝集为阳性反应。血清与试剂红细胞的反应经常较弱。血清试验可以在室温孵育 5～15 分钟以增强弱凝集反应，观察结果时既要看有无凝集，更要注意凝集强度，有助于弱凝集的发现。

（2）试管法定型反应快，需时短，特别是紧急输血时，可立即离心观察结果；通过离心增强凝集，可发现亚型和较弱的抗原—抗体反应，结果准确可靠，是 ABO 定型的常规方法。

（二）玻片法

1. 样本

用玻片法进行 ABO 正定型时，待检红细胞悬液的浓度是 10%～15%。玻片法一般只能做正定型。

2. 试剂

（1）抗 A。

（2）抗 B。

3. 操作

（1）加 1 滴抗 A 到一洁净的玻片或白瓷板凹孔中，并做好标记。

（2）加 1 滴抗 B 到一洁净的玻片或白瓷板凹孔中，并做好标记。

（3）向以上玻片或白瓷板凹孔中的每一种试剂中分别加 1 滴充分混匀的待检红细胞悬液。

（4）充分混合抗体试剂和细胞，用搅拌棒将混合物均匀分散。

（5）不断地从一边到另一边轻轻倾斜、转动玻片或白瓷板，持续大概 2 分钟。在此期间不要将玻片或瓷板放在热的表面上。

（6）读取：解释并记录所有玻片或白瓷板凹孔中的结果。

4. 结果判定

（1）任何 ABO 定型试剂与红细胞反应表现强凝集都是阳性结果。

（2）在反应 2 分钟末，红细胞仍呈现均匀悬液是阴性结果。

（3）弱阳性或可疑结果应使用试管法进一步确认。

5. 注意事项

（1）玻片法可能存在感染性标本暴露的风险，需注意防范。

（2）玻片法可作为 ABO 血型初筛或复检。

（3）玻片法定型简单，不需离心设备，适合大规模血型普查，但该法反应时间较长，不适合急诊定型。

（4）玻片法不适合检测血清或血浆中的抗体，故不适用于抗体鉴定和交叉配血。

（5）玻片法不适合检测 ABO 亚型。亚型红细胞抗原与抗体的凝集反应慢，凝集强度弱，可能导致定型有误。

（6）我国输血技术操作规程要求玻片法正、反定型均做，而美国血库协会（AABB）操作手册中玻片法仅用于正定型。

（三）柱凝集法

1. 样本

同玻片法和试管法。

2. 试剂

（1）ABO 试剂红细胞。

（2）柱凝集血型卡。

3. 操作

（1）配制好检测样本的红细胞悬液和试剂红细胞悬液。通常用于柱凝集试验的红细胞悬液浓度比试管法低，例如可选用 1.0% 或 0.8% 的红细胞盐水悬液 50 μL，个别新生儿卡中选用 5.0% 的红细胞盐水悬液 10 μL。

（2）在正定型的柱凝集检测管中分别加入样本的红细胞悬液。

（3）在反定型的柱凝集检测管中先加入反定型红细胞悬液，再加入检测样本的血清或血浆。

（4）在专用柱凝集离心机中离心。

（5）判读并记录凝集反应结果。

4. 结果判定

根据红细胞在凝胶柱内的反应情况解释凝集强度。出现凝集和（或）溶血结果为阳性，不凝集为阴性。柱凝集法凝集强度判读方式见图 2-1、表 2-3。

5. 注意事项

微柱凝集试验技术是较新的血型血清学检测技术，具有易于操作、标准化、自动化、判读客观和可靠、结果可长期保存、有利于大量样本操作等优点，但在检测过程中，红细胞悬液中如有颗粒物质，或血样本的血浆中存在冷抗体或蛋白异常，都会干扰检测结果的判读。柱凝集血型卡法有可能难于鉴别或漏检某些 ABO 亚型抗原。

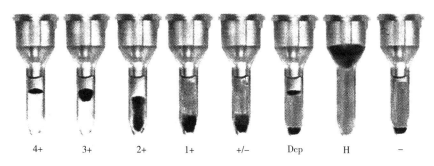

图 2-1 柱凝集法凝集强度结果判读

表 2-3 柱凝集法反应强度解释

反应强度	红细胞在凝胶内的反应情况
4+	红细胞全部位于凝胶表面
3+	大部分红细胞位于凝胶表面，少部分位于凝胶中上部
2+	大部分红细胞位于凝胶中部，少部分位于凝胶中下部
1+	红细胞位于凝胶中下近底部
+/−	绝大部分红细胞沉积在管尖底部，极少部分位于凝胶中近底部
Dcp	同时存在两群细胞，分别位于凝胶表面和管尖底部，即混合视野凝集
H	红细胞复合物部分或完全消失，柱内液体为均匀透明红色，即发生溶血
−	红细胞全部沉积在管尖底部

（四）微孔板法

微孔板法可用来检测红细胞上的抗原和血清中的抗体。一块微孔板相当于 96 根"短"试管，因此，其检测原理与试管法相同。

微孔板可以是硬的，也可以是软的，其底部是 U 形或 V 形的。U 形底微孔板使用更为广泛，因为使用这种微孔板，可以在离心后重悬红细胞观察结果，或者将微孔板以一定角度安置，在红细胞流动模式下观察结果。两种判读方法都可以估计凝集强度。

1. 样本

同玻片法和试管法。

2. 仪器

（1）分配仪（可选）：将等量液体分配到微孔板中的自动仪器。

（2）微孔板结果判读仪（可选）：自动光度仪，通过分析 U 形底孔中的吸光度，判定阳性和阴性结果。仪器的微处理器会显示血型检测的结果。必须根据生产厂商的说明准备血清、血浆或者细胞样本。

（3）离心机：需要购买用于常规台式离心机的特种平板载体。要建立合适的离心条件。根据生产厂商的说明，推荐使用下列离心力和离心时间。①对于柔软的 U 形微孔板：红细胞检测、血浆和血清检测均为 700×g，离心 5 秒；②对于硬 U 形微孔板：红细胞检测、血浆和血清检测均为 400×g，离心 30 秒。

3. 试剂

(1) 抗 A。

(2) 抗 B。

(3) 2%~5%的 A_1 型、B 型红细胞盐水悬液。

(4) 如果需要，可增加抗 A、B 试剂和 A_2 血型红细胞。

4. 操作

(1) 检测红细胞：①在干净的 U 形微孔板的两孔中分别加入 1 滴抗 A 和 1 滴抗 B，如果需要，在第 3 孔中加入抗 A、抗 B；②在含有血型检测试剂的孔中，分别加入 1 滴 2%~5%红细胞生理盐水悬液；③温和地轻拍微孔板壁，混匀红细胞和试剂；④用合适的条件离心微孔板；⑤轻拍微孔板，或者使用机械摇板器，或者将板放置一定角度，使液体流动，以重悬红细胞；⑥判读，解释，记录结果。将结果和血浆或血清结果进行比较。

(2) 检测血浆或血清：①在每孔中加入 1 滴待测血浆或血清；②在 U 形微孔板含有血浆或血清的每孔中分别加入 1 滴 2%~5% A_1 和 B 型试剂红细胞悬液，如果选择检测 A_2，将 A_2 红细胞加到第 3 孔内；③温和地轻拍微孔板壁，混匀各组分；④用合适的条件离心微孔板；⑤轻拍微孔板或者使用机械摇板器，或者将板放置一定角度，使液体流动，以重悬红细胞；⑥判读，解释，记录结果。将结果和红细胞结果进行比较。

5. 解释

(1) 红细胞定型试验中的凝集，血浆或血清定型试验中的溶血或凝集，均被判定为阳性结果。

(2) 红细胞重悬后表现为均匀的细胞悬液是阴性结果。

(3) 对 ABO 检测的结果说明见表 2-2。

(4) 细胞试验和血浆或血清试验的结果如果出现矛盾，在记录患者或献血者的 ABO 血型前，必须解决这个问题。

6. 注意事项

为加强弱的血浆或血清的反应，微孔板可以在室温孵育 5~10 分钟，然后重复离心、判读、记录的过程。

二、ABO 亚型鉴定

ABO 血型系统中除了 A 型、B 型、AB 型和 O 型 4 种主要的表现型以外，人群中还有一部分 A 和 B 血型的变异型，称为 ABO 亚型。如 A 亚型有 A_2、A_3、A_x、A_m、A_{el} 等，而 B 亚型有 B_3、B_x、B_m 和 B_{el} 等。ABO 亚型受控于稀有的 ABO 等位基因，在人群中的频率很低，通常在几千分之一到几万分之一。

（一）ABO 正、反定型试验

1. 原理

ABO 亚型在常规的 ABO 定型试验中常常表现为正、反定型结果不一致。共同特点是红细胞上的 A 或 B 抗原数量减少，正定型中红细胞与抗 A、抗 B 试剂的反应与正常 A 或 B 型红细胞相比显著减弱，有些甚至不凝集，ABO 亚型红细胞上的 H 抗原表达常常增强。某些 ABO 亚型血清中除了 ABO 天然抗体之外，还会产生抗 A_1（或抗 B）。由于 ABO 亚型种类很多，不同 ABO 亚型常呈现独特的正、反定型结果。

2. 结果分析

（1）ABO 亚型正、反定型结果：ABO 亚型呈现独特的正、反定型结果，例如 A_3 或 B_3 红细胞与抗 A 或抗 B 试剂表现混合视野凝集反应；A_2 红细胞与抗 A 试剂凝集较强，但不与抗 A_1 试剂反应，因此抗 A_1 试剂可以用来鉴定 A_2 红细胞；与抗 A 相比，抗 A、抗 B 常常与 Ax 红细胞呈增强的凝集反应等。每一种亚型红细胞上的抗原与血清中的抗体在 ABO 正、反定型试验中表现各不相同，尚无特定的抗血清可以将它们简单地加以区分。表 2-4 所显示的是不同 ABO 亚型正、反定型特点。B 亚型的命名和血清学特点常常与 A 亚型相对应，但 B 亚型在人群中的数量和种类比 A 亚型少。A_2 是相对常见并且比较重要的一种 A 亚型，但是到目前为止尚未发现与 A_2 亚型血清学上相对应的 B_2 亚型。

正定型属于细胞抗原定型，反定型属于血清抗体定型。ABO 血型鉴定必须正、反定型都做，相互印证。如果 ABO 正、反定型结果不符，需要找到造成不一致的原因，疾病、亚型、不规则抗体、冷抗体以及自身抗体干扰是 ABO 正、反定型不一致的主要原因。

表 2-4　ABO 亚型正、反定型血型血清特征

表型	红细胞与抗血清反应					血清与试剂红细胞反应				唾液血型物质
	抗 A	抗 B	抗 AB	抗 A_1	抗 H	A_{1c}	A_{2c}	B_e	O_e	
A_1	4+	−	4+	4+	−	−		4+	−	A 和 H
A_{int}	4+	−	4+	2+	3+	−		4+	−	A 和 H
A_2	4+	−	4+	−	2+	有时 *	−	4+	−	A 和 H
A_3	$2+^{mf}$	−	$2+^{mf}$	−	3+	偶尔 §	−	4+	−	A 和 H
A_m	−/±	−	−/±	−	4+	−		4+	−	A 和 H
A_x	−/±	−	−	−	4+	2+/−	−/1+	4+	−	H
A_{el}	−	−	−	−	4+	2+/−	−	4+	−	H
B	−	4+	4+	−	−	4+	4+	−	−	B 和 H
B_3	−	$1+^{mf}$	$2+^{mf}$	−	4+	4+	4+	−	−	B 和 H
B_m	−	−	±	−	4+	4+	4+	−	−	B 和 H
B_x	−	−/±	±	−	4+	4+	4+	−	−	H

注　*，A_2 亚型的个体，其血清中常含有抗 A_1；§，A_3 亚型的个体血清中偶尔也会产生抗 A_1。

（2）正反定型结果不一致的原因：既可能是技术性问题也可能是红细胞和血清本身的问题，常见有以下几种原因。

1）试剂抗血清：效价太低，亲和力不强。如抗 A 血清效价不高，可将 A 亚型误定为 O 型，AB 型误定为 B 型。

2）红细胞悬液：过浓或过淡，抗原—抗体比例不适当，使反应不明显，误判为阴性反应。

3）受检者红细胞上抗原位点：红细胞上抗原位点过少（如 ABO 亚型）或抗原性减弱（见于白血病或恶性肿瘤）以及类 B 等。

4）受检者血清：血清中蛋白浓度紊乱（如高球蛋白血症）或实验时温度过高，常引起红细胞呈缗钱状排列；或受检者血清中缺乏应有的抗 A 和（或）抗 B 抗体，如丙种球蛋白缺乏症；或血清中有 ABO 血型以外的抗体，如自身抗 I 或其他不规则抗体，常引起干扰；

或老年人血清中 ABO 抗体水平有所下降。

5）红细胞溶解：各种原因引起的红细胞溶解，误判为不凝集。

6）其他：由细菌污染或遗传因素引起多凝集或全凝集；新生儿 ABO 抗原尚未发育完全等。

7）ABO 亚型：ABO 亚型在常规的 ABO 定型试验中常常表现为正、反定型结果不一致。

（3）正、反定型结果不一致的解决方法。

1）重复试验并分析可能原因：正、反定型结果不符时，应重复试验并分析可能的原因，首先应排除技术性原因造成的正、反定型不符。当怀疑正、反定型不符是由于 ABO 亚型所致时，可增加必要的试验内容，例如正定型补充红细胞与抗 A_1，抗 HA_1 抗 A、抗 B 试剂的反应，反定型增加血清与 A_2 红细胞的反应。必要时可通过吸收放散试验检测红细胞上的弱 A 和弱 B 抗原，还可以通过检测唾液中的血型物质帮助推测 ABO 亚型（参见第二章第四节）。

2）排除技术性原因造成的正、反定型不符：严格执行操作规程，使用质量合格的试剂，细心观察和解释试验结果，重新做试验 1 次。对一些疑难问题必须及时请示上级主管，并进一步检查。

初步检查步骤。①重新采集 1 份受检者的新鲜血液标本，这样可以纠正因污染或搞错样本造成的不符合。②将红细胞洗涤 1~3 次，配成 5% 的盐水细胞悬液，用抗 A，抗 B，抗 A_1，抗 A、抗 B 及抗 H 做试验可以得到其他有用的信息。③对待检红细胞做直接抗球蛋白试验，如结果呈阳性，表示红细胞已被抗体致敏；用 A_1、A_2、B、O 红细胞及自身红细胞检查待检血清，如果怀疑是抗 I，用 O 型（或 ABO 相合的）脐血红细胞检查。④如果试验结果未见凝集，应将细胞及血清试验至少在室温和 4 ℃放置 30 分钟，用显微镜检查核实。⑤如疑为 A 抗原或 B 抗原减弱，则可将受检红细胞与抗 A 或抗 B 血清作吸收及放散试验，以及受检者唾液进行 A、B、H 血型物质测定。人群中约80%的个体属于 ABH 分泌型，可以通过其唾液检测血型物质的种类；如试验结果红细胞呈缗钱状排列，加生理盐水 1 滴混匀，往往可使缗钱现象消失。应注意不应先加盐水于受检者血清中，再加试剂红细胞做试验，以免使血清中抗体被稀释。⑥如受检者为 A 型血而疑为有类 B 抗原时，可用下列方法进行鉴别：a. 观察细胞与抗 A 及抗 B 的凝集强度，与抗 A 的反应要比与抗 B 的反应强，这种区别用玻片法做试验更为明显；b. 用受检者红细胞与自身血清做试验，血清中的抗 B 不凝集自身红细胞上的类 B 抗原；c. 检查唾液中是否有 A、B 物质，如果是分泌型，可检出 A 物质或（和）B 物质；d. 核对患者的诊断。类 B 抗原的形成与结肠癌、直肠癌、革兰阴性杆菌感染有关。⑦如发现多凝集现象，应考虑由遗传产生的 Cad 抗原活性、被细菌酶激活的 T 或 TK 受体、产生机制不太明了的 Tn 受体引起。多凝集红细胞具有以下特点：能被人和许多家兔的血清凝集；能与大多数成年人的血清凝集，不管有无相应的同种抗体；不被脐带血清凝集；通常不与自身的血清凝集；如有条件，可用外源凝集素加以鉴别。

A、B 反定型红细胞悬液的制备。①分别采取已知 A、B 血型的红细胞，经盐水洗涤 3 次，以压紧红细胞配成不同浓度的红细胞悬液（表 2-5）。②为了防止红细胞悬液敏感性不一致，可随机采取 3 个或 3 个以上同型的健康成人血液，按 A、B 型分别混合后，按上法制备。③如条件许可，可分别制备 A_1、A_2 及其他亚型的红细胞悬液，以供 ABO 亚型鉴定时参考。④如欲将红细胞保存，应严格注意无菌技术采集血液，以 ACD 保存液按 4：1 抗凝，置 4 ℃冰箱可保存 3 周。临用时取出一部分经盐水洗涤后配制成所需的浓度。如以红细胞保存液保存，在 4 ℃可保存 4~5 周。红细胞保存液的配法：5.4%葡萄糖液 640 mL 及 109 mmol/L 枸橼酸钠 264 mL 混合后，加新配的 1%硫柳汞液 1.8 mL，经高压灭菌的（110 ℃，15 分钟）溶液最后 pH 为 7.4，使用时浓缩红细胞与保存液的容积比为 6 ∶ 1。

表 2-5　红细胞悬液的配制

悬液浓度（%）	浓缩红细胞（滴）	盐水（滴）
2	1	2 mL（40）
5	1	0.8 mL（16）
10	1	0.4 mL（8）
20	1	0.2 mL（4）

（二）吸收和放散试验确认弱 A 或弱 B 亚型

1. 原理

一些 ABO 亚型的抗原非常弱，以至于直接凝集试验检测不到，甚至在降低孵育温度和增强抗体强度后仍检测不到这些弱抗原。可先用抗 A 或抗 B 吸附于红细胞上的 A 抗原和（或）B 抗原，然后将结合的抗体放散下来，放散液通过与试剂 A_1 和 B 红细胞的反应，来评价放散液中是否有抗 A 或抗 B 抗体。对于正定型单克隆抗 A、抗 B 及人源抗 A、抗 B 均无法检出抗原，且反定型检出相应抗体的标本需要进行吸收放散试验。

2. 样本

待检红细胞。

3. 试剂

人源性抗 A 和（或）抗 B 试剂。由于某些单克隆 ABO 定型试剂对 pH 和渗透压的改变较为敏感，这些试剂可能不适合用于吸收和放散试验。

（1）放散试剂：见本章第四节。

（2）3 份不同个体的 O 型红细胞。

（3）3 份不同个体的 A_1 或 B 型红细胞

4. 操作

（1）用生理盐水洗涤 1 mL 待测红细胞至少 3 遍，最后一遍吸弃所有上清。

（2）加 1 mL 抗 A 试剂（如果怀疑 A 亚型）或 1 mL 抗 B 试剂（如果怀疑 B 亚型）到洗涤好的浓缩红细胞。

（3）混匀红细胞和抗体，置 4 ℃孵育 1 小时，这期间可偶尔混匀一下。

（4）离心混合物，移除所有上清试剂。

（5）将细胞转移到一个洁净的新试管中。

（6）用大量（至少 10 mL）冷盐水（4 ℃）至少洗涤 8 遍。保留末次洗涤上清分装到新的试管中，与放散液做平行试验。

（7）选用一种适合的放散试验（如热放散）重获 ABO 抗体（参见第二章第四节）。

（8）检测放散液（第 6 步中获得的）和末次洗涤液，分别与 3 个 O 细胞以及 3 个 A_1 或 B 红细胞反应（根据吸收所用抗体选择合适的 A_1 或 B 细胞）。向两组试管中分别加 2 滴放散液和洗涤液，然后向试管中加上述红细胞悬液 1 滴，立即离心检查凝集。

（9）如果离心后没有观察到凝集，室温孵育 15~30 分钟。

（10）如果室温孵育后仍没有凝集，37 ℃孵育 15~30 分钟，做间接抗球蛋白试验。

5. 结果判定

（1）放散液中出现抗 A 或抗 B，说明待测红细胞上有 A 或 B 抗原。只有符合以下情况，试验结果才是有效的：①任何阶段，放散液与所有 3 个抗原阳性的红细胞反应；②放散液与所有 3 个 O 型细胞不反应；③末次洗涤液与所有 6 个细胞均不发生反应。

（2）放散液与抗原阳性的红细胞不反应表明待测红细胞上不表达 A 或 B 抗原。不反应也可能是没有正确做好吸收放散试验。

（3）放散液与某些或全部抗原阳性细胞以及 O 细胞反应，说明试验过程中保留了一些额外的抗体。

（4）如果末次洗涤液与抗原阳性细胞反应，试验是无效的。放散试验前，未结合的试剂抗体没有洗涤干净。

（5）A_1、B 或 O 细胞或所有 3 种细胞可以平行进行吸收放散试验，作为该试验的阳性或阴性对照。

（李志宏）

第二节　Rh 血型鉴定

一、Rh 血型定型

原理：Rh 血型系统是输血医学中仅次于 ABO 系统的第二大血型系统。Rh 血型系统常见的抗原有 D 和 C、c、E、e 5 种，分别由 RHD 基因和 RHCE 基因编码，RhD 和 RhCE 蛋白均是反复穿膜的蛋白质。使用相应的抗 D、抗 C、抗 c、抗 E 和抗 e 5 种血型试剂可以鉴定这些抗原。临床上，D 抗原是 Rh 抗原中免疫原性最强的抗原，也是最具有临床意义的抗原，一般只做 D 抗原鉴定，凡带有 D 抗原者称为 Rh 阳性，不带 D 抗原者称为 Rh 阴性。采用常规血清学技术，中国汉族人群中 Rh 阳性比例约为 99.7%，Rh 阴性比例为 0.2% ~ 0.4%。欧洲和北美白人 Rh 阳性率在 82%~88%，约 95% 的非洲黑种人是 D 阳性。

本节以鉴定 RhD 抗原为例，介绍 Rh 血型试管法、玻片法和微量板法的鉴定方法，除这 3 种方法之外，Rh 血型的鉴定也可用柱凝集法、酶法和聚凝胺法进行定型。利用 Rh 血型定型试剂中的 IgM 抗 D 血型抗体和红细胞在盐水介质中反应，有相应抗原的红细胞发生凝集，无相应抗原的红细胞不发生凝集，从而判断待检红细胞上所具有的 RhD 抗原。

（一）试管法

1. 样本

抗凝或不抗凝的血液标本都可以用于 Rh 定型。红细胞可以悬浮于自身血清、血浆、盐水中或洗涤后悬浮于盐水中。

2. 试剂

（1）IgM 抗 D 试剂。

（2）6% 小牛人血清白蛋白，或 Rh 对照试剂。

3. 操作

（1）加 1 滴抗 D 到一洁净试管，并做好标记。

（2）加 1 滴 6% 小牛人血清白蛋白，或试剂厂商提供的 Rh 对照试剂到第二个洁净试管中，并标记。

（3）分别加 1 滴 2%~5% 红细胞悬液到每支试管中。

（4）轻轻混合，通常（900~1 000）×g，离心 15 秒。

（5）轻轻重悬细胞扣，检查凝集。

（6）评价反应强度，记录试验管和对照管的试验结果。

4. 结果判定

（1）抗 D 管凝集，对照管不凝集，表明红细胞是 RhD 阳性。

（2）对照管和抗 D 管均阴性，说明待测红细胞是 RhD 阴性结果。此时如果检测的是患者标本，则可以认为是 RhD 阴性。但根据多数国际行业协会的标准，要求对献血者血样和孕妇血样做进一步确认试验，以排除弱 RhD 抗原的存在。

（3）对照管凝集则试验无效，可能需要移除红细胞上的 IgM 或 IgG 抗体。

5. 注意事项

（1）适合的试剂包括低蛋白单克隆试剂和高蛋白多克隆抗 D 试剂。

（2）本试验只是 RhD 血型鉴定的初检，确认 RhD 血型需进一步进行弱 D 鉴定。

（3）玻片法、微量板法和柱凝集卡等方法也可用于 RhD 血型的初筛试验。但由于玻片法的灵敏度较低，一般很少在临床 RhD 鉴定中使用该方法。

（二）玻片法

1. 样本

用玻片法进行 Rh 定型时，待检红细胞悬液的浓度是 40%~50%。

2. 试剂

适合用于玻片法的低蛋白抗 D 试剂。

3. 操作

（1）试验前，将洁净玻片预热到 40~50 ℃。

（2）加 1 滴抗 D 到一洁净的玻片或白瓷板凹孔中，并做好标记。

（3）加 1 滴合适的对照试剂到另一洁净的玻片或白瓷板凹孔中，并做好标记。

（4）向以上玻片或白瓷板凹孔中的每一种试剂中分别加 1 滴充分混匀的 40%~50% 待检红细胞悬液。

（5）充分混合抗体试剂和细胞，用搅拌棒将混合物均匀分散。

（6）不断地从一边到另一边轻轻倾斜、转动玻片或白瓷板，持续约 2 分钟。

（7）读取、解释并记录所有玻片或白瓷板凹孔中的结果。

4. 结果判定

（1）抗 D 试剂与红细胞反应表现凝集，而对照为阴性反应，表明待检红细胞是 RhD 阳性。

（2）抗 D 试剂与对照均为阴性反应，表明待检红细胞可能是 RhD 阴性，进一步使用试管法间接抗球蛋白试验可以检出玻片法检测不到的弱 D 表型。

（3）如果对照反应阳性，在没有进一步试验之前，不能解释为 RhD 阳性。

5. 注意事项

（1）玻片法可能存在感染性标本暴露的风险，需注意防范。

（2）玻片法不适合检测弱 D 表型。

（三）微孔板法

1. 样本

根据生产厂商的说明。自动化技术需要抗凝样本。

2. 试剂

只使用获得许可且能用于微孔板检测的抗 D 试剂。参照生产厂商的说明，使用特定的试剂、仪器及正确的操作。

3. 操作

（1）在干净的微孔板孔中加入 1 滴抗 D 试剂。如果该试剂需要使用 Rh 对照，在第 2 孔中加入 1 滴 Rh 对照。

（2）在每孔中加入 1 滴 2%~5% 生理盐水红细胞悬液。

（3）轻轻拍打平板的边沿，混匀各组分。

（4）根据生产厂商的说明，使用合适的条件离心平板。

（5）轻拍微孔板，或者使用机械摇板器，或者将板放置一定角度，使液体流动，以重悬红细胞。

（6）检测凝集，判读、解释、记录实验结果。

（7）为加强弱反应，将阴性结果的样本在 37 ℃，孵育 15~30 分钟，重复步骤（4）~（6）。

4. 结果判定

（1）抗 D 孔中出现凝集，同时对照组中是均匀的悬液，说明该红细胞是 D 阳性。

（2）抗 D 孔和对照孔中均未出现凝集。来自患者的样本可以被定为 D 阴性。

（3）对于献血者的样本以及来自母亲产生 Rh 免疫球蛋白的婴儿样本，需进一步检测是否具有弱 D 抗原。

（四）柱凝集法

1. 样本

同玻片法和试管法。

2. 试剂

已加抗 D 试剂的柱凝集血型卡。

3. 操作

（1）配制好检测样本的红细胞悬液和试剂红细胞悬液。通常用于柱凝集试验的红细胞悬液浓度比试管法低，例如可选用 1.0% 或 0.8% 的红细胞盐水悬液 50 μL，个别新生儿卡中选用 5.0% 的红细胞盐水悬液 10 μL。

（2）在柱凝集卡的 RhD 检测管中分别加入样本的红细胞悬液。

（3）在专用柱凝集离心机中离心。

（4）判读并记录凝集反应结果。

4. 结果判定

根据红细胞在凝胶柱内的反应情况解释凝集强度。出现凝集和（或）溶血结果为阳性，不凝集为阴性。柱凝集法凝集强度的判读参见图 2-1。

二、弱 D 型鉴定

已报道有 100 多种 RHD 等位基因编码的 RhD 蛋白带有氨基酸置换，导致了多种 D 抗原变异型，包括弱 D、部分 D 和 Del 表现型。

1. 原理

携带弱 D（weak D）抗原的红细胞仍被归类为 D 阳性。弱 D 型红细胞与某些抗 D 试剂在盐水介质中不发生凝集，但在间接抗球蛋白试验中发生凝集。因此，当在盐水介质中发现红细胞与 IgM 抗 D 不凝集时，不应立即鉴定为 RhD 阴性，需进一步排除弱 D 型的可能。当献血者初筛检测为阴性时，需进一步进行 Rh 阴性确认试验，以排除弱 D，但是如果检测的是患者样本，则可不必再确认。

"部分 D（partial D）"又称不完全 D 红细胞，是由于缺失 D 抗原的一部分抗原表位而得名。目前人们将部分 D 分类为 DⅠ~DⅦ，每个表位中又有若干个亚类。部分 D 表型常常是由于 RHD 和 RHCE 形成杂交基因，导致 RhD 基因的部分片段被 RHCE 基因替代，杂交基因编码的蛋白质丢失 D 抗原的部分表位。部分 D 表型的个体输入正常 RhD 阳性红细胞，有可能会产生抗 D。有一部分 D 则与弱 D 类似，是由于 RHD 基因编码的蛋白质发生氨基酸置换所致。这类"部分 D"与"弱 D"两者不同之处是弱 D 的氨基酸替代常常发生在 RhD 蛋白的细胞内区段或跨膜区，而部分 D 的氨基酸替代则发生在 RHD 蛋白的膜外区。

Del 红细胞表达非常少的 D 抗原，常规的血清学定型试验无法检出，需通过更加敏感的吸收放散技术才能检测到。常规血清学诊断的 Rh 阴性个体中，有一部分实际上是 Del 表现型。亚洲人中 Del 占到 Rh 阴性的 10%~30%；白种人 Del 的频率仅约为 0.027%。

2. 样本

通常使用洗涤后的红细胞悬液，试管法悬液浓度均为 2%~5%，柱凝集法为 0.8% 或 1%。

3. 试剂

不是每一种抗 D 试剂都适用于 Rh 阴性确认试验。通常采用室温反应的单克隆 IgM 抗 D，结合一种用于抗球蛋白试验的单克隆或多克隆 IgG 抗 D，用来进一步检测弱 D 表现型。

（1）抗 D 试剂。

（2）6% 小牛人血清白蛋白或 Rh 对照试剂。

（3）抗人球蛋白试剂，多特异性或抗 IgG。

（4）IgG 抗体致敏的红细胞。

4. 操作

试验流程应使用合适的对照。

（1）加 1 滴抗 D 到一洁净的试管中，并做好标记。

（2）加 1 滴 6% 小牛人血清白蛋白或试剂厂商提供的 Rh 对照试剂作为对照试剂到第二个洁净试管中，并标记。

（3）向每支试管加 1 滴 2%~5% 的红细胞生理盐水悬液。

（4）混匀并孵育测试管和对照管，通常在 37 ℃孵育 15~30 分钟。

（5）孵育后可以离心，并轻轻重悬细胞扣，检查凝集。

（6）用生理盐水至少洗涤细胞 3 遍。每次洗涤，通常（900~1 000）×g，离心 1 分钟，弃上清。

（7）倒扣吸干剩余上清液后，加 1 滴或 2 滴抗人球蛋白试剂，或根据试剂制造商的要求加抗人球蛋白试剂。

（8）轻轻混匀，并以校准的速度和时间离心，通常（900~1 000）×g，离心 15 秒。

（9）轻轻重悬，检查凝集强度并记录结果。

（10）加入 IgG 致敏的质控红细胞，以确认阴性抗球蛋白试验的有效性。

5. 结果判定

（1）抗 D 管凝集，对照管没有凝集，表明红细胞是 D 阳性。将结果报告成 D 阳性或 D 变异型。

（2）抗 D 管和对照管均没有凝集，则提示被检红细胞上无 D 抗原表达，是 D 阴性。

（3）允许使用待检红细胞的直接抗球蛋白试验作为对照，但是在间接抗人球蛋白试验过程中，最好使用一种 Rh 或白蛋白对照试剂，可以排除所有试剂成分造成的假阳性。

（4）对照管在任何阶段出现凝集，则试验无效。先从红细胞上移除 IgG 抗体可能对试验是有帮助的。

6. 注意事项

（1）在临床输血中，弱 D 型个体输注 RhD 阳性红细胞后可产生抗 D 抗体。所以受血者（患者）为弱 D 型，作 Rh 阴性论，应输注 Rh 阴性血液；供血者（献血者）为弱 D 型者，应作 Rh 阳性论，不应输血给 Rh 阴性的受血者。

（2）在选用 IgM 和 IgG 抗 D 试剂时，所选用的抗 D 应可尽可能多地识别不同 D 表位。其中 DⅣ、DⅤ、DⅥ表位被认为是必须可识别的。

（3）中国人 RhD 阴性群体中有 10%~30% 的个体是 Del 表型。这类表型的个体在受到 D 抗原免疫刺激时，几乎不产生应答。Del 表型的鉴定参见本章第四节中吸收试验和放散试验。

（4）对于"部分 D"表型个体，由于缺失 D 抗原的一部分抗原表位，表现为与某些单克隆抗 D 不凝集而与另外的单克隆抗 D 试剂发生凝集。进一步鉴定其带有或缺失的 RhD 表位，需使用一组分别针对不同 D 表位的特殊抗 D 抗体。例如：D-Screen 试剂盒包括一组针对 RhD 蛋白不同表位的单克隆抗 D 试剂。有些部分 D 表型的个体，如 DⅥⅢ表型，可产生缺乏其表位的抗 D 抗体，DⅥⅢ型妇女与 Rh 阳性丈夫生育的婴儿可能发生新生儿溶血病。

（李志宏）

第三节　其他血型鉴定

一、MN 血型定型

1. 原理

根据红细胞膜表面是否具有 M 抗原和（或）N 抗原，可将 MN 血型系统分为 M 型、N 型和 MN 型 3 种表现型。利用红细胞凝集试验，可准确鉴定 MN 血型。免疫性抗 M、抗 N 抗体能引起早产、死胎、新生儿溶血病及配血不合等。

2. 样本

抗凝或不抗凝的血液标本都可以用于 MN 血型定型。红细胞可以悬浮于自身血清、血浆、盐水中或洗涤后悬浮于盐水中。

3. 试剂

（1）抗 M 血清。

（2）抗 N 血清。

4. 操作

（1）加 1 滴抗 M 试剂到一支洁净试管，并做好标记。

（2）加 1 滴抗 N 试剂到另一支洁净试管，并做好标记。

（3）向以上两支试管中分别加 2%~5% 的受检者红细胞悬液 1 滴。

（4）轻轻混匀，置室温中 5~l5 分钟，通常（900~1 000）×g，离心 15 秒。

（5）观察并记录反应结果。

5. 结果判定

待检红细胞仅与抗 M 试剂凝集，与抗 N 不凝集，判断为 MM 血型；与抗 M 不凝集，仅与抗 N 试剂发生凝集，判断为 NN 血型；红细胞既与抗 M 凝集，也与抗 N 凝集，判定为 MN 血型。

二、P1Pk 血型定型

1. 原理

当 P1/P2 表型被证实是由 A4GALT 基因外显子 2a 中的一个多态性所确定后，2010 年国际输血协会（ISBT）将原来的 P 血型系统重新命名为 P1Pk 血型系统，该系统包括 P1Pk1 和 P1Pk2 两种抗原（即原来的 P1 抗原和 pk 抗原）。临床上使用抗 P1 试剂将红细胞分成 P1Pk1 和 P1Pk2 两种抗原（抗 P1 阳性和抗 P1 阴性）。我国汉族人群 P1Pk1 占 39.67%，P1Pk2 占 60.33%。

2. 样本

抗凝或不抗凝的血液标本都可以用于 P1Pk 血型定型。红细胞可以悬浮于自身血清、血浆、盐水中或洗涤后悬浮于盐水中。

3. 试剂

（1）抗 P1 试剂。

（2）已知 P1Pk1 和 P1Pk2 血型的 2%~5% 的红细胞悬液。

4. 操作

（1）加 1 滴抗 P1 分型试剂到第一支洁净试管，并标记为受检者。

（2）加 1 滴抗 P1 试剂到第二支洁净试管，并标记为 P1Pk1 对照。

（3）加 1 滴抗 P1 试剂到第三支洁净试管，并标记为 P1Pk2 对照。

（4）分别向以上 3 支试管滴加受检者红细胞、P1Pk1 和 P1Pk2 红细胞悬液各 1 滴。

（5）放置室温中 5~15 分钟。通常（900~1 000）×g，离心 15 秒。

（6）观察凝集情况，并记录试验结果。

5. 结果判定

P1Pk1 对照管凝集，P1Pk2 对照管不凝集，受检红细胞凝集者为 P1Pk1 表型；P1Pk1 对照应管凝集，P1Pk2 对照管不凝集，受检红细胞不凝集者为 P1Pk2 表型。

6. 注意事项

（1）P1Pk 血型鉴定应注意控制反应时间在 5~l5 分钟，太长容易出现假阳性。

（2）抗 P1 常属冷凝集素 IgM，4 ℃为最适反应温度，偶尔可引起输血反应。

（曹荣祎）

第四节　血型血清学常用检查方法

一、抗球蛋白试验

抗球蛋白试验（AGT）又称 Coombs 试验，是检查红细胞上是否致敏有 IgG 抗体（直接抗球蛋白试验）或血清中是否存在 IgG 抗体（间接抗球蛋白试验）的一种经典方法。当血清或血浆中的 IgG 抗体致敏到红细胞上，或红细胞膜上本身就致敏有抗体，通过加入抗人球蛋白（AHG）的"桥连"作用，使红细胞表面的 IgG 抗体与抗人球蛋白抗体发生特异性反应，形成肉眼可见的红细胞凝集。抗人球蛋白除可以测定红细胞上 IgG 抗体外，也可以测定补体组分（C3、C4）。所谓多特异性 AHG，即包括抗 IgG 和抗 C3 抗体。

（一）直接抗球蛋白试验

1. 原理

利用抗球蛋白可与体内已被 IgG 抗体或补体致敏的红细胞产生凝集反应，用于检查红细胞膜上是否已被 IgG 抗体所致敏。直接抗球蛋白试验（DAT）常用于新生儿溶血病（胎儿红细胞被母亲血型抗体致敏）、溶血性输血反应（输入的不相合红细胞被受血者不完全抗体致敏）、自身免疫性溶血性贫血（患者红细胞被自身抗体致敏）以及药物诱导产生的自身抗体（由甲基多巴类药物、青霉素等所致）的检测。

2. 试剂与器材

（1）抗人球蛋白（AHG）试剂：多特异性抗球蛋白试剂，或抗 IgG 和抗 C3d。

（2）对照试剂：盐水或 6% 白蛋白。

（3）IgG 致敏的试剂：红细胞。

3. 操作

（1）将 EDTA 抗凝的血样用生理盐水配制成 2%~5% 的红细胞。

（2）向测定管和对照管中分别加入 1 滴 2%~5% 的红细胞悬液。

（3）生理盐水洗涤 3~4 次，最后一次洗涤，除尽上清液。

（4）立即向测定管中加入抗人球蛋白试剂 1 滴，向对照管中加入 1 滴盐水或 6% 白蛋白，混匀。

（5）（900~1 000）×g，离心 15 秒。

（6）观察凝集情况，评分并记录结果。

（7）若测定管中未观察到凝集，向含有抗球蛋白试剂的试管中加入 IgG 致敏红细胞，（900~1 000）×g，离心 15 秒，观察并记录结果，确认阴性结果的有效性。

4. 结果判定

（1）立即离心测定管出现凝集，而盐水或 6% 白蛋白对照管未出现凝集，直接抗球蛋白试验（DAT）为阳性。

（2）如果盐水或6%白蛋白对照管在离心后出现凝集，则试验结果无效。

（3）如果试验过程中未观察到凝集，加入IgG致敏红细胞后发生凝集，则DAT为阴性。如果IgG致敏细胞不凝集，阴性结果无效，需重复试验。

5. 注意事项

（1）在有激活的补体存在的情况下，可使用单特异性AHG试剂。

（2）进一步确认致敏在被检红细胞上的是IgG或是补体，可采用单特异性抗IgG和抗C3d。

（3）DAT阴性不一定证明红细胞上没有结合球蛋白分子，多特异性和单特异性抗IgG试剂的检测灵敏度可达150~500个IgG分子/红细胞，但患者体内红细胞上IgG包被数即使低于此水平，仍会发生自身免疫性溶血性贫血。

（4）盐水或6%白蛋白对照管出现凝集，提示可能存在冷自身凝集素或温反应性IgM/IgG抗体导致的自发凝集。37℃孵育红细胞或用37℃盐水洗涤，可消除冷自身抗体的反应。自身凝集需要用二硫苏糖醇（DTT）或2-氨乙基异硫脲溴化物（AET）处理红细胞。

（5）初检只可用多特异性抗球蛋白试剂。如果DAT阴性，不需要后续试验。如果DAT阳性，再用单特异性试剂（抗IgG和抗补体）做DAT，以确定是何种球蛋白。

（6）脐血标本中含有华通胶，可能需增加洗涤次数。

（7）可用柱凝集卡（抗IgG卡）进行DAT。在进行柱凝集试验时，需注意样本中尽量不含凝块、纤维蛋白，以避免假凝集。

（二）间接抗球蛋白试验

1. 原理

间接抗球蛋白试验（IAT）是一种检测血清中不完全抗体或补体的方法，即用已知抗原表型的红细胞测定受检血清中是否含有相应的不完全抗体（IgG抗体），或用已知特异性的抗血清测定受检红细胞上是否含有相应抗原。本试验常用于血型鉴定、抗体的筛查和鉴定、输血前交叉配血试验以及其他特殊研究。

2. 试剂与器材

（1）生理盐水。

（2）抗人球蛋白（AHG）试剂：可按需要使用多特异性或单特异性抗IgG。

（3）O型抗筛细胞。混合O型抗筛细胞只能用于献血者检测。患者样本必须使用非混合细胞。

（4）生理盐水配制的2%~5%献血者红细胞悬液。

（5）IgG致敏的试剂：红细胞。

3. 操作

（1）向正确标记的试管中加2滴血清或血浆。

（2）每管中，加2%~5%试剂O型红细胞盐水悬液或献血者红细胞悬液1滴，混匀。

（3）（900~1 000）×g，离心15秒，观察溶血和凝集情况，评分并记录结果。

（4）37℃孵育30~60分钟。

（5）（900~1 000）×g，离心15秒，观察溶血和凝集情况，评分并记录结果。

（6）生理盐水洗涤红细胞3~4次，最后一次洗涤尽量移除上清。

（7）向红细胞扣里加入AHG，充分混匀。

（8）（900～1 000）×g，离心 15 秒，观察凝集，评分并记录结果。

（9）加入 IgG 致敏的试剂红细胞，确认阴性结果的有效性。

4. 结果判定

（1）37 ℃孵育后，出现凝集/溶血为阳性结果。

（2）加 AHG 后，出现凝集为阳性结果。

（3）初次离心未观察到凝集，加 IgG 致敏红细胞后，离心出现凝集为阴性结果。

（4）如果加入的 IgG 致敏的试剂红细胞离心后未凝集，阴性结果无效，试验需重做。

5. 注意事项

（1）质量控制：输血前对不规则抗体的检测试验，需每天使用弱抗体进行监控。质控血清可用 6%牛白蛋白稀释，定型用抗血清试剂至 IAT 反应 2+强度，也可用人源 IgG 抗体。

（2）在间接抗球蛋白试验中，可使用白蛋白、低离子强度溶液（LISS）、PEG 来加快并增强抗原—抗体反应。加 22%牛白蛋白后，37 ℃孵育时间为 15～30 分钟；加 LISS 后，孵育时间为 10～15 分钟；加 4 滴 20%PEG 后，孵育时间为 15 分钟。加 PEG 的试验，37 ℃孵育后没有直接离心看结果这一步，因为红细胞无法重悬。

（3）可使用单特异性抗 IgG 试剂替代多特异性 AHG，以避免结合 C3 的自身抗体造成不必要的阳性反应。

（4）使用 PEG 时，由于血清球蛋白浓度提高，会出现血清蛋白沉淀现象。当 IgG 致敏红细胞不反应或反应很弱时，这一问题会很明显。在 AHG 介质中，至少 4 次洗涤红细胞，并充分摇匀、重悬红细胞，通常可防止问题发生，或者用不加 PEG 的方法重复一次试验。

（5）操作（6）～（9）需连续完成，不可中断。

二、唾液中 ABH 血型物质测定

1. 原理

约 78%的个体带有 Se 基因，可分泌水溶性 ABH 抗原至除脑脊液外的体液中。这种分泌型抗原可通过 ABH 抗血清对唾液的抑制试验来检测。

2. 试剂与器材

（1）唾液的留取：在小烧杯或广口试管中收集唾液 5～10 mL。大多数人可在几分钟内积累到这一数量。为促进唾液分泌，可嚼石蜡或干净的橡皮圈，但不要嚼口香糖或含糖/蛋白的物品。（900～1 000）×g，离心 8～10 分钟，将上清液转移至一干净试管，沸水浴 8～10 分钟，灭活唾液酶。（900～1 000）×g，离心 8～10 分钟，收集透明或略带乳白色的上清液。用等量生理盐水稀释上清液。如果样本采集当天不进行实验，应将样本放于-20 ℃冻存。冻存样本可保持活性数年之久。

（2）人（多克隆）抗 A 和抗 B 试剂。

（3）荆豆来源的市售抗 H 凝集素或用荆豆种子盐水抽提物制备的抗 H。

（4）A_1、B、O 型红细胞。

（5）来自已知分泌型和非分泌型个体的冷冻/新鲜唾液，分别作为阳性和阴性对照。

3. 操作

（1）倍比稀释要用的分型试剂：检测 A 物质用抗 A，检测 B 物质用抗 B，检测 H 物质用抗 H。

（2）每 1 滴稀释的分型试剂，分别加入对应的 2%～5%红细胞（A、B、O）盐水悬液 1 滴。1 000×g，离心 15 秒，肉眼观察凝集情况，选择凝集强度 2+的最高稀释度。

（3）在 4 支试管中各加 1 滴正确稀释的定型试剂。检测 ABH 抗原，试管上标记"分泌""非分泌""盐水"和"待检"。

（4）向"分泌""非分泌"和"待检"管中各加 1 滴对应分泌型个体的唾液，在"盐水"管中加 1 滴盐水。

（5）混匀，室温孵育 8～10 分钟。

（6）根据检测的目标抗原，每管中加 1 滴 2%～5%洗涤过的指示红细胞悬液（A、B、O）。

（7）混匀，室温孵育 30～60 分钟。

（8）（900～1 000）×g，离心 15 秒，肉眼观察细胞扣凝集情况。

4. 结果判定

指示红细胞被抗体凝集，说明唾液中没有相应抗原。指示细胞不被抗体凝集，说明唾液中含有相应抗原。盐水对照管中的抗体不能凝集指示红细胞，说明试验无效。无效试验通常说明试剂被过度稀释，需重新确定适宜的稀释度，再重复试验。

5. 注意事项

之前已检测过的分泌和非分泌个体的唾液可分别作为阳性和阴性对照。已知分泌/非分泌型个体的唾液可分装冻存，以备后用。

三、吸收试验

1. 原理

血清中的抗体可以通过表达相应抗原的红细胞吸收除去。抗体被吸收后，分离血清和细胞，相应的抗体仍结合在红细胞上。通过放散试验，可收集结合的抗体。检测吸收后的血清，可鉴定吸收后剩余的抗体。吸收试验常用于：分离多抗体血清；吸收自身抗体，以检测可能被掩盖的同种抗体；制作血清试剂时，除去不要的抗体（通常是抗 A、抗 B）；用已知特异性的抗血清，通过吸收试验证明红细胞上存在相应抗原；用已知抗原表型的红细胞，通过吸收试验可证明抗体的特异性。

2. 试剂与器材

（1）待吸收的血清或血浆。

（2）（自体或异源）红细胞，应有待吸收抗体所对应的抗原。

3. 操作

（1）盐水洗涤红细胞至少 3 次。

（2）红细胞末次洗涤后，（800～1 000）×g，离心至少 5 分钟，尽量除尽上清液。残余盐水可用滤纸条吸尽。

（3）混匀适量体积的浓缩红细胞和血清，在适宜的温度下孵育 30～60 分钟。

（4）孵育过程中，定时混匀血清和细胞。

（5）红细胞（800～1 000）×g，离心 5 分钟。如有条件，在孵育温度下离心，防止抗体从红细胞膜上解离。

（6）将上清液（被吸收的血清）转移至干净的试管。如要放散液，保留红细胞。

（7）取部分吸收后的血清反应和保留的未用过的吸收红细胞反应，以检查是否所有抗体都被吸收。

4. 结果判定

如果吸收后血清仍有活性，证明抗体未被完全吸收。血清不反应，证明抗体被完全吸收。

5. 注意事项

（1）浓缩红细胞和血清可按等体积加入，也可根据实际情况，加大红细胞或血清的量。IgG 抗体的最适吸收温度为 37 ℃，IgM 抗体的最适吸收温度为 4 ℃。

（2）如果红细胞和血清的接触面积较大，吸收会更有效。推荐使用大口径试管（13 mm 以上）。

（3）抗体要完全除尽，可能需多次吸收。但每增加一次吸收，血清被稀释的可能性会增加，未被吸收的抗体会减弱。

（4）重复吸收时，要用新的红细胞，而非之前吸收过的红细胞。

（5）对于耐酶处理的抗原，可用酶处理红细胞，以增强对相应抗体的吸收。

四、放散试验

原理：红细胞上的抗原与血清中抗体在适合条件下发生凝集或致敏，这种结合是可逆的，如改变某些物理条件，抗体又可从结合的细胞上放散，再以相应的红细胞鉴定放散液内抗体的种类并测定其强度，用以判定原来红细胞上抗原的型别。这种方法常用于 ABO 亚型的鉴定、全凝集或多凝集红细胞的定型、类 B 的鉴定以及新生儿溶血病的诊断等。

放散试验的方法很多，ABO 血型新生儿溶血病的 IgG 抗 A、抗 B 以及 IgM 血型抗体以热放散法为常用。Rh 血型 IgG 抗体以乙醚放散法为常用。

（一）热放散法

（1）患儿红细胞用盐水洗涤 3 次，取浓缩红细胞 1 mL 左右，加等量或半量盐水，置大试管中。

（2）将试管放在 56 ℃水浴中不断振摇 1 分钟，并放置 9 分钟，取出后置预先准备的盛有 56 ℃热水的离心套管内，立即以 2 000 转/分钟离心 5 分钟，吸取上层液（即放散液）备用。

（二）酸放散法

1. 预期用途

适用于自身免疫性溶血性贫血患者红细胞上自身抗体的放散，新生儿溶血病（HDN）患儿红细胞上免疫抗体（ABO 血型系统以外）的放散，输血反应患者红细胞上免疫抗体的放散等。放散可用于抗体特异性的鉴定，以判断致敏于红细胞表面的抗体的性质。

2. 试剂主要组成成分

酸释放剂 A：甘氨酸，氯化钠，乙二胺四乙酸二钠；酸释放剂 B：三（羟甲基）氨基甲烷。

3. 样本要求

2 mL 抗凝全血；室温 24 小时内，4 ℃保持 7 天以内，用于释放；全血血样无明显溶血。

4. 操作步骤

（1）取直接抗人球蛋白试验阳性待检血样的浓缩红细胞 1 mL，用生理盐水彻底洗 3 遍，去除未结合红细胞的血型抗体。最后一次洗涤，尽可能去除离心上清液，摇散浓缩红细胞。

（2）加入与待检浓缩红细胞等体积的"酸释放剂A"（1 mL），轻摇混匀15秒（或封口后颠倒混匀5~10次），1 000×g（3 400转），离心1分钟，取尽上清液。

（3）调整pH。逐滴加入"酸释放剂B"（A∶B约为2∶1），直至上清液开始转变为蓝色为止。此时，若有浑浊现象，可再离心一次，最后得到的蓝色上清液即为放散液，备用。

（三）乙醚放散法

（1）取1体积浓缩红细胞加1体积生理盐水混匀，再加2体积乙醚，颠倒混匀，振摇10分钟，然后以3 000转/分钟，离心5分钟。

（2）离心后即分成3层，上层是乙醚，中层是红细胞基质，下层是具有抗体的放散液，其色深红。

（3）该放散液置37 ℃水浴中30分钟，除尽乙醚，备用。

五、血型抗体效价测定

1. 原理

血型效价测定（又称效价滴定）是一种半定量方法，用来确定血清中抗体的浓度或比较红细胞表面抗原表达强度差异。血型抗体效价滴定常用于以下情况：发生胎母同种免疫时，检测孕妇体内抗体的活性；判断自身抗体特异性；鉴别高效价低亲和力抗体，Knops、Chido/Rodgers、Csa、JMH抗体常表现此特性；观察巯基还原剂对抗体活性的影响，以判断免疫球蛋白的种类（IgG或IgM）。

2. 试剂与器材

（1）待滴定血清或血浆。

（2）2%~5%表达相应抗原的红细胞生理盐水悬液。

（3）生理盐水（也可用白蛋白作稀释液）。

3. 操作

（1）根据血清稀释度标记10支试管（如1∶1、1∶2等）。1∶1代表1体积未稀释血清；1∶2代表1体积血清被稀释至2体积或50%的血清稀释液。

（2）除第1管（未稀释，1∶1）外，每支试管中加1体积盐水。

（3）前两管（未稀释和1∶2）中，各加1体积血清。

（4）用干净的吸管，混匀1∶2中的液体数次，转移1体积至下一支试管（1∶4）。

（5）重复相同的步骤，直至完成所有稀释，每次使用干净的吸管混匀并转移液体。从最后一管中吸出1体积稀释过的血清并留存，以备后续稀释使用。

（6）按稀释度标记10支试管。

（7）从每个稀释过的血清中转移2滴至对应标记的试管，每个稀释度使用一支独立的吸管。每管加2滴2%红细胞悬液。也可加试剂商提供的3%~4%的红细胞悬液1滴，但这种方法不够精确。

（8）充分混匀，根据抗体性质，用合适的血清学技术检测。

（9）肉眼观察结果，打分并记录。前带效应可能会造成稀释度低的血清反应比稀释度高的血清弱。如果要避免结果误读，最好先观察稀释度最高的试管，依次判读，直至未稀释样本管。

4. 结果判定

观察肉眼凝集 1+ 的最高稀释度。效价用稀释度的倒数表示（如 32，而不是 1/32 或 1 ： 32）。如果稀释度最高的血清仍有凝集，说明还未到达反应终点，应继续稀释并检测。

5. 注意事项

（1）在比较研究中，效价相差 3 个或 3 个以上稀释度，为显著差异。技术差异和生物固有的可变性会导致重复试验的结果升高或降低 1 个稀释度。例如，血清中抗体的真实效价为 32，在重复试验中，终点可能出现在 1 ： 32、1 ： 64 或 1 ： 16 的试管中。

（2）如果不评估凝集强度，效价值就会引起误解。可以给观察的凝集强度打分，滴定试验中所有试管的分数总和为最终分数，这是另一种测量抗体活性的半定量方法。不同的样品相差 10 分或以上，可以粗略地判定两者的分数有显著差异。

（3）高效价低亲和力抗体的效价通常大于 64，而且大部分试管表现出一致的弱反应。

（4）大体积比小体积测量准确。同一组试验中，大量稀释得到的结果比每个试验分别稀释的结果更可靠。要计算所有试验需要的体积，每个稀释度都要准备足够的量。

（5）移液很关键。推荐使用可更换吸头的移液器。

（6）检测用红细胞的年龄、表型和浓度会影响结果。

（7）孵育的最适时间和温度、离心的时间和转速都要保持一致。

（8）如果要比较多个含抗体血清的效价，所用红细胞（最好新鲜采集）应来自同一献血者。如果没条件，应用来自相同表型献血者的混合试剂红细胞完成试验。样本只有同时做检测，比较才有效。

（9）如果一份血清要和不同的红细胞样本反应，所有红细胞都应采用相同的采集和保存方法，并稀释到相同的浓度。所有试验都应来自同一份母液。样本只有同时做检测，比较才有效。

六、聚凝胺试验

1. 原理

聚凝胺试验使用低离子介质（LIM）加速 IgG 型抗体与红细胞之间的反应速度。聚凝胺作为一种碱性分子可以和红细胞表面的酸性糖分子结合，在离心力的作用下聚凝胺使红细胞相互靠近，使得已经结合在红细胞表面的 IgG 抗体分子可以在不同的红细胞之间搭桥。然后加入重悬液，使聚凝胺的作用被消除。被聚凝胺凝集起来的红细胞，此时会渐渐散开，但已经被 IgG 抗体分子搭桥连接起来的红细胞不会散开，以此检测血清或血浆中存在的血型抗体。本试验具有敏感性高及快速等优点，已应用于血型检查、抗体筛选和鉴定、交叉配血试验。聚凝胺试剂目前国内市场有售。

2. 试剂与器材

（1）低离子介质（LIM）。

（2）Polybrene 试剂。

（3）2%~5% 已知抗原的红细胞生理盐水悬液。

（4）重悬液。

3. 操作

（1）小试管中加入待检血清 2 滴和 1 滴 2%~5% 红细胞悬液。

（2）立即以 1 000×g 离心，观察结果。如果阴性，则继续试验；如果阳性，需分析原因，排除干扰后继续后续试验。

（3）加 0.6 mL LIM 试剂，室温放置 1 分钟。

（4）加入 2 滴 polybrene 试剂，立即以 1 000×g 的离心力离心 1 分钟，弃去试管中液体，轻摇试管，肉眼判断红细胞凝集情况。如果有凝集出现，则继续操作。如果没有凝集出现，则该试验无效。

（5）加入 1 滴重悬液，轻摇试管，肉眼观察结果。

4. 结果判定

1 分钟内凝集消失为聚凝胺试验阴性，1 分钟内凝集不消失为聚凝胺试验阳性。

5. 注意事项

（1）通常情况下，使用低离子强度溶液（LISS）法和 LIM 试剂作为缩短抗原—抗体的反应时间是同时有效的。

（2）加入重悬液后，应尽快观察结果，以免弱反应消失。

（3）肝素会中和聚凝胺的作用，应避免用肝素抗凝的血样。

（4）聚凝胺方法不适合 Kell 系统抗体的检测，所以对阴性结果需进行抗球蛋白试验，以免漏检。黄种人中 Kell 系统抗体极罕见。

（曹荣祎）

第三章

血液成分的制备和保存

第一节 概述

血液是在血管内循环流动的液体，它作为"运输线"与各组织器官进行着物质和能量交换，为机体的生存与发展提供了一个相对稳定的内环境。血液的这些生理功能是通过各组成成分实现的。血液由血细胞和血浆两部分组成。血细胞包括红细胞、白细胞和血小板，这些是血液中的有形成分，占血液总体积的 40%~50%。血细胞中以红细胞居多，它能够运输氧气和二氧化碳，在肺脏和人体组织间进行气体交换。白细胞是人体的健康卫士，它分为粒细胞（包括中性粒细胞、嗜碱性粒细胞和嗜酸性粒细胞）和淋巴细胞（包括 T 淋巴细胞和 B 淋巴细胞），对于抵御各种病原体的侵袭、提高机体免疫力具有重要作用。血小板是血细胞中最小的一种，它具有很好的聚集及黏附功能，对于促进机体止血和凝血过程，维持毛细血管壁的完整性具有重要作用。血浆是血液中的无形成分，约 90% 为水分，其余为各种蛋白质、无机盐和其他有机化合物等。蛋白质是血浆中最重要的功能成分，主要有白蛋白、免疫球蛋白和各种凝血因子。血浆具有维持内环境稳态的功能。血液中的各类血细胞悬浮于血浆中，发挥作用，维持机体正常运转。

20 世纪后半期，随着人们对血液生理及其分离技术的不断研究，血液成分制备得以实现。成分输血广泛应用于临床，开辟了临床输血的新时代。成分输血就是将人体血液中的各种有效成分，如红细胞、血小板和血浆等，用先进的技术加以分离、提纯，制成高浓度、高纯度、低容量的各种成分制剂，根据病情需要，按缺什么补什么的原则输注。成分输血已成为衡量一个国家或地区医疗技术水平的重要标志，它不仅可以一血多用，节约血液资源，而且针对性强、疗效好、不良反应小，同时便于保存和运输。

血液成分制备就是在规定的时间和温度范围内，将采集的全血用物理方法分离成体积小、纯度高、临床疗效好、不良反应少的单一血液成分的技术。血液成分制备的方法主要有两种：一种为手工制备，另一种是使用血细胞分离机采集制备。这两种方法均是根据血液中不同成分的比重不同而将其分离。血液成分的制备环境分为密闭系统和开放系统两种。密闭系统是一次性塑料血袋系统，其内容物在分离、分装等处置过程中与系统外部环境完全阻隔或采用无菌导管连接仪将数个密闭系统经无菌高频热合成新的系统，该新的系统仍为密闭系统；开放系统是密闭系统在血液分离等处置过程中被开放、暴露于局部 100 级洁净度的环境后再行密闭的一次性塑料血袋系统。

血液成分制备后，应粘贴记录血液信息的标签。标签内容包括血液制剂名称、血型及血型条码、标示全血来源及查找相关资料的识别条码或编号、容量、储存条件、采血日期及时间（制备日期及时间）、保存期、临床适应证、注意事项和采供血机构名称及许可证号等。为确保血液质量合格，制备的血液成分除进行相应的质量检测外，还要进行一系列安全性检测，包括 ABO 血型定型、RhD 血型定型；确保人免疫缺陷病毒（HIV-1 和 HIV-2）标志物筛查试验、乙型肝炎病毒（HBV）标志物筛查试验、丙型肝炎病毒（HCV）标志物筛查试验、梅毒螺旋体标志物筛查试验结果均为阴性，且丙氨酸氨基转移酶检测合格方可应用于临床。

血液离开人体后产生生理及生化改变，极短时间内就会凝固。为了维持血液各种成分性能稳定和功能完整，就必须为血液创造适宜的储存条件，延长保存时间，以满足临床用血。随着输血医学的不断研究，血液成分保存技术得到了快速发展。血液保存分为全血的保存和各种单一成分（红细胞、血小板、血浆、冷沉淀凝血因子、粒细胞等）的保存。血液在储存中可发生一系列的变化，有些变化是可逆的，有些变化是不可逆的。随着保存时间的延长，血浆 pH 逐渐降低，红细胞膜上的脂蛋白和脂质逐渐丧失，红细胞内钾离子降低，钠、钙离子升高，红细胞从正常的双凹型变成球形或桑葚形，脆性增加，易发生溶血。白细胞寿命约 5 天，其中粒细胞最早失活，淋巴细胞最后失活。血小板在 24 小时内至少有 50% 丧失功能，48 小时更为显著，72 小时后其形态虽然正常，但已失去止血功能。不稳定的 Ⅷ 因子保存 24 小时后活性丧失 50%，Ⅴ 因子保存 3~5 天也丧失 50% 的活性。所以输注 4 ℃ 保存 5 天的全血，功能成分主要为红细胞和血浆蛋白。血液保存的关键在于：防止血液凝固，添加血细胞代谢所需要的能量物质，维持适当的 pH 等。

为保证血液质量，我国制定了血液储存要求，要求血液应分品种、分血型、有序存放在专用储血设备内，且有配套的管理规定及温度监控系统监控储血设备，并明确规定了各血液制剂相应的储存温度、环境及保存效期，储存和运输用的专用储血冷藏箱（库）、冷藏运输车应具备以下条件：冷藏箱形状一般为圆形或长方形，以垂直式较好，应有适当的照明设备，内设 3~4 个隔离层；箱体隔热性能好，密封性能好，以保持温度恒定；箱内温度上下层之间、前后之间温差不得超过 2 ℃，同时应避免局部温度过低造成溶血。

（陈秋雨）

第二节　红细胞的制备和保存

红细胞是血液的主要成分之一，具有运输 O_2 和 CO_2 的生理功能。红细胞制剂的种类很多，应用较广。目前，国内外常用的制剂主要有浓缩红细胞、悬浮红细胞、去白细胞红细胞、洗涤红细胞、冰冻红细胞、冰冻解冻去甘油红细胞等。红细胞制剂的制备有手工法和机采法，其原理都是依据血液成分的比重不同（红细胞为 1.090~1.092，血小板为 1.030~1.042，血浆为 1.025~1.030，白细胞为 1.070~1.090）来进行分离的。根据分离的不同成分选择不同的离心力，根据相对离心力和离心半径换算出转速［换算公式：RCF（g）= 11.18×（rpm/1 000）^{2}×R，rpm = 299×RCF；RCF 为相对离心力，rpm 为转速，R 为半径，是离心机轴中央到离心机杯底间的距离，单位用 cm 表示］。我国将从 200 mL 全血分离制备的红细胞制剂定义为 1 U。

一、浓缩红细胞

浓缩红细胞以往也称为压积红细胞或少浆血，是将采集到多联塑料血袋内的全血中的大部分血浆分离出后剩余部分所制成的红细胞成分血。浓缩红细胞是早期的红细胞制剂，可以在全血有效保存期内的任何时间分离制备而成。全血是将符合要求的献血者体内一定量外周静脉血采集至塑料血袋内，与一定量的保养液混合而成的血液制剂。

塑料血袋是由医用聚氯乙烯（PVC）树脂粉（65%～68%）、油状增塑剂（30%～35%）、稳定剂（1%～2%）和其他辅佐料等制成。血袋袋体应无色或微黄色，无明显杂质、斑点、气泡，单层膜厚度0.4～0.5 mm。血袋内表面应光滑，外表面有条纹或毛玻璃状，这有利于防止血袋在高压蒸汽灭菌及储存时表面彼此粘连。采血管和转移管内外表面光洁，无明显条纹、扭结和扁瘪，热合线应透明、均匀，血袋中保养液及添加液应无浑浊、杂质、沉淀。血袋上贴有相应的产品标识，包括产品名称、型式代号、采血袋公称容量和国家标准编号。塑料血袋依据数目不同，分为单袋（S）、双联袋（D）、三联袋（T）和四联袋（Q）等。单袋是由袋体、采血管、采血针、保护帽、隔膜管和护帽等部分组成的密封系统（图3-1A）。双联袋是在单袋的基础上，袋头一端经转移管连接一个转移袋，转移管内有阻塞件（俗称折断即通管，供阻止抗凝液和血液流入转移袋）。三联袋是在二联袋转移管上用三通管并连一个子袋，形成一个母袋和两个子袋。四联袋可分为两种结构，一种是在三联袋的基础上在转移管上增加一个三联管和子袋，另一种是在三联袋主袋头上连接装有红细胞添加剂的子袋（图3-1B）。二联袋、三联袋、四联袋均称多联血袋，用于血液及其成分的采集、分离、转移和储存。

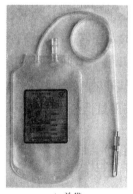 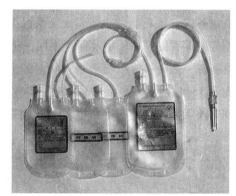

A. 单袋   B. 四联袋（连有红细胞添加剂的子袋）

图3-1　塑料采血袋

（一）制备方法

（1）用多联采血袋采集献血者全血于主袋内。

（2）将装有全血的多联袋在2～6 ℃低温离心机内离心，离心力5 000×g，离心7分钟，沉淀红细胞。

（3）轻轻取出离心后的全血，在低温操作台上用分浆夹将大部分血浆分入空的转移袋内。

（4）用高频热合机切断塑料袋间的连接管，制备成浓缩红细胞。

浓缩红细胞制备过程见图 3-2。

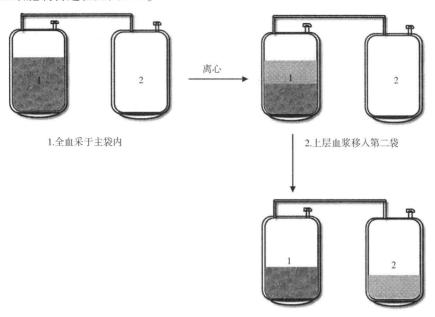

1.全血采于主袋内　　　　　　　　　　　　2.上层血浆移入第二袋

图 3-2　浓缩红细胞制备过程

（5）红细胞的采集还可以使用血细胞分离机，采集时依据仪器的操作说明进行操作即可，血细胞分离机的使用方法将在单采血小板的制备中进行详细说明。

（二）特点及保存

浓缩红细胞含有全血中全部红细胞、白细胞、大部分血小板和部分血浆，具有补充红细胞的作用。浓缩红细胞应储存在具有可视温度显示、温度超限声、光报警装置的专用低温储血冰箱内，最好有 24 小时连续温度监测电子记录的自动温度监测管理系统。浓缩红细胞的储存温度为 2~6 ℃，储存期因保养液不同而不同，采用 ACD-B、CPD 血液保养液的浓缩红细胞保存期为 21 天，采用 CPDA-1 血液保养液的浓缩红细胞保存期为 35 天。由于浓缩红细胞含有一定量白细胞，输用的患者有可能发生非溶血性发热反应。

1943 年，Loutit 及 Mollison 等发明 ACD 保养液（枸橼酸、枸橼酸钠、葡萄糖保养液），并于 1947 年正式应用。ACD 保养液 pH 较低（pH 5.03），可防止高压灭菌时葡萄糖的氧化反应。它有两种配方，即 A 方和 B 方。A 方是 B 方的浓缩液，是以前广泛使用的血液保养液，可使血液在 2~6 ℃条件下保存 21 天，该保养液中含有足量的葡萄糖，使红细胞通过新陈代谢不断产生 ATP，维持红细胞的功能完整。低温贮存，可以减慢代谢速度，从而使葡萄糖不致迅速被消耗，并使抑制糖酵解的中间产物不致产生过多。ACD 保养液中的枸橼酸盐的量应该足以结合 1 U 血中含有的钙离子，而达到完全抗凝的目的，枸橼酸盐也有阻止糖酵解的作用。由于 ACD 保养液 pH 较低，对红细胞有酸损伤作用，使红细胞在保存期 2，3-二磷酸甘油酸（2，3-DPG）很快下降，库存 1 周后，红细胞 2，3-DPG 可下降 50% 以上，这是它的不足之处。

1957 年 Gibson 发现 ACD 保养液酸性过强，对红细胞有损伤作用，因而发明了 CPD 保养液（枸橼酸盐、磷酸盐、葡萄糖保养液）保存血液的新方法。磷酸盐使保养液的 pH 有所提高（pH 5.63）。此种保养液比 ACD 保养液红细胞存活率要高，同时使红细胞 2，3-DPG 下降缓慢，有利于氧的释放。磷酸盐也可被利用于能量代谢，保存 1 周后 2，3-DPG 不变，2 周后约下降 20%。在 4 ℃时可保存全血 21 天，红细胞体内存活率在 80%以上。目前各国陆续放弃 ACD 而推广使用 CPD 保养液。

1975 年，瑞士伯尔尼输血中心在 CPD 保养液中加入腺嘌呤，制成 CPDA（枸橼酸盐、磷酸盐、葡萄糖、腺嘌呤）-1 保养液。红细胞对腺嘌呤的需要是特异的，它可以将腺嘌呤转变成一磷酸腺苷（AMP），并进一步磷酸化生成 ATP，为红细胞新陈代谢活动提供高能化合物的物质来源，从而大大延长血液在 4 ℃时的保存时间，可达 35 天。CPDA（枸橼酸盐、磷酸盐、葡萄糖、腺嘌呤）-2 保养液保存血液可使保存期限延长至 42 天。各种血液保养液配方见表 3-1。

表 3-1　各种血液保养液配方

保养液	枸橼酸钠·2H₂O	枸橼酸·H₂O	无水葡萄糖（g/L）	磷酸二氢钠（g/L）	腺嘌呤（g/dL）	保养液 mL：血 mL 比率	保存时间（天）
ACD-A	22.0	8.0	24.5	—	—	1.5：10	21
ACD-B	13.2	4.8	14.7	—	—	2.5：10	21
CPD	26.3	3.27	25.5	2.22	—	1.4：10	21
CP2D	26.3	3.27	51.1	2.22	—	1.4：10	21
CPDA-1	26.3	3.27	31.8	2.22	0.275	1.4：10	35
CPDA-2	26.3	3.27	44.6	2.22	0.550	1.4：10	42

（三）质量标准

浓缩红细胞的质量标准见表 3-2。

表 3-2　浓缩红细胞质量标准

质量控制项目	要求
外观	肉眼观察应无色泽异常、溶血、凝块、气泡等情况；血袋完好，并保留注满全血经热合的导管至少 35 cm
容量	来源于 200 mL 全血：120±12 mL
	来源于 300 mL 全血：180±18 mL
	来源于 400 mL 全血：240±24 mL
血细胞比容	0.65~0.80
血红蛋白含量	来源于 200 mL 全血：含量≥20 g
	来源于 300 mL 全血：含量≥30 g
	来源于 400 mL 全血：含量≥40 g
储存期末溶血率	<红细胞总量的 0.8%
无菌试验	无细菌生长

二、悬浮红细胞

悬浮红细胞又称添加剂红细胞，是将采集到多联塑料血袋内的全血中的大部分血浆分离后，向剩余物内加入红细胞添加液制成的红细胞成分血。悬浮红细胞适用于大多数需要补充红细胞、提高血液携氧能力的患者。

（一）制备方法

多联采血袋一般主袋内含有抗凝剂枸橼酸盐—葡萄糖（ACD）或枸橼酸盐—磷酸盐—葡萄糖（CPD），末袋是红细胞保养液。全血采集于多联袋的主袋内，与抗凝剂充分混合后制备。首先应检查血袋是否漏血，全血的标签是否内容完整、清晰、格式规范，以及样品管和血袋上的编号和血型是否一致。多联袋可制备多种成分，悬浮红细胞仅为其中的一种，制备过程如下。

（1）装有全血的多联袋在低温大容量离心机内离心，温度控制在 2~6 ℃，离心力一般为 5 000×g，离心 7 分钟，以沉淀红细胞。

（2）轻轻取出离心后的血袋悬挂于分离支架上或放入分浆夹内，将上层不含血细胞的血浆分入空的转移袋内，注意不能把红细胞分入血浆中。

（3）把末袋（红细胞保养液袋）中的保养液加入主袋红细胞内，充分混合即为悬浮红细胞。

（4）用高频热合机切断塑料袋间的连接管，封闭红细胞悬液袋上的所有管道。因为多联袋是密闭无菌的无热源系统，以上操作可在清洁区内进行。

悬浮红细胞制备过程见图 3-3。

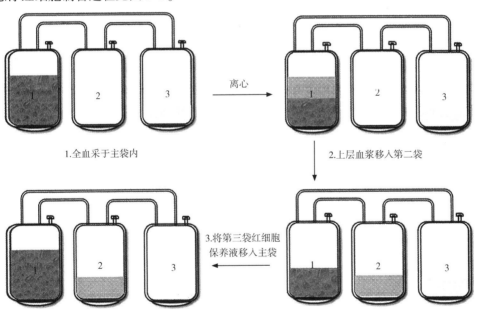

图 3-3　悬浮红细胞的制备过程

（二）特点及保存

悬浮红细胞含有全血中全部的红细胞、一定量的白细胞、血小板、少量血浆和保养液，它是目前临床应用最为广泛的红细胞制剂。悬浮红细胞的储存温度为 2~6 ℃，红细胞保养液为 ACD-B、CPD 血液的悬浮红细胞保存期为 21 天，红细胞保养液为 CPDA-1 或 MAP 的悬浮红细胞保存期为 35 天，红细胞保养液为 0.9%氯化钠溶液的悬浮红细胞保存期为 24 小时。其他特点和浓缩红细胞相同。

（三）质量标准

悬浮红细胞质量标准见表3-3。

表3-3　悬浮红细胞质量标准

质量控制项目	要求
外观	肉眼观察应无色泽异常、溶血、凝块、气泡等情况；血袋完好，并保留注满全血经热合的导管至少35 cm
容量	标示量（mL）±10%
血细胞比容	0.50~0.65
血红蛋白含量	来源于200 mL全血：含量≥20 g
	来源于300 mL全血：含量≥30 g
	来源于400 mL全血：含量≥40 g
储存期末溶血率	<红细胞总量的0.8%
无菌试验	无细菌生长

三、去白细胞红细胞

去白细胞红细胞分为两种，即去白细胞浓缩红细胞和去白细胞悬浮红细胞。去白细胞浓缩红细胞是使用白细胞过滤器清除浓缩红细胞中几乎所有的白细胞，并使残留在浓缩红细胞中的白细胞数量低于一定数值的红细胞成分血；或使用带有白细胞过滤器的多联塑料血袋采集全血，并通过白细胞过滤器清除全血中几乎所有的白细胞，将该去白细胞全血中的大部分血浆分离出后剩余部分所制成的红细胞成分血。去白细胞悬浮红细胞是使用白细胞过滤器清除悬浮红细胞中几乎所有的白细胞，并使残留在悬浮红细胞中的白细胞数量低于一定数值的红细胞成分血；或使用带有白细胞过滤器的多联塑料血袋采集全血，并通过白细胞过滤器清除全血中几乎所有的白细胞，将该去白细胞全血中的大部分血浆分离出后，向剩余物内加入红细胞添加液制成的红细胞成分血。

大多数患者因输血或妊娠，体内产生白细胞抗体，这些抗体大部分属于人类白细胞抗原（HLA）系统的同种抗体，当再度输入全血或其他含有白细胞的血液成分时，有可能产生发热性非溶血性输血反应（FNHTR）等输血不良反应。一般认为400 mL全血制备的去白细胞红细胞，白细胞残余量小于5×10^8个可避免因白细胞抗体所致的FNHTR，白细胞残余量小于5×10^6个可预防HLA抗体所致的同种免疫和与白细胞携带病毒相关疾病的传播。

（一）制备方法

去白细胞红细胞的制备一般是通过白细胞过滤器实现的。血液过滤器经历了三代发展，各种不同功能的滤器相继问世（表3-4）。滤器按其使用分两类，一类可供采供血机构使用，另一类供医疗机构使用，有的两者可以通用。

（1）采供血机构多使用一次性去白细胞塑料血袋进行去白细胞红细胞的制备，这种塑料采血袋在多联袋内连接有白细胞滤器（图3-4）。

表 3-4 血液过滤器的历史发展

代数	材料	作用
第一代	孔径 170~260 μm 的网状微聚体	去除大的微聚体颗粒，预防呼吸窘迫综合征（ARDS）
第二代	一类为孔径 20~40 μm 的网状聚酯或塑料；另一类则是用柱状纤维或泡沫	类似筛网截留细胞，吸附微聚体、细胞碎片，预防 ARDS、FNHTR
第三代	聚酯纤维无纺布作为高效滤芯材料	高效的白细胞去除率，还能从浓缩血小板中选择性去除白细胞

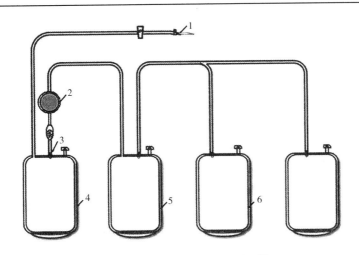

图 3-4 一次性去白细胞塑料血袋

1—采血针 2—白细胞滤器 3—折通式导管接头 4—采血袋主袋
5—去白细胞血袋 6—转移袋

操作方法根据一次性去白细胞塑料血袋生产方说明书的要求进行。将采集到多联采血袋主袋中的全血轻轻上下颠倒、混匀后，挂到工作台的挂钩上，打开主袋与白细胞滤器连通夹，使采集的全血通过白细胞过滤器流通到去白细胞储血袋内，用高频热合机切断白细胞滤器与去白细胞储血袋间的连接管。再根据要制备的红细胞制剂种类分离血浆，加入保养液，即可得到相应的去白细胞红细胞。

（2）医疗机构使用的白细胞滤器根据白细胞过滤器生产方说明书的要求进行过滤操作。①检查白细胞过滤器外包装是否有破损，旁路夹、盐水夹及血袋夹是否完好，并关上旁路夹及血袋夹。②轻轻摇动血袋混匀后挂到工作台的挂钩上，按无菌操作要求将白细胞过滤器与血袋连通。③打开血袋夹，血液在自身重力作用下通过白细胞过滤器流入下端血袋中。④用高频热合机热合血袋导管。

（3）去白细胞红细胞的制备应在密闭环境中进行，白细胞过滤应在采血后 48 小时内根据白细胞过滤器要求时限内完成。如需在室温进行过滤时，室温应控制在 18~25 ℃，并尽快放回既定保存温度（2~6 ℃）的环境中，从取出到放回的时间应小于 3 小时。

（二）特点及保存

目前常用的第三代滤器，白细胞去除率可达 99%，一般可以使白细胞降低至 1.0×10^6 ~ 1.0×10^5 个。还可以减少有效细胞的损失，红细胞回收率大于 90%，血小板回收率大于

85%，并且有效细胞的生理活性得以保持。去白细胞红细胞储存温度为 2~6 ℃，红细胞保养液为 ACD-B、CPD 的去白细胞红细胞保存期为 21 天，红细胞保养液为 CPDA-1 或 MAP 的去白细胞红细胞保存期为 35 天，红细胞保养液为 0.9% 氯化钠溶液的去白细胞红细胞保存期为 24 小时。

（三）质量标准

去白细胞红细胞的质量标准见表 3-5。

表 3-5　去白细胞红细胞的质量标准

质量控制项目	要求
外观	肉眼观察应无色泽异常、溶血、凝块、气泡等情况；血袋完好，并保留注满全血经热合的导管至少 35 cm
容量	去白细胞浓缩红细胞：来源于 200 mL 全血：100±10 mL
	来源于 300 mL 全血：150±15 mL
	来源于 400 mL 全血：200±20 mL
	去白细胞悬浮红细胞：标示量（mL）±10%
血红蛋白含量	来源于 200 mL 全血：含量≥18 g
	来源于 300 mL 全血：含量≥27 g
	来源于 400 mL 全血：含量≥36 g
血细胞比容	去白细胞浓缩红细胞：0.60~0.75
	去白细胞悬浮红细胞：0.45~0.60
白细胞残留量	来源于 200 mL 全血：残留白细胞≤$2.5×10^6$ 个
	来源于 300 mL 全血：残留白细胞≤$3.8×10^6$ 个
	来源于 400 mL 全血：残留白细胞≤$5×10^6$ 个
储存期末溶血率	<红细胞总量的 0.8%
无菌试验	无细菌生长

四、洗涤红细胞

洗涤红细胞是采用物理方式在无菌条件下将保存期内的全血、悬浮红细胞用大量等渗溶液洗涤，去除几乎所有的血浆成分和部分非红细胞成分，并将红细胞悬浮在氯化钠注射液或红细胞添加剂中所制成的红细胞成分血。制备洗涤红细胞时一般使用生理盐水或红细胞添加剂反复洗涤，它不仅可降低白细胞和血小板，而且使血浆蛋白的含量降低，是一种减除白细胞与血浆蛋白的良好方法。

（一）制备方法

1. 四联袋洗涤红细胞

四联洗涤袋（图 3-5）为 4 个容积为 300 mL（或 350 mL）的单袋用塑料管道相连的密闭系统。每袋内装有 100~150 mL 注射用生理盐水，各袋之间用导管夹夹住，彼此不相通。

（1）用无菌接驳机将待洗涤的红细胞袋和洗涤溶液联袋无菌接驳连通。

（2）将首袋内的洗涤溶液加入红细胞袋内，夹紧导管，混匀。

（3）将多联血袋轻轻放入离心机内离心。

（4）离心后将血袋轻轻取出，避免振荡，垂直放入分浆夹，把上清和白膜层分入空袋中，夹紧导管，热合并切断相连接的导管，弃去废液袋。

（5）重复以上步骤，反复洗涤红细胞3次。

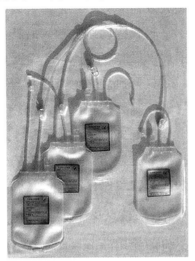

图3-5 四联洗涤袋

（6）将适量的（50 mL/U）红细胞保养液或生理盐水加入已完成洗涤的红细胞内混匀、热合。

2. 开放式洗涤法

若无封闭盐水袋装置，可以用普通医用生理盐水，在百级超净台内连接洗涤。

（1）在超净台上按无菌操作要求将生理盐水加入被洗涤的红细胞袋内混匀。

（2）在2~6℃以1 160×g的离心力离心8分钟。

（3）在超净台上将上清液及白膜倒入废液袋中，再加入生理盐水并混匀。

（4）在2~6℃以5 000×g的离心力离心6分钟。

（5）如此重复（3）、（4）步骤反复洗涤3~6次。最后一次分出上清与白膜后，在洗涤红细胞中加入红细胞量一半的生理盐水，配制成约为70%比积的红细胞悬液。

3. 机器洗涤法

采供血机构目前普遍应用机器洗涤红细胞。自动细胞洗涤机上有光电管控制，洗涤效果优于手工洗涤。洗涤时选择适用于血细胞洗涤设备所规定的储存期以内的红细胞，按照细胞洗涤设备操作说明书进行制备。

（二）特点及保存

一般认为，洗涤红细胞终产品中红细胞回收率≥70%，血浆清除率≥98%，白细胞清除率≥80%。该制剂不仅可降低白细胞引起的FNHTR反应，也可以减少或避免血浆蛋白所致的过敏反应，适用于对血浆蛋白、白细胞和血小板产生抗体的患者，也可用于自身免疫性溶血性贫血和阵发性睡眠性血红蛋白尿需输血的患者。

洗涤红细胞的储存温度为2~6℃。由于洗涤红细胞在一个开放的系统中进行制备，且经过生理盐水洗涤去除98%血浆等物质后，保养液也随之去除，不利于红细胞长时间的生存和功能的维护，故添加液为0.9%氯化钠溶液的洗涤红细胞保存期为24小时，在密闭系统中洗涤，且最后以红细胞保养液混悬时洗涤红细胞保存期与洗涤前的红细胞悬液相同。

（三）质量标准

洗涤红细胞质量标准见表 3-6。

表 3-6　洗涤红细胞质量标准

质量控制项目	要求
外观	肉眼观察应无色泽异常、溶血、凝块、气泡等情况；血袋完好，并保留注满洗涤红细胞或全血经热合的导管至少 20 cm
容量	200 mL 全血或悬浮红细胞制备的洗涤红细胞：125±12.5 mL
	300 mL 全血或悬浮红细胞制备的洗涤红细胞：188±18.8 mL
	400 mL 全血或悬浮红细胞制备的洗涤红细胞：250±25 mL
血红蛋白含量	来源于 200 mL 全血：含量≥18 g
	来源于 300 mL 全血：含量≥27 g
	来源于 400 mL 全血：含量≥36 g
上清蛋白含量	来源于 200 mL 全血：含量<0.5 g
	来源于 300 mL 全血：含量<0.75 g
	来源于 400 mL 全血：含量<1.0 g
溶血率	<红细胞含量的 0.8%
无菌试验	无细菌生长

五、冰冻红细胞

冰冻红细胞是将自采集日期 6 天内的全血或悬浮红细胞中的红细胞分离出，并将一定浓度和容量的甘油作为冰冻保护剂与其混合后，使用速冻设备进行速冻或直接置于-65 ℃以下的条件下保存的红细胞成分血。红细胞深低温保存是 Smith 发明的。1953 年 Mollison 使用冰融红细胞首次成功。同期，Tullis 用 Cohn 分离机洗涤冻融后的红细胞，以后逐渐推广应用，人们逐步认识到冰冻红细胞是长期保存红细胞的一种理想方法。红细胞代谢速度取决于保存温度，若把保存温度降至使红细胞代谢达到几乎停止，红细胞代谢消耗少，从而可避免代谢毒性产物的积累，以达到延长红细胞保存期的目的。但是血液在 0 ℃以下会结冰，在细胞内形成冰晶，破坏细胞内结构，使细胞外液渗透压升高，促使细胞脱水，最终引起细胞的解体死亡。因此，必须在冰冻过程中添加防冻剂，一般常用的防冻剂根据它们能否穿透细胞膜分为两种。第一种是细胞内防冻剂，能自由地通过细胞膜，具有高的溶解度且对细胞的毒性低，它们能与水形成氢键，从而有很高的溶解热，可降低溶液的冰点，增加不冻水量，如甘油、二甲基亚砜（DMSO）。第二种是细胞外防冻剂，保护作用与小分子类似（除了不能穿透细胞膜外），能使溶液的冰点降低，增加不冻水量，还可能影响冰的形成，如羟乙基淀粉（HES）、乳糖。冰冻红细胞常用防冻剂为甘油，甘油可降低细胞在冷冻过程中电解质浓度，防止细胞膜脂蛋白复合物的变性及类脂质的丢失，从而避免溶血的发生，另外，甘油的存在可避免红细胞冷冻时冰晶对细胞膜及细胞结构的机械损伤。

冰冻红细胞使用时应通过解冻去甘油过程制备成冰冻解冻去甘油红细胞，方可输注。冰冻解冻去甘油红细胞是采用特定的方法将冰冻红细胞解冻后，清除几乎所有的甘油，并将红细胞悬浮在一定量的氯化钠溶液中的红细胞成分血。

（一）制备方法

过去常用的主要有两种方法：高浓度甘油慢冻法和低浓度甘油超速冷冻法。两种方法都是以全血或红细胞成分血为材料。高浓度甘油慢冻法，甘油的最终浓度为40%，红细胞冰冻及保存温度为-65 ℃以下。输注前洗脱甘油的方法不同，可分为盐水洗涤法和糖浆洗涤法。低浓度甘油超速冷冻法由美国纽约血液中心Rowe建立，甘油的最终浓度为20%，制备时红细胞需快速（1.5~2.0分钟）冷冻并保存在-196 ℃液氮中。输注前从液氮中取出，立即在45 ℃水浴中振荡，快速解冻，利用细胞洗涤机或标准离心机分次洗涤。目前采供血机构多使用商品化的复方甘油溶液来制备冰冻红细胞，200 mL全血分离的红细胞加复方甘油溶液160 mL，400 mL全血分离的红细胞加320 mL。制备方法分为手工法和机器法。

复方甘油溶液配方（每1 000 mL注射用水含）：甘油570 g，乳酸钠30 g，磷酸氢二钠2 g，氯化钾0.3 g。

制备方法如下。

1. 红细胞甘油化

（1）将拟冰冻保存的全血或红细胞成分血离心去除上清液。

（2）用无菌接驳机将待冰冻的红细胞袋和容量适当、适宜冰冻保存的转移袋接驳连通，将红细胞移至转移袋后，缓慢滴加复方甘油溶液至红细胞袋内，边加边振荡，使其充分混匀。

（3）热合转移袋，室温中静置平衡30分钟后，放入速冻机速冻，含20%甘油的冰冻红细胞在-120 ℃以下保存，含40%甘油的冰冻红细胞在-65 ℃以下低温冷冻保存箱中冰冻保存。

2. 冰冻红细胞解冻去甘油

（1）冰冻红细胞取出后，立即放入37~40 ℃恒温水浴箱中，轻轻振动，使其快速融化，直至红细胞完全解冻。

（2）用无菌接驳机将冰冻红细胞袋和洗涤盐液袋接合连通，根据渗透压梯度递减方法手工洗涤：在无菌条件下缓慢滴加9%氯化钠溶液至红细胞袋内，边加边振荡，使其充分混匀后离心；取出离心后的血袋，避免振荡，垂直放入分浆夹中，将上清液转移至空袋内；在无菌条件下缓慢滴加0.9%氯化钠溶液至红细胞袋内，边加边振荡，使其充分混匀后离心；取出离心后的血袋，避免振荡，垂直放入分浆夹中，将上清液转移至空袋内，热合并切断相连接的导管，弃去废液袋。重复洗涤3次，确保最后1次的洗涤上清液无明显溶血迹象。

3. 注意事项

使用自动化设备制备冰冻红细胞和冰冻解冻去甘油红细胞时，按照设备使用说明书进行操作。

（二）特点及保存

冰冻红细胞最大优点是可以长期保存，保存期长达10年。冰冻红细胞解决了血液储存期短的问题，为稀有血型患者用血和自身储血创造了条件。由于操作过程复杂，需要一定设备，制剂的价格较高，所以大规模推广使用受到一定限制。当前采供血机构已将冰冻红细胞作为一种血液制剂常规供应。低浓度甘油超速冷冻的红细胞未被广泛使用，因为运输、储存这类红细胞需维持在-120 ℃以下温度。高浓度甘油冰冻红细胞在-65 ℃以下保存，超低温冰箱即可保存，应用较多。冰冻解冻去甘油红细胞的储存温度为 2~6 ℃，因其是冰冻红细胞融解去甘油制备而成，添加液多为 0.9% 氯化钠注射液，故保存期为 24 小时，并应在保存期内尽早输注。

（三）质量标准

冰冻解冻去甘油红细胞质量标准见表 3-7。

表 3-7　冰冻解冻去甘油红细胞质量标准

质量控制项目	要求
外观	肉眼观察应无色泽异常、溶血、凝块、气泡等情况；血袋完好，并保留注满解冻去甘油红细胞经热合的导管至少 20 cm
容量	来源于 200 mL 全血：200±20 mL
	来源于 300 mL 全血：300±30 mL
	来源于 400 mL 全血：400±40 mL
血红蛋白含量	来源于 200 mL 全血：含量≥16 g
	来源于 300 mL 全血：含量≥24 g
	来源于 400 mL 全血：含量≥32 g
游离血红蛋白含量	≤1 g/L
白细胞残留量	来源于 200 mL 全血：含量≤$2×10^7$ 个
	来源于 300 mL 全血：含量≤$3×10^7$ 个
	来源于 400 mL 全血：含量≤$4×10^7$ 个
甘油残留量	≤10 g/L
无菌试验	无细菌生长

六、其他红细胞制剂

（一）年轻红细胞

年轻红细胞是一种具有较多的网织红细胞、酶活性相对较高、平均细胞年龄较小的红细胞成分。年轻红细胞的存活期明显长于成熟红细胞，半存活期为 44.9 天，而成熟红细胞仅为 29 天。年轻红细胞是 20 世纪 80 年代国外研究的新的红细胞制剂，制备方法分为用血细胞分离机制备和用离心结合手工分离方法制备两种。

1. 制备方法

红细胞在成熟衰老过程中细胞体积逐渐变小、密度变大，而年轻红细胞则比成熟红细胞体积大、重量轻，根据这一点，采用离心法制备年轻红细胞。

（1）离心、特制挤压板法：采集全血于多联袋主袋内，离心力可选择 1 670×g、1 960×g、2 280×g，离心 5 分钟。将离心后的主袋放入特制挤压板上，先分出上层血浆，再分离红细胞袋上层的红细胞至收集袋，即可获得年轻红细胞。

（2）离心分离钳法：采集 24 小时内的全血，3 000 r/min 离心 10 分钟，去除上层血浆，其余部分混匀，移入长形无菌空袋，并置于离心桶内以 3 000 r/min 离心 30 分钟。用分离钳将红细胞上层 45% 和底部 55% 分开，将上部的红细胞与白膜和部分血浆混匀，移入另一无菌空袋即为年轻红细胞。

（3）血细胞分离机制备年轻红细胞：把浓缩红细胞引入分离机的加工袋中，用生理盐水洗涤红细胞2次，制备时离心速度为650~700 r/min，全血流速60 mL/min，收集速度为5 mL/min，收集最先流出的红细胞，收集量为原来的一半，即为年轻红细胞，所得年轻红细胞的平均年龄为30天。

2. 特点及保存

年轻红细胞主要由网织红细胞和年龄较轻的红细胞组成，平均年龄为30~40天。可测定丙酮酸激酶活性，间接评价红细胞年龄。输入患者体内相对延长存活期，对长期依赖输血的贫血患者、重型珠蛋白生成障碍性贫血患者疗效较好。还可减少输血频率和患者体内铁的蓄积，预防和延缓血色病的发生。年轻红细胞的储存温度为2~6 ℃，保存期同悬浮红细胞。

（二）辐照红细胞

辐照红细胞是使用照射强度为25~30 Gy的γ射线对红细胞制剂进行照射，使红细胞制剂中T淋巴细胞失去活性所制成的红细胞成分血。该制剂可以防止输血相关移植物抗宿主病（TA-GVHD）的发生。输血相关移植物抗宿主病发生机制为：在正常情况下，受血者把输入供血者的白细胞视为异物加以排斥，使供血者的淋巴细胞在受血者体内不能生存或增殖、分化，故通常输注全血或血液成分时，不发生TA-GVHD。当受血者存在先天性、继发性细胞免疫功能低下或受损时，或输入供者、受者HLA单倍型相同（亲属供者）血液的患者，因输入含有大量免疫活性的淋巴细胞红细胞成分，受血者不能识别供血者的淋巴细胞，或没有能力排斥供血者淋巴细胞，使供血者的淋巴细胞在受血者体内得以生存。由于供者、受者之间的免疫遗传学存在差异，供血者的淋巴细胞受到受者组织抗原的刺激而增殖分化，并把受者的某些组织当作异体组织来识别，进而发生复杂的免疫反应，使受者组织受到损害，产生一系列临床病理症候群，引起TA-GVHD。用于辐照红细胞的射线一般是γ射线。放射性同位素衰变中产生射线常以电子粒子或次级电子的形式产生电离辐射作用，快速、敏捷地穿透有核细胞，直接损伤细胞核的DNA或间接依靠产生离子或自由基的生物损伤作用。γ射线能使水分子电离成自由基，这些离子和自由基通过化学结合损伤细胞，主要作用于细胞核的DNA，低剂量的放射线可发生单股DNA损伤，高剂量时可使核DNA产生不可逆的损伤并干涉其修复过程，使淋巴细胞丧失有丝分裂的活性或停止增殖。血液经γ射线照射后，淋巴细胞完全失去活性或死亡。将其输给严重免疫损害或免疫缺陷的患者，或供、受者HLA单倍型相同（亲属供者）的患者，就不会发生TA-GVHD。辐射作用只发生在辐照的瞬间，在辐照完成后这种杀伤作用就不存在了，辐照后的红细胞并没有放射活性，因此对受血者无任何放射损伤作用。随着预防TA-GVHD的意识不断提高，国内外应用γ射线照射血液日益增多，发达国家应用率已高达95%。

1. 制备方法

辐照红细胞是通过血液辐照仪进行制备的，不同仪器的操作方法不同，使用时依据厂家使用说明书进行操作。

一般为打开血液辐照仪电源后，进行初始化运行。将待辐照的红细胞放入仪器专用罐内，扣好盖子，放入血液辐照仪。根据辐照仪说明书的要求设置辐照剂量及时间后进行辐照，结束后取出红细胞制剂，即为辐照红细胞。

2. 特点及保存

辐射的最佳剂量应既能灭活淋巴细胞，又能保持其他细胞的正常功能和活力。经过多年的实验研究及临床实践，目前认为用 25~30 Gy 的 γ 射线辐照红细胞，可以防止 TA-GVHD 的发生。我国要求红细胞制剂的辐照应在血液采集后的 14 天内完成，且冰冻解冻去甘油红细胞及血浆不需要辐照处理，经辐照后的血液制剂储存温度、保存期及质量控制要求不变，目前医疗机构多控制在辐照后 7 天内使用。

（陈秋雨）

第三节 血小板的制备和保存

血小板是血液有形成分中相对密度最小的一种血细胞，比重约为 1.040。利用较大的比重差，用离心法可以从全血中提取较纯的血小板制剂。目前血小板制备方法有 3 种：第一种是手工浓缩血小板制备法，从献血者采集的全血中手工分离血小板；第二种是全血成分分离机浓缩血小板制备法，从献血者采集全血后使用全血成分分离机分离血小板；第三种是血细胞分离机单采血小板制备法，从单一献血者收集可供 1 例或 2 例患者 1 次输注治疗剂量的血小板。血小板的种类主要有 3 种：浓缩血小板、单采血小板和去白细胞单采血小板。

一、浓缩血小板

浓缩血小板是采集后置于室温保存和运输的全血于采集后 6 小时内，或采集后置于 20~24 ℃ 保存和运输的全血于 24 小时内，在室温条件下将血小板分离出，并悬浮于一定量血浆内的成分血，主要用于血小板减少或血小板功能异常的患者，是一种替代性治疗，其目的是止血和预防出血。常用的制备方法有 3 种：第一种方法为新鲜采集的全血，于 4~6 小时内分离富血小板血浆（PRP），再进一步分离为浓缩血小板，简称 PRP 法；第二种方法是从白膜中提取血小板，称为白膜法；第三种方法是机分法，采集全血后用全血细胞分离机分离浓缩血小板。

（一）制备方法

1. PRP 法

（1）将全血采集于多联血袋主袋内。

（2）采集后 6 小时内，于 20~24 ℃ 轻离心，以离心力 1 220×g 离心 5 分钟或 700×g 离心 10 分钟，使红细胞下沉，大部分血小板比重较轻而保留于血浆中为 PRP 层。

（3）将上层 PRP 分入转移空袋内。

（4）把末袋内的红细胞保养液加入主袋浓缩红细胞内，用热合机热合切断主袋与末袋之间的连接塑料管。

（5）把装有 PRP 的次空袋协同另一转移袋重离心，温度 20~24 ℃，以离心力 4 650×g 离心 6 分钟或 3 000×g 离心 20 分钟，使血小板下沉于底部。

（6）分离上层少血小板血浆进入转移袋内。留下 40~60 mL 血浆即为制备的浓缩血小板。

（7）在室温静置 1~2 小时，使血小板自然解聚，重新悬浮形成悬液，放在 20~24 ℃ 血小板振荡器中保存。

PRP 法制备浓缩血小板的过程见图 3-6。

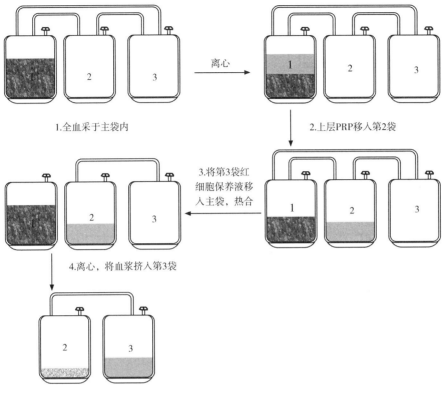

图 3-6 PRP 法制备浓缩血小板的过程

2. 白膜法
（1）全血采集于多联血袋主袋内。

（2）置 20~24 ℃离心，离心力 2 100×g，离心 14 分钟。

（3）把离心后的主袋置于分浆器，先将大部分血浆分入第 2 袋，然后将适量血浆及白膜层挤入第 3 袋，夹住第 2、第 3 袋之间的塑料管。

（4）将第 4 袋内红细胞保养液加入主袋内，使之与主袋内红细胞混匀，热合主袋与第 4 袋之间的塑料管。

（5）将第 3、4 袋置于 20~24 ℃轻度离心 280×g，离心 10 分钟。

（6）第 3 袋上层悬液分入第 4 袋即为浓缩血小板。

白膜法制备浓缩血小板的过程见图 3-7。

3. 机分法
根据全血成分分离机型号不同，操作方法不尽相同。现简述全血成分分离机制备浓缩血小板过程。

（1）将全血采集于多联血袋主袋内。

（2）采集的全血放入离心杯内平衡后离心，温度控制在 20~24 ℃。

（3）全血成分分离机设置为血小板分离程序。

（4）离心好的血袋置于血袋悬挂架上，按照操作程序制备浓缩血小板。

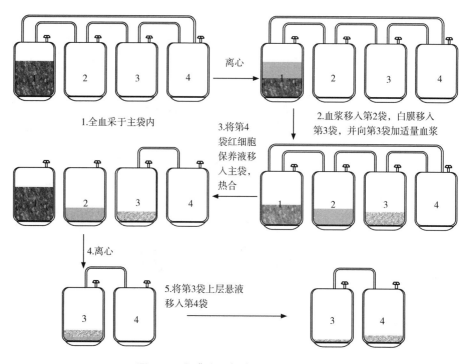

1.全血采于主袋内

2.血浆移入第2袋，白膜移入第3袋，并向第3袋加适量血浆

3.将第4袋红细胞保养液移入主袋，热合

4.离心

5.将第3袋上层悬液移入第4袋

图3-7 白膜法制备浓缩血小板的过程

4. 注意事项

采血时要求一针见血，在要求时限内完成。采血过程中要不间断地轻摇血袋，使血液与抗凝剂充分混匀。从采血到制备的整个过程，均要求在 20～24 ℃环境中，严禁把血放入 4 ℃贮存。制备过程中应严格控制离心速度和离心时间。

（二）特点及保存

不同方法制备的浓缩血小板回收率略有差异：白膜法制备的血小板回收率较低，但白细胞污染量较少；PRP 法制备的血小板回收率较高，但白细胞污染量较多；全血成分分离机制备的血小板回收率高，效果最好。

血小板性质脆弱，离体几个小时就会发生变形、破裂和损伤。研究发现，pH 的变化直接影响血小板保存的质量。储存血小板血浆 pH 低于 6.0，这种改变是不可逆的。血小板保存袋的组成成分、表面积的大小，影响着 CO_2 透出和 O_2 的进入，进而影响 pH 变化。因此，运用透气好的血小板保存袋，使 CO_2 充分散发出来而降低碳酸在袋内的堆积，就可避免 pH 较大幅度的下降，同时振荡也有利于气体通过保存袋袋壁进行交换和避免形成血小板聚集，维持血小板较好的形态。血小板在 2～6 ℃ 8 小时后，会发生不可逆的形态改变（从盘形到球形），易产生聚集和破坏。故浓缩血小板的储存温度为 20～24 ℃，并持续振荡。一般使用血小板振荡保存箱储存血小板，振荡频率是 60 次/分钟，振幅 5 cm。浓缩血小板的保存天数因其保存袋不同而异，使用普通血袋的浓缩血小板保存期为 24 小时，使用血小板专用血袋的浓缩血小板保存期为 5 天，国外使用的血小板保存袋最长可保存血小板 7 天。当密闭系统变为开放系统时，血小板保存期为 6 小时，且不超过原保存期。

为达到治疗目的，提高输血疗效，临床上常将多个浓缩血小板给同一例患者输注，由此混合浓缩血小板应运而生。混合浓缩血小板是采用特定的方法将 2 袋或 2 袋以上的浓缩血小板合并在同一血袋内的成分血，其储存温度及要求与浓缩血小板一致。

（三）质量标准

浓缩血小板质量标准见表 3-8，混合浓缩血小板质量标准见表 3-9。

表 3-8　浓缩血小板质量标准

质量控制项目	要求
外观	肉眼观察应呈黄色云雾状液体，无色泽异常、蛋白析出、气泡及重度乳糜等情况；血袋完好，并保留注满血小板经热合的导管至少 15 cm
容量	来源于 200 mL 全血：容量为 25~38 mL
	来源于 300 mL 全血：容量为 38~57 mL
	来源于 400 mL 全血：容量为 50~76 mL
储存期末 pH	6.4~7.4
血小板含量	来源于 200 mL 全血：≥2.0×10^{10} 个
	来源于 300 mL 全血：≥3.0×10^{10} 个
	来源于 400 mL 全血：≥4.0×10^{10} 个
红细胞混入量	来源于 200 mL 全血：≤1.0×10^9 个
	来源于 300 mL 全血：≤1.5×10^9 个
	来源于 400 mL 全血：≤2.0×10^9 个
无菌试验	无细菌生长

表 3-9　混合浓缩血小板质量标准

质量控制项目	要求
外观	肉眼观察应呈黄色云雾状液体，无色泽异常、蛋白析出、气泡及重度乳糜等情况；血袋完好，并保留注满血小板经热合的导管至少 15 cm
容量	标示量（mL）±10%
储存期末 pH	6.4~7.4
血小板含量	≥2.0×10^{10} 个×混合单位数
红细胞混入量	≤1.0×10^9 个×混合单位数
无菌试验	无细菌生长

二、单采血小板

单采血小板是使用血细胞分离机在全封闭的条件下自动将符合要求的献血者血液中的血小板分离并悬浮于一定血浆内的单采成分血。血细胞分离机的原理是利用各种血液成分比重、体积等因素的不同，通过离心作用，将血小板分离出来，将其他血液成分回输给献血者。

（一）制备方法

单采血小板的制备是通过血细胞分离机实现的，不同型号的血细胞分离机具有不同的操作程序，现简述血细胞分离机制备单采血小板过程。

1. 开机

打开血细胞分离机电源开关，机器进行自检。自检结束后，选择献血者信息按钮，分别对应输入献血者性别（女/男）、身高、体重，系统会计算出总容量；确认信息后，对应输入献血者血细胞比容（30%～55%）及血小板预计数（150～600）×10⁹/L，触按确认信息，为献血者选择合适的操作后准备安装配套管路。

2. 安装管路

打开配套管路包装，按照操作说明安装管路。检查安装，管道无扭曲后关紧机门，进行管路测试。测试后按指示连接抗凝剂袋，安装结束后等待采血。

3. 供血者清洗手臂，核对身份

之后按仪器操作要求进行静脉穿刺。

4. 静脉采血

进行静脉穿刺后开始采血，程序自动开始运行，抗凝后的血液被泵入抽取管路，直到血液到达离心机。在收集袋贴上有供血者的血型、编号等内容的标签。操作者在操作过程中要全程监控单采机，并对单采过程进行记录。开始采血之后，检查供血者血流情况：压力过低时嘱咐供血者握紧、放松拳头；观察机器显示时间、收集量，必要时根据压力情况调节采血泵速；当血流不畅时，操作人员应寻找原因并及时解决。在采血过程中要注意观察供血者的生命体征及反应。

5. 回输模式

每轮采集结束后，机器自动进入回输模式，回输泵抽取抗凝血液于回输管路中开始回输，此时供血者应放松拳头。在每次循环完成后进行产品收集，直到完成采集设定量，整个单采过程结束。

6. 结束操作

完成收集后进行回输程序，抽空环形管道并将剩余血液回输至献血者体内。密封产品袋及抗凝剂袋，解除供血者臂上的袖带，拔出采血针，安排供血者休息。热合采集产品，进行包装。

（二）特点及保存

单采血小板浓度大于 2.5×10¹¹/L，具有纯度高、体积小、白细胞污染率低及红细胞含量少等特点。由于使用单一来源的高浓度血小板给患者输注，大大减少了输血传播疾病的概率，同时也减少了多种异体抗原对患者的刺激，降低了同种抗体的产生率，使发热性非溶血性输血反应率下降，临床疗效显著优于浓缩血小板。我国规定健康献血者全血献血间隔不少于 6 个月；单采血小板献血间隔不少于 2 周；每年不大于 24 次；因特殊配型需要，由医生批准，最短隔时间不少于 1 周；单采血小板献血后应与全血献血间隔不少于 4 周；全血献血后与单采血小板献血间隔不少于 3 个月。因为血小板的恢复比红细胞快，且单采血小板对健康献血者无害，故健康献血者 1 年内可多次捐献单采血小板，增加血小板来源。

单采血小板的储存要求同浓缩血小板一样，应置于血小板振荡保存箱内 20～24 ℃振荡保存。单采血小板使用血小板专用血袋保存期 5 天，使用普通血袋保存期为 24 小时。

（三）质量标准

单采血小板质量标准见表3-10。

表3-10　单采血小板质量标准

质量控制项目	要求
外观	肉眼观察应呈黄色云雾状液体，无色泽异常、蛋白析出、气泡及重度乳糜等情况；血袋完好，并保留注满血小板经热合的导管至少15 cm
容量	储存期24小时的单采血小板：125～200 mL 储存期5天的单采血小板：250～300 mL
储存期末pH	6.4～7.4
血小板含量	$\geqslant 2.5 \times 10^{11}$ 个/袋
白细胞混入量	$\leqslant 5.0 \times 10^{8}$ 个/袋
红细胞混入量	$\leqslant 8.0 \times 10^{9}$ 个/袋
无菌试验	无细菌生长

三、去白细胞单采血小板

去白细胞单采血小板是使用血细胞分离机在全封闭的条件下自动将符合要求的献血者血液中的血小板分离并去除白细胞后悬浮于一定量血浆内的单采成分血。清除血小板制剂中白细胞的方法很多，但没有任何一种方法能去除血小板中的所有白细胞。使用各种滤器减除血小板中白细胞，已普遍在国内外临床应用。按其滤器的材料不同可分为几种，如 Immugard Ⅰ G500 是以棉絮为主要原料；Cellselecterypur 是以醋酸纤维素为材料；Space Ⅱ PLIOO 是以聚酯为原料等。它们减除白细胞的原理是以吸附为基础。以 Space Ⅱ PL 为例，滤器结构分为两层，前期过滤层用以去除微小凝块，主要过滤层用以去除白细胞。该滤器可滤除白细胞（98.8±0.9）%，血小板回收率（99.0±0.7）%。

1. 制备方法

以往去白细胞单采血小板的制备可使用床旁型血小板去白细胞滤器，其具有操作简便等优点，可有效地减少同种免疫的发生，降低亲白细胞病毒的传播。使用方法与医疗机构从红细胞中滤除白细胞的方法相同。

使用血细胞分离机制备去白细胞单采血小板的方法与制备单采血小板一致，只是在仪器所使用的采集管道的血小板收集管路上连接有过滤白细胞的圆锥状滤器，同时机器的离心盘上有相应的支架固定。在采集血小板的过程中，当白细胞经过该滤器时，由于体积和比重大于血小板而不能通过，达到去除白细胞的效果。

2. 特点及保存

临床上很多疾病需要反复多次输注血小板，血小板制剂中含有大量白细胞，并证实大部分属淋巴细胞，因此反复输随机献血者血小板的患者，较容易产生 HLA 抗体，有30%～70%的患者可形成同种免疫，出现血小板输注无效，有的患者输注血小板后还会产生发热或其他输血不良反应。目前已证实输注去白细胞血小板可减少同种免疫及血小板输注无效的发生。

去白细胞血小板应置于血小板振荡保存箱内20～24 ℃振荡保存，使用血小板专用血袋保存期为 5 天，使用普通血袋保存期为 24 小时。

目前一些采供血机构应用白细胞滤器去除浓缩血小板、混合浓缩血小板中的白细胞。

3. 质量标准

去白细胞单采血小板的质量标准见表 3-11。

表 3-11 去白细胞单采血小板质量标准

质量控制项目	要求
外观	肉眼观察应呈黄色云雾状液体，无色泽异常、蛋白析出、气泡及重度乳糜等情况；血袋完好，并保留注满血小板经热合的导管至少 15 cm
容量	储存期 24 小时的单采血小板：125~200 mL 储存期 5 天的单采血小板：250~300 mL
储存期末 pH	6.4~7.4
血小板含量	$\geqslant 2.5 \times 10^{11}$ 个/袋
白细胞残留量	$\leqslant 5.0 \times 10^{6}$ 个/袋
红细胞混入量	$\leqslant 8.0 \times 10^{9}$ 个/袋
无菌试验	无细菌生长

（南春红）

第四节 血浆的制备和保存

血浆可单采或在制备其他成分如红细胞制剂和血小板制剂时从全血中分离获得。目前国内常用的血浆制剂，根据制备方法及血浆来源的不同分为 4 种：新鲜冰冻血浆、单采新鲜冰冻血浆、冰冻血浆、病毒灭活血浆。

新鲜冰冻血浆（FFP）是采集后储存于冷藏环境中的全血，最好在 6 小时（保养液为 ACD）或 8 小时（保养液为 CPD 或 CPDA-1）内，将血浆分离出并速冻呈固态的成分血。单采新鲜冰冻血浆是使用血细胞分离机在全封闭的条件下，自动将符合要求的献血者血液中的血浆分离出并在 6 小时内速冻成固态的单采成分血。冰冻血浆主要是在全血的有效期内，将血浆分离出并冰冻成固态的成分血。病毒灭活血浆又分为病毒灭活新鲜冰冻血浆和病毒灭活冰冻血浆，是采用亚甲蓝病毒灭活技术对采集的新鲜冰冻血浆或冰冻血浆进行病毒灭活并冰冻成固态的成分血。

一、制备方法

（一）新鲜液体血浆和新鲜冰冻血浆的制备

新鲜冰冻血浆、冰冻血浆的制备方法一致，均是通过将多联血袋内全血离心分离出的血浆部分冻结而制成，只是制备时间有所不同：新鲜冰冻血浆最好在全血采集后 6 小时（保养液为 ACD）或 8 小时（保养液为 CPD 或 CPDA-1）内制备，冰冻血浆主要为全血有效期内制备，在此一并介绍。

1. 新鲜液体血浆

（1）将多联采血袋主袋内全血在 2~6 ℃经第 1 次强离心（离心力为 5 000×g，离心 7 分钟），用分浆夹将血浆分入空的转移袋。

（2）如血浆中红细胞混入量少（目视观察），热合连接管，将血浆立即放入速冷箱内快速冷冻制成。

（3）如血浆中红细胞混入量较多，将血浆第2次强离心后，把上清血浆移入第3袋（已移空的红细胞保养液袋）中，立即速冻（血浆制剂经过快速冷冻在1小时内使血浆核心温度降低到-30℃以下）并冷贮。

2. 新鲜冰冻血浆

单采新鲜冰冻血浆是新鲜冰冻血浆的来源之一，它是利用仪器采集制备而成。应用血细胞分离机采集时，因型号不同而操作不同，一般是在单采血小板时附带采集血浆，冰冻制成单采新鲜冰冻血浆。也可应用单采血浆机按照操作程序直接采集血浆，冰冻制成单采新鲜冰冻血浆。

（二）病毒灭活血浆的制备

病毒灭活的方法有很多种，如补骨脂清洁剂法、维生素 B_2 光照射法、巴斯德法等，目前我国采供血机构多采用亚甲蓝（MB）光照法进行血浆病毒灭活，操作过程如下。

用无菌接驳机将待病毒灭活血浆与商品化病毒灭活血袋接合连通，将血浆移入光照袋与亚甲蓝充分混合后，置于医用血浆病毒灭活光照柜中，根据操作说明设置参数进行光照。光照处理后的血浆经病毒灭活装置配套用输血过滤器过滤，滤除亚甲蓝和绝大部分白细胞，即得病毒灭活血浆。

二、特点及保存

各种血浆制剂均含有正常人血浆蛋白成分，新鲜冰冻血浆和单采新鲜冰冻血浆含有全部凝血因子，包括不稳定的凝血因子V和凝血因子Ⅷ。由全血制备的冰冻血浆除含有正常人的血浆蛋白成分外，仅含有稳定的凝血因子。病毒灭活血浆对于输注的患者来说比较安全，降低了输血传播疾病的风险性，但病毒灭活血浆因经过亚甲蓝光照处理，也消耗了30%~40%的凝血因子V和凝血因子Ⅷ。

各种血浆制剂的储存要求为-18℃以下冷冻储存。新鲜冰冻血浆、单采新鲜冰冻血浆和病毒灭活新鲜冰冻血浆的保存期为血液采集之日起1年，冰冻血浆和病毒灭活冰冻血浆的保存期为自血液采集之日起4年。

为防止纤维蛋白析出，各种血浆制剂应于使用前在37℃恒温水浴箱迅速融化，或使用恒温解冻箱进行融化。目前市面上的恒温解冻箱（解冻仪）有水浴式、干式之分。水浴式恒温解冻箱为避免血浆在解冻时与水直接接触造成污染，必须在操作前给血浆进行套袋处理；干式恒温解冻箱避免了血浆与水的直接接触，且具有摇摆功能，操作简单，但存在融化时间长、融化量少等问题。血浆融化后可在2~6℃保存24小时，不应再冰冻保存。血浆制剂一经解冻，最好立即输注。

三、质量标准

新鲜冰冻血浆、单采新鲜冰冻血浆、冰冻血浆的质量标准见表3-12，病毒灭活冰冻血浆的质量标准见表3-13。

表 3-12　新鲜冰冻血浆、单采新鲜冰冻血浆、冰冻血浆的质量标准

质量控制项目	新鲜冰冻血浆	单采新鲜冰冻血浆	冰冻血浆
外观	融化后肉眼观察应呈黄色澄清液体，无色泽异常、蛋白析出、气泡及重度乳糜等情况；血袋完好，并保留注满血浆经热合的导管至少 10 cm		
容量	—	标示量（mL）±10%	—
血浆蛋白含量	—	≥50 g/L	—
Ⅷ因子含量	≥0.7 U/mL	≥0.7 U/mL	—
无菌试验	—	无细菌生长	—

表 3-13　病毒灭活血浆的质量标准

质量控制项目	病毒灭活新鲜冰冻血浆	病毒灭活冰冻血浆
外观	肉眼观察融化后应呈黄色或淡绿色澄清液体，无色泽异常、蛋白析出、气泡及重度乳糜等情况；血袋完好，并保留注满病毒灭活的血浆经热合的导管至少 10 cm	
容量	标示量（mL）±10%	—
血浆蛋白含量	≥50 g/L	—
Ⅷ因子含量	≥0.5 U/mL	—
亚甲蓝残留量	≤0.30 μmol/L	—
无菌试验	无细菌生长	—

（南春红）

第五节　冷沉淀凝血因子的制备和保存

冷沉淀凝血因子是将保存期内的新鲜冰冻血浆在 1~6 ℃融化后，分离出大部分的血浆，并将剩余的冷不溶解物质在 1 小时内速冻成固态的成分血。它是由美国女科学家 Pool 博士在 1964~1965 年发现的，其被融化至 37 ℃时呈溶解的液态，主要含有凝血因子Ⅷ、纤维蛋白原以及血管性血友病因子（vWF）等成分。随着现代科技的不断发展，基因重组的凝血因子Ⅷ等凝血因子已在临床应用，其具有纯度高、无免疫原性及无血源传播疾病风险等优点。

一、制备方法

1. 离心法

（1）将新鲜冰冻血浆从冰箱取出，置 2~6 ℃冰箱中过夜融化或在 1~6 ℃水浴装置中融化。

（2）融化后的血浆袋于 2~6 ℃以离心力 2 000×g 离心 10 分钟，使冷沉淀凝血因子下沉于血袋底部。

（3）离心后立即将上层血浆（少冷沉淀血浆）移入空袋内，留下 40~50 mL 血浆与沉淀物混合，1 小时内速冻制成冷沉淀凝血因子。

2. 虹吸法

将新鲜冰冻血浆置于 1~6 ℃恒温水浴槽，浸没于水中。另一空袋悬于水浴槽外，且位

置低于新鲜冰冻血浆袋，两袋之间形成一定的高度落差。新鲜冰冻血浆融化时，上清血浆随时被虹吸入空袋中，冷沉淀凝血因子遗留在新鲜冰冻血浆袋中。待融化后仅有 40~50 mL 血浆与沉淀物时，将冷沉淀凝血因子和血浆（少冷沉淀血浆）袋之间的导管热合分离后，1 小时内速冻，制成冷沉淀凝血因子。

3. 注意事项

血浆冷冻时可使细胞破裂，释放促凝血活性物质，有可能激活凝血系统，影响凝血因子Ⅷ的稳定性，故制备冷沉淀凝血因子的血浆提倡用 2 次重度离心的方法，以去除血浆中的红细胞；为了减少血浆Ⅷ因子活性的损失，最好使用速冻冰箱或血浆速冻机快速冷冻，一般在 1 小时内迅速冻结。冷沉淀凝血因子制备过程中，应使血浆处于 1~6 ℃的环境，用冰块或冷水浴控制温度，尽量减少血浆或冷沉淀凝血因子制剂在室温的停放时间。

二、特点及保存

冷沉淀凝血因子除含Ⅷ因子、纤维蛋白原及其他共同沉淀物外，还含有各种免疫球蛋白、抗 A、抗 B 以及变性蛋白等。冷沉淀凝血因子的储存温度为 -18 ℃以下，保存期为自血液采集之日起 1 年。解冻后尽早输注。

三、质量标准

冷沉淀凝血因子的质量标准见表 3-14。

表 3-14　冷沉淀凝血因子质量标准

质量控制项目	要求
外观	肉眼观察融化后应呈黄色澄清液体，无色泽异常、蛋白析出、气泡及重度乳糜等情况；血袋完好，并保留注满血浆经热合的导管至少 10 cm
容量	标示量（mL）±10%
纤维蛋白原含量	来源于 200 mL 全血：≥75 mg 来源于 300 mL 全血：≥113 mg 来源于 400 mL 全血：≥150 mg
凝血因子Ⅷ含量	来源于 200 mL 全血：≥40 U 来源于 300 mL 全血：≥60 U 来源于 400 mL 全血：≥80 U
无菌试验	无细菌生长

四、小结

血液是在血管内循环流动的液体，与各组织器官进行着物质和能量交换。血液由有形成分和无形成分组成。有形成分包括红细胞、白细胞和血小板。其中以红细胞居多，它能够运输氧气和二氧化碳。白细胞对于抵御各种病原体的侵袭、提高机体免疫力具有重要作用。血小板对于促进机体止血和凝血过程，维持毛细血管壁的完整性具有重要作用。血浆作为无形成分，具有维持内环境稳态的功能。

成分输血已广泛应用于临床，它是将人体血液中的各种有效成分，如红细胞、血小板和血浆等，用先进的技术加以分离、提纯，制成高浓度、高纯度、低容量的各种血液成分，根据病情需要，按缺什么补什么的原则输用。这样不仅可以一血多用，节约血液资源，而且针对性强、疗效好、不良反应少，同时便于保存和运输。血液成分制备是在规定的时间和温度范围内，将采集的全血用物理方法分离成体积小、纯度高、临床疗效好、不良反应少的单一血液成分的技术。血液成分制备的方法主要有手工制备和机器制备，这两种方法的原理均是根据血液中不同成分的比重不同而将其分离。血液成分的制备环境分为两种：密闭系统和开放系统。

目前常用的血液成分主要为红细胞制剂、血小板制剂、血浆制剂及冷沉淀凝血因子。红细胞制剂包括浓缩红细胞、悬浮红细胞、去白细胞红细胞、洗涤红细胞、冰冻红细胞、冰冻解冻去甘油红细胞等；血小板制剂包括浓缩血小板、单采血小板、去白细胞单采血小板等；血浆制剂包括新鲜冰冻血浆、单采新鲜冰冻血浆、冰冻血浆、病毒灭活血浆及冷沉淀凝血因子等。不同的血液成分保存条件不同，其中浓缩红细胞及悬浮红细胞的储存温度为 2~6 ℃，储存期因保养液不同而不同，采用 ACD-B、CPD 血液保养液的浓缩红细胞及悬浮红细胞保存期为 21 天，采用 CPDA-1 血液保养液的浓缩红细胞及悬浮红细胞保存期为 35 天。单采血小板及浓缩血小板应置于血小板振荡保存箱内 20~24 ℃振荡保存，使用血小板专用血袋保存期为 5 天，使用普通血袋保存期为 24 小时。各种血浆制剂的储存要求为-18 ℃以下冷冻储存，新鲜冰冻血浆、单采新鲜冰冻血浆和病毒灭活新鲜冰冻血浆的保存期为自血液采集之日起 1 年，冰冻血浆和病毒灭活冰冻血浆的保存期为自血液采集之日起 4 年。冷沉淀凝血因子的储存温度为-18 ℃以下，保存期为自血液采集之日起 1 年。解冻后应尽早输注。

（王　光）

第四章

人类造血干细胞的采集、制备和储存

早在 20 世纪 50 年代末,美国医师 Thomas 就对白血病患者进行了骨髓移植,开创了人体骨髓移植治疗恶性血液系统疾病的先河。随后,他又开展了同种异基因骨髓移植,建立了一整套化疗或放疗预处理后骨髓移植技术,获得 1990 年度诺贝尔医学奖和"骨髓移植之父"的美誉;随着人们对移植供、受体间主要组织相容性抗原匹配重要性的认识,HLA 匹配无关供者骨髓移植的成功,20 世纪 80 年代末,在全球范围内相继建立骨髓库招募无关自愿供者。与此同时,第一例同胞 HLA 全相合的脐带血移植治疗范可尼贫血在法国巴黎取得成功。脐带血作为一种新的造血干细胞来源,受到人们的重视和关注,也让人们萌发了建立非血缘的公共脐带血库的构想。最早提出这一想法并实施的科学家之一是美国纽约血液中心的 Pablo Rubinstein 教授。他在 1989 年就提出了建立公共脐血库的构想,1992 年获得第一笔为期 3 年的建库经费,1993 年正式建库。同年提供 2 份单位脐带血用于小儿白血病的治疗并获成功。直到 1996 年,美国 FDA 才批准其具备脐带血采集、制备、冻存和提供临床使用的资格。随后,脐带血库在世界许多地方相继建立,特别是欧美发达国家。也就是在 20 世纪 90 年代初,研究发现,给患者或供者注射重组粒细胞集落刺激因子(G-CSF)后,可以动员骨髓中的干细胞进入外周血,从而提高外周血中造血干细胞的数量,通过血细胞分离机便可采集到移植所需的外周血造血干细胞。外周血造血干细胞移植经过 20 余年的发展,至今已占同种异基因移植的 60% 以上。

以上 3 种不同来源的造血干细胞均具有重建患者造血和免疫的能力,但每一种造血干细胞移植物又表现出各自不同的生物学特性和移植物组成。骨髓移植物有 700~1 500 mL,而动员的外周血干细胞移植物一般在 100~400 mL,但后者含有更多的 CD34$^+$干/祖细胞和 T 淋巴细胞。脐带血中所含的干/祖细胞量相对较少,但其增殖分化的潜能较大。在某些特定的情况下,如儿童患者或再生障碍性贫血患者,骨髓来源的造血干细胞有其独特的优势。目前尚无足够的资料能够评价骨髓、外周血或脐血的优劣。但相信随着预处理方案,移植物抗宿主病(GVHD)预防和治疗,移植物加工等技术的不断完善,不同来源的造血干细胞的优点将得到更好地发挥,其风险也会得到降低。同时,亲属半相合造血干细胞移植和细胞免疫治疗也将在疾病治疗中发挥越来越大的作用。

第一节 造血干细胞采集

一、骨髓造血干细胞的采集

骨髓采集需要在无菌层流手术室中进行，供者需要被麻醉，国外一些移植中心多采用全身麻醉，而国内的移植中心多选择硬膜外麻醉或局部麻醉。因此，首先供者必须能够耐受必要的麻醉。此外，还需要考虑供者的医疗健康史。自体供者与一些异体供者在前期可能需要对其骨盆进行放疗，这些处理也许会限制之后在后髂嵴部位的骨髓采集。同样，前期化疗也可能会限制骨髓腔的有核细胞的采集。对于自体供者而言，如果在骨髓腔中出现肿瘤细胞，应该禁止采集骨髓造血干细胞。

供者在体能上必须能够承受因采集产生的大量骨髓的损失，因此，年龄太小的供者并不适合进行骨髓采集。美国 NMDP 的 Be The Match 注册机构规定对骨髓供者的采集量最高为 20 mL/kg。通常，因受者的体重不同，其要求的治疗所需细胞量也会有所不同，从而采集量也存在差异，但是，应在供者身体条件允许的采集范围，一般为 10~15 mL/kg 供者体重。为了促进细胞的有效植入，有核细胞的最低剂量以受者体重计算为 $(2.0~3.0) \times 10^8/kg$。在采集的中间时段，可以通过检测 TNC 数目判断所需的总体积。此外，还可以检测采集中间点的 $CD34^+$ 或最终产品的 $CD34^+$ 细胞数目作为质量控制的一个指标。

不同移植中心的骨髓采集方法各不相同。一般说来，采用 11~14 号针头，全部注射器在使用前用抗凝剂冲洗，在后髂嵴进行穿刺，吸取约 5 mL 骨髓。之后，将注射器上下颠倒、混匀。穿刺时避免过于用力，最大限度地防止外周血对骨髓产品的稀释。采集的骨髓被收集于含有抗凝剂及培养液的采集袋中。重复以上步骤，直至达到采集目标量。

骨髓采集导致的严重并发症一般比较少见。但是，也存在一些轻微的不良反应，例如采集部位疼痛、乏力、失眠、恶心、眩晕及厌食症。对于大部分供者，通常以上现象在采集之后 1 个月内会自行消失。采集之后，骨髓供者的血红蛋白浓度常常会明显下降。一般而言，健康的骨髓供者一次能够捐献 10 mL/kg（供者体重，最大量为 500 mL）的骨髓而无须补充血容量，但是，当预计采集量超过上述限制时，应自采集中或采集后立即回输自体血液，以补充所损失的部分血容量。因此，在采集之前，几乎所有的骨髓供者都需要保存自身的血液，并且76%的供者会在采集期间或采集之后不久，接受至少 1 个单位的血液回输。如果在采集之前或采集过程中供者需要回输异体红细胞或血小板，那么这些产品必须经过放射线照射以去除其中白细胞对骨髓采集的干扰。

二、外周血造血干细胞的动员与采集

正常外周血中 $CD34^+$ 细胞仅为外周血单个核细胞的 0.01%~0.10%。为了获得足够的 $CD34^+$ 细胞，同时减少采集次数，人们需要采用药物与机采技术相结合的方法将造血干细胞从骨髓动员到外周循环后进行采集。采集外周血造血干细胞只需要建立血管通路，大部分单采造血干细胞在门诊即可进行，并且几乎没有不良反应，因此，外周血造血干细胞的采集成为造血干细胞采集最常用的方式。但是，对于血管通路状态不佳的供者或是需要多次单采的供者最好放置中央静脉导管。

采用化疗药物和（或）造血生长因子或受体拮抗剂等可以将造血干细胞动员至外周循环中。对于大部分健康的异体供者，通常仅使用造血生长因子，如粒细胞集落刺激因子（G-CSF）即可动员到数目充足的造血干细胞。G-CSF 用量约为每天 1 次，5~20 μg/kg 体重。经过动员的高浓度的外周血造血干细胞持续的时间会很短暂，因此，需要每天监控白细胞计数和 CD34$^+$ 细胞绝对计数，以便判断最佳采集时机。一般在首次使用 G-CSF 后的 3~4 天开始采集。G-CSF 常见的不良反应多数比较轻微，包括骨痛、肌痛、头痛、失眠、出汗、厌食症、发热及恶心。潜在的严重不良反应非常罕见，如脾破裂等。

影响动员采集效果的因素很多。除了与动员方案、采集方法和采集最佳时机等因素密切相关外，供者的年龄、医疗健康史等也是影响因素。对于部分自体供者及少数异体供者，很难动员其造血干细胞，此时可能必须使用额外的药物辅助。移植所需的理想剂量为 5×10^6 CD34$^+$/kg，但是常用的外周血造血干细胞移植的阈值为 2×10^6 CD34$^+$/kg。对于自体供者，可以将化疗药物，如环磷酰胺与 G-CSF 共同使用。虽然这种方法可以提高造血干细胞数目，但是其产生的不良反应，如血细胞减少及所需额外的单采次数而产生的风险可能要大于其带来的好处。但是如果经过评估，好处大于风险，那么此种动员方法可以用于病情严重的患者。

对于动员不成功的患者，可以将普乐沙福与 G-CSF 联合使用。普乐沙福阻断因子受体 CXCR（SDF-1α），可以促进造血干细胞从骨髓中释放。多个临床研究表明，普乐沙福与 G-CSF 联合使用能够提高造血干细胞采集量。患有多发性骨髓瘤或淋巴瘤的患者如果动员不成功，则可以使用普乐沙福动员，以便获得足够的造血干细胞。

目前大多数医院是使用机采设备采集外周血造血干细胞。常用的采集设备有美国 Baxter 公司的 CS-3000Plus、美国 Cobe 公司的 Spectra 和德国 Fresemus 公司的 AS104。对于大部分异体供者，1~2 次采集即可获得含有足够数目的造血干祖细胞。20% 左右的供者会发生与采集相关的不良反应，如枸橼酸钠中毒、恶心、乏力、高血压、低血压、过敏反应或晕厥。值得注意的是，此类不良反应对于某些需要多次采集的自体供者而言是非常有害的。因此，根据供者情况不同，可以采用大体积的单采，从而尽量减少所需的采集次数。

三、脐带血供者选择和脐带血采集

（一）脐带血供者选择

1. 脐带血供者选择原则

脐带血是指胎儿娩出，脐带扎断后残留在脐带和胎盘里的新生儿血液，它与孕妇和新生儿的血容量和血循环无关。早在 20 世纪 30 年代，人们就已认识到脐带血可以作为一种血液来源，用于需要输血的患者。到了 20 世纪 70 年代，人们开始把它作为一种造血细胞来源，用于白血病患者化疗后的造血恢复。20 世纪 80 年代，随着人类白细胞抗原（HLA）分型技术的提高和骨髓移植技术的进步，脐带血作为一种新的造血干细胞来源，用于重建患者的造血和免疫系统。因此，从理论上讲，对脐带血供者的要求原则上应和骨髓捐献者相同。总的原则是在保证捐献者安全的前提下，确保捐献的脐带血对于受者而言安全和有效。

首先，捐献脐带血的供者要满足献血者健康要求。这里需要考虑的是孕妇和新生儿的健康情况，因为通过血液传播的某些传染病可以通过胎盘，由母亲垂直传播给新生儿。其次，脐带血作为造血干细胞进行移植，还需要考虑通过血液垂直传播的遗传性疾病筛查。特别是那些由造血干细胞衍生的细胞和细胞产品直接传播的异常需要排除。前者主要是为了排除通过血液传播的传染性疾病和恶性肿瘤的传染，以预防受者感染传染性疾病。后者主要关注遗传性疾病的传播危险，对任何提示可能存在的影响受者遗传基因方面的异常均应排除。各国均有对献血者的健康要求，如我国 2001 年就颁布了中华人民共和国国家标准《献血者健康检查要求》（GB 18467—2001），明确了献血者必须符合的体格检查标准和血液检验要求，以及暂不能献血和不能献血的各种情况。2011 年新颁布的《献血者健康检查要求》（GB 18467—2011）细化了献血者健康检查的内容，如增加献血者有关生活经历和旅行经历的健康征询，删除献血后血液检测有关检测方法、检测标志物等内容，调整献血年龄、献血量、血色素标准、单采血小板采集标准和献血间隔等。而对于不同国家和地区，通过血液直接传播的遗传异常却因种族和地区的不同而差异较大。各个脐带血库可以根据自己所处的地区，对常见血液遗传病进行筛查。当然，血红蛋白病的筛查是 FDA、AABB 和 CORD-FACT 等机构对所有脐带血要求进行的。有一点需要强调的是，脐带血作为造血干细胞来源，用于造血干细胞移植治疗疾病时比骨髓或动员的外周血更关注遗传性疾病的传播风险，这是因为脐带血干细胞取自于一个未确定显性遗传的个体。换句话讲，某些遗传病在新生儿出生时并不发病。

2. 脐带血供者选择标准

按照脐带血供者选择原则，各个脐带血库均应建立各自的脐带血选择标准。这些标准通常对供者母亲的年龄、妊娠周数、母亲健康情况、家族病史及分娩史等有相关的要求，以达到对将要采集的脐带血质量初筛的目的。例如：①家族中没有遗传病和先天性疾病史；②母亲无输血史；③无恶性肿瘤和慢性疾病；④无寄生虫病及各种地方病；⑤妊娠中无明显感染史；⑥非多胎妊娠；⑦34 周<胎龄<42 周；⑧新生儿健康、正常（无窒息、水肿和黄疸）；⑨无其他非正常妊娠及非正常分娩，如妊娠高血压综合征、胎盘早剥、羊水浑浊及伴有胎粪等；⑩产妇体格检查及下列实验室检查正常：HIV-1/2 抗体阴性，HBsAg 阴性，HCV 抗体阴性，梅毒血清学检测阴性，CMV-IgM 阴性。

（二）脐带血的采集

1. 脐带血采集知情同意

脐带血是产妇分娩后残留在废弃的脐带和胎盘中的血液，通常，它随胎盘一起被当作医疗废弃物处理。尽管脐带血是"废弃物"，但毕竟它出自被采集者的身体，其所有权属于被采集者。因此，进行脐带血采集前，应遵循对当事人知情同意的原则。知情同意的原则是一切医药卫生活动的基本原则。任何人以"废弃物"之名而要"变废为宝"，均应经当事人知情同意。因为脐带血被采集后，作为造血干细胞，用于白血病等患者的治疗，尽管出于至善目的，但它毕竟产生了利益关系和问题，所以理应让当事人知情同意，这是他们的基本权利，应该受到尊重和维护。

知情同意应该包括以下内容：必须向供者说明脐带血采集的目的，脐带血可能的用途，对脐带血供者的健康要求，采集可能对母亲或婴儿造成的不适或风险，相关的预防和处理措施，脐带血采集的医学和伦理学方面的问题与事项，包括母亲有权利拒绝而不受到任何歧视条款，脐带血采集的费用和补偿，有可能将部分采集的脐带血用于科研，对不符合入库的脐带血可能废弃，以及脐带血库的相关工作人员必须对母亲（父亲）及婴儿资料保密等。

通常情况下，脐带血库需要在婴儿出生前后 7 天这段时间内获得母亲的外周血标本，用于传染病检测、HLA 定型和其他确认实验。知情同意书上应有母亲的签名和长期联系方式，以便日后对脐带血供者进行定期或不定期的医学随访，保证非血缘脐带血移植的安全和有效。纽约脐带血库的 Rubinstein 博士认为，在第三产程采集脐带血必须于采集前获得母亲的知情同意书，如果在胎盘娩出后采集脐带血，可以于采集脐带血后获得母亲的知情同意书，但母亲有权利要求废弃已采集的脐带血。捐献脐带血是供者完全自愿的行为，不应受到任何外来的强制或不正当的引诱。贯彻知情同意原则，就是尊重捐献者的自主性，也是保证脐带血血液安全的基础。

2. 脐带血采集方法介绍

目前，脐带血采集方法根据采集时间的不同，可以分成两类。一类是绝大多数脐带血库采纳的在孕妇分娩的第三产程进行脐带血采集，另一类是在胎盘娩出后进行的脐带血采集。一般认为第三产程脐带血采集只能在低危险的辛格顿分娩时进行，在产妇或新生儿发生异常情况时，以挽救患者为主，停止采集脐带血。这类胎盘娩出前脐带血采集时，必须有安全措施确保产妇和新生儿的安全，不得因增加脐带血采集量而改变分娩过程。胎盘娩出前，脐带血采集仅限于单胞胎顺产分娩或剖宫产时进行。尽管第三产程采集有诸多限制，但多数脐带血库认为在此时采集，采集之前只有少量血块损失，可以采到残留在胎盘内更多的脐带血。而在分娩过程中，胎盘会变得不平或被挤压成碎片，而损失更多的血液。胎盘娩出后采集脐带血，对产妇和新生儿没有任何危险，只是脐带血采集前可能会有更多的血块形成，使采集量降低。纽约脐带血库的 Rubinstein 博士认为，如果给予娩出后胎盘足够的支撑，采集量会得到改善。因为在美国，胎盘娩出后脐带血采集是由脐血库有经验的采集人员进行，所以可能会有更低的细菌污染率和标识错误。Lasky 等比较了上述两种采集方法，没有发现在采集量、污染率等方面存在统计学差异。

也有研究者尝试将两种方法相结合，以获取更多的造血干细胞。Bomstein 的团队提出两步采集法，首先在第三产程进行标准化的脐带血采集，待胎盘分娩以后用 50 mL 含有抗凝剂的生理盐水对胎盘进行灌注，进一步获取残留在胎盘中的脐带血。此方法获得的造血干细胞数量与标准的宫内采集法相比提高了 20%。在此基础上，新加坡 Tan 的团队研发出脐带血自动采集仪器，在第三产程采集后，将胎盘放入仪器中，灌注生理盐水后，仪器自动通过振荡使血细胞脱离组织黏附进入灌注液中，再加压使胎盘中的灌注液流入脐血采集袋中。耶鲁大学医学院的研究人员开发出一种新型脐带血采集仪器，可以常规提高脐带血采集量 50%。总之，人们都是希望尽可能多地采集到富含造血干/祖细胞的脐带血。

脐带血采集必须按照标准操作规程执行。胎盘娩出前、胎盘娩出后顺产和剖宫产都应有相应的标准操作规程。制定脐带血采集标准操作规程的目的是在保证产妇及新生儿的安全和产程顺利进行的前提下，获得高的采集量和低的污染率。因此，所有参与脐带血采集的医生、护士、助产士和脐带血库的相关工作人员都应接受采集知识和技术培训，合格后方能上岗采集脐带血。所有的标准操作规程都强调采用无菌技术，采血袋必须是经批准可以用于人血采集的采集袋，并且在有效期内使用。所有采集用的接触脐带血的试剂和材料也必须无菌。

按照标准操作规程采集脐带血时，也有一些采集操作注意事项需要强调。如若采集中血流缓慢或者不通畅，可尝试稍微进退针头以达到一个通畅的位置，但切忌刺破血管或发生针头滑落。如需要新选穿刺点穿刺脐带，必须重新消毒穿刺点后进行。当胎盘出现剥离征象而采血量较少时，暂不取出采集针，可待胎盘娩出后，用胎膜包裹胎盘并高举，增加落差，以增加采集量，并可向采集袋方向轻抹脐带以加快流量。不得为增加采集脐血量而任意改变分娩过程。采集脐血过程中，必须以确保母亲和胎儿安全为前提。

（郑秀卓）

第二节　造血干细胞产品的处理和评价

一、造血干细胞的处理

（一）骨髓与外周血造血干细胞的处理

造血干细胞的处理分为以离心为基础的常规方法与采用多种技术的特殊处理方法。常规方法包括减少体积（减容）、去除红细胞（去红）、白膜层处理、复苏或洗涤以及过滤。对于次要 ABO 血型不合的异体骨髓或外周血移植，为了减少不相容的血浆量以及防止未成年患者及肾病或心脏病患者出现体液平衡问题，往往采用减容的处理方法。为了节约储存空间或达到最佳细胞浓度也可采用减容。

通常情况下，需要加入沉降剂（如羟乙基淀粉）以去除红细胞。针对主要 ABO 血型不合的异体骨髓造血干细胞移植及其他植入异体红细胞抗原（如 Kell、Kidd）的情况，这些沉降剂可以预防溶血性输血反应。冻存之前去红也可以在回输时减少裂解的红细胞碎片及血红蛋白，这一点对于肾衰竭患者十分重要。去除红细胞同时也可以节约有限的储存空间。由于单采机可以高效采集单个核细胞，其中只含有极其少量的红细胞，因此，一般情况下外周血来源的造血干细胞不需要去除红细胞。

使用单采机或细胞清洗装置，通过离心及收集白细胞成分可以将骨髓中的白膜层进行浓缩。如果对于单采机或细胞清洗装置而言，产品体积过小，则可以采用手动离心的方式。白膜层处理常用于减少产品的冻存体积或作为红细胞去除的一种方法。

无论何种细胞来源，所有造血干细胞的复苏方法都基本相同。虽然方法相对简单，但是由于冷冻的冻存袋十分脆弱，非常容易破损，因此在细胞复温时必须要小心操作。复温前首先要确认产品的所有信息正确及血袋的完整。之后，将产品放置于一个干净或无菌的保护袋中，将其浸入 37 ℃水浴中。轻柔的揉捻可以加速细胞复温的过程，从而防止产品的再结晶造成细胞损伤或死亡。如果冻存袋破裂，立刻使用止血钳钳夹以防止进一步的细胞损失。此外，保护袋的使用也可以将产品最大限度地保留下来。

洗涤造血干细胞可以去除裂解的红细胞、血红蛋白以及冻存保护剂二甲基亚砜（DMSO）。简单说来，产品复温之后加入洗涤溶液（如 10% 右旋糖酐及 5% 人血清白蛋白），全部转移至转移袋中离心，去除上清液之后再将细胞重悬。很多实验室采用两次离心法，一次离心之后除去上清液，将上清液再次离心，合并两次离心之后的细胞成分。这种方法可以最大限度地保证细胞的回收率。

骨髓采集之后常常会被过滤以除去骨针、骨料及残渣。目前在回输造血干细胞时，细胞处理实验室或移植中心在经过验证之后可以自行决定是否使用标准血液过滤器（>170 μm）。

和常规处理方法相比，采用特殊的细胞处理方法可以获得更好的产品纯度与效力。这些方法在使用时还需要一些特殊的试剂与设备。下面简要介绍一下此类方法。

1. 淘析逆流式离心

淘析技术是通过细胞介质溶液的流力与细胞所受离心力之间相互作用而分离细胞的一种技术。这种技术基于不同细胞的大小及密度。将细胞放置于特殊的离心室中，离心室为锥形，其定点指向细胞沉降方向。细胞悬浮于以向心方向连续流动的介质溶液中，同时受到离心力的作用。当向外的离心力与向心的流力达到平衡时，细胞将根据各自的沉降速率达到其平衡位置。在造血干细胞移植时，人们曾使用这一技术分离T细胞。近些年，在制造树突状细胞疫苗时，利用此技术进行单个核细胞的富集。

2. 细胞分选系统

免疫磁性细胞分选系统采用单克隆抗体技术，把细胞用超级顺磁性的微型磁珠特异性地标记，之后，细胞通过一个放在强而稳定磁场中的分选柱。被磁性标记的细胞滞留在柱中而未被标记的细胞则被筛选出来。分选柱移出磁场后，滞留柱内的磁性标记细胞可以被洗脱出来，由此可获得标记与未标记的两组细胞。免疫磁性细胞分选法分为正选法（磁珠结合的细胞就是所要分离获得的细胞）和负选法（磁珠结合不需要的细胞，游离于上清液的细胞为所需细胞）。此方法现在被广泛用于细胞耗竭或细胞富集。

3. 细胞扩增

由于有核细胞数目、CD34$^+$细胞数目及集落形成细胞数目均会影响患者的移植效果，因此，体外扩增造血干细胞成为一个研究热点。近年来，由于脐带血造血干细胞具有更强的增殖与自我更新能力，而脐带血细胞的采集量又相对有限，因此，脐带血造血干细胞成为体外扩增的主要研究对象。大多数扩增培养体系均为多种细胞因子联合应用，包括干细胞生长因子、FLT-3配体、血小板生成素以及其他一些特有成分。根据不同的流程，培养基、培养容器与培养周期均各有差异。

（二）脐带血造血干细胞的处理

脐带血因含有丰富的造血干/祖细胞而被长期保存，用于造血干细胞移植治疗各种疾病。早期的脐带血库保存全血，结果发现所占的储存空间较大，患者使用时其冻存保护剂的主要成分DMSO的量也易引起输注不良反应。因此，从产科医院采集回库的脐带血，先经过脐带血制备，去除多余的红细胞和血浆，尽可能多地保留单位脐带血中的单个核细胞，即造血干/祖细胞存在于单个核细胞中。脐带血制备的一个重要原则就是要简单而有效。有许多方法可以减少红细胞和血浆的体积，包括开放或封闭的系统，倒置或正立离心，添加各种不同的介质帮助分离。涉及的介质包括明胶、Ficoll、percoll、羟乙基淀粉（HES）和dextran。脐带血库多采用封闭系统和羟乙基淀粉（HES）、dextran作为分离介质，倒置或正相离心均有采纳。目前，传统的手工分离方法基本上都是采用1995年纽约脐带血库的分离原理进行脐带血制备。红细胞去除是通过0.9%的羟乙基淀粉（HES）沉降后，低速离心加强沉降而达到目的。红细胞去除后，再通过二次离心排出多余的血浆。整个分离过程在封闭的三联袋中进行。下面是在纽约脐血库的方法的基础上略微改变的方法：①按照单位脐带血的体积加入1/5量的HES；②离心力90 g离心6分钟，不用刹车；③将富含白细胞的血浆层挤入第二袋中；④将获得的富含白细胞的血浆层离心力450 g离心10分钟；⑤将少白细胞血浆层挤入第三袋中，第二袋中保留20～23 mL的富含白细胞的血浆层，即为终产品。

由于脐带血有核细胞非常宝贵，制备过程中应最大可能提高其回收率，通常以有核细胞（TNC）的回收率作为回收效果的评价指标。加拿大Alberta脐带血库的研究人员尝试用两次提取白膜层的方式提高 TNC 回收率，获得成功。由于有核细胞的损失主要在第一次离心后，部分有核细胞被混入红细胞层中，于是再次对红细胞层进行低速离心提取出混入的有核细胞，可将有核细胞回收率明显提升。另外，该脐血库还得出不同体积相适应的最佳低速离心的时间，CT = 7.72 L-29.74，CT 为离心时间，L 为脐血体积（含抗凝剂）的自然对数。

近年来，根据脐带血制备的原理，市场上出现了半自动或者全自动的脐带血分离的仪器。早期，Baxter Healthcare 推出半自动封闭式血液分离仪 Optipress II，这款仪器主要是应用在血站系统，用于外周血成分的分离，但是通过实验证实也同样适用于脐带血的制备。在 3 000~3 500 g 离心力的作用下血液分层，然后放置在 Optipress II 仪器上，一次完成红细胞和血浆的分离，体积减少到一致的冻存体积。随着技术的发展，全自动封闭式的脐带血分离系统被引入脐带血库，主流有 Thermogenesis 公司生产的 AutoXpress（AXP）系统和 Biosafe 公司生产的 Sepax 系统。两款仪器均获得了美国 FDA 的批准，均运用光学的原理探测白膜层，利用瓣膜控制成分的分离，每份血的分离使用 1 份一次性的耗材。Sepax 系统由 1 个离心装置和 1 个电脑控制的活塞装置构成，离心过程中，装入脐带血的分离袋以纵向中轴为旋转轴旋转，红细胞沉降进入外层，血浆层进入靠近离心中轴的中央层。分层结束后，在轻离心的状态下，活塞上抬，在光学感应器和可调阀门的控制下，依次将不同组分分离入不同的收集袋中。有文献报道，Sepax 系统制备脐带血 TNC 的平均回收率为 84.2%（80%~87%），CD34$^+$ 的回收率略高，为 86%，血细胞比容在 36%~45%。这些结果与传统手工分离方法相当。而 AXP 系统则需要配合落地式离心机使用，使用 6 个 AXP 设备可以同时在 1 个离心机上处理 6 份脐带血。其工作原理同样是通过重离心使脐带血进行分层，然后在轻离心的条件下，利用光学敏感器的控制瓣膜的转动，将不同组分放入不同的收集袋中。

值得注意的是，Mantel 等在一项研究中指出，由于我们的采集和制备环境与体内真实环境存在差异，长期以来我们可能大大低估了脐带血或者骨髓中的造血干细胞的含量。结果显示，低氧（3%）条件下采集的鼠骨髓中造血干细胞含量是正常氧浓度情况的 5 倍，而人脐带血造血干细胞的低氧条件下处理同样可以获得正常氧浓度条件下的 3 倍造血干细胞，而且相应地显示了更好的植入效果。有学者进一步阐明离体氧刺激（EPHOSS）引起线粒体通透性改变（MPTP），进而增加了活性氧自由基（ROS）的产生，细胞内产生一系列信号引起细胞分化。有学者发现环孢素 A（CSA），其为一种用于移植后 GVHD 治疗的免疫抑制剂，通过抑制 MPTP 通路可以在正常氧浓度下抵消氧刺激的影响，获得低氧条件下相当的造血干细胞数量。造血干细胞数量有限一直是脐带血移植应用的短板，而此研究发现对脐带血采集、制备环节的操作有较好的提示，为提高脐带血中造血干细胞数量，促进其临床应用提供了指导意义。

二、造血干细胞的评价

（一）病原微生物检测

造血干细胞无论自体使用还是异体使用，都需要对其安全性和有效性进行评价。对于自体干细胞，安全性评价主要集中在无菌检测上。关注在采集、制备、冻存、复苏及运输过程中是否有细菌、真菌、支原体、内毒素和外膜病毒等的污染，确保造血干细胞产品的安全。无菌试验主要针对具有临床意义的细菌和真菌的检测，通常要求对制备后、冻存前的标本进行上述检测。尽可能用少量造血干细胞产品完成检测，因此，某些情况下采用儿童培养瓶培养检测。细菌培养包括需氧和厌氧两类。理论上讲，凡是对造血干细胞产品进行了操作，都应在操作结束之后取样进行培养。一般来讲，造血干细胞产品采集结束和制备后、冻存前应取样培养；如果冻存的产品输注前进行洗涤或分选，也应取样进行培养。对于异体使用来说，除了上述无菌检测外，还需要排除通过血液传播的传染病和遗传病，特别是 HIV、HBV、HCV 和梅毒等，有的国家加上对 HTLV-1 的检查。考虑到 CMV、EB 对移植的影响，不同的移植中心还加测 CMV 和 EB。对于脐带血造血干细胞产品来讲，由于来自一个未确定显性遗传的个体，因此还需要对通过血液垂直传播的遗传性疾病进行筛查。不同的国家和地区筛查的疾病种类偏重不同，但血红蛋白病的筛查是所有脐带血库都要求的。我国 2001 年颁布的《脐带血造血干细胞库技术规范（试行）》要求传染性疾病的检测包括常规输血前4 项检测，即 HIV-1/2 抗体、HBsAg、抗-HCV、梅毒血清学检测。国内部分脐带血库增加了抗-HBc 和 CMV-IgM 抗体检测。由于考虑到病毒感染存在检测的窗口期，所以 FDA、AABB 和 NET-FACT 等机构要求增加 HIV、HCV 的核酸检测和 HIV P24 抗原检测。我国 2015 年也推荐各个脐带血库增加 HBV、HCV 和 HIV 的核酸检测。关于血红蛋白病的筛查有多种方法，如血红蛋白电泳、血细胞分析、红细胞脆性试验、PCR 检测等。目前，国内多数脐血库采用血红蛋白电泳对供者进行初筛。我国在 2001 年颁布的《脐带血造血干细胞库技术规范（试行）》中特别提到"用于无血缘关系和有血缘关系移植的异基因脐带血，如果供者有血红蛋白病家族史或属于血红蛋白病高发的种族人群，还必须进行血红蛋白电泳检验"。我国也有部分脐带血库在异基因脐带血移植发放前增加检测脐带血标本的地中海贫血基因携带情况。

（二）CD34$^+$细胞绝对计数

绝大多数的采集中心和移植中心都通过流式细胞仪检测造血干细胞供者或产品中 CD34$^+$细胞的数量来评价动员是否成功，确定采集时机和采集是否足够等。脐带血库也采用流式细胞仪检测脐带血中 CD34$^+$细胞数来评价产品。通常情况下，根据射门圈定目标细胞群的策略不同，分为 Milan 方案、ISHAGE 方案和 SIHON 方案。其中，ISHAGE 方案是 1994 年由 Sutherland 等提出的，1996 年被国际血液治疗与移植工程协会（ISHAGE）干细胞计数委员会所采纳。用一台流式细胞仪测定 CD34$^+$细胞绝对计数，通过内含或加入已知数量的荧光微球作为内参而达到目的的。常用的是 Stem-kit 法和 ProCOUNT 法。Stem-kit 法的原理是基于 ISHAGE 方案的 CD34$^+$/CD45$^+$双色分析。根据血液标本中各类细胞表达 CD45$^+$的强弱不同和细胞内所含的颗粒密度不同，采用 CD45/SSC 射门，将干/祖细胞、淋巴细胞、单核细胞、中性粒细胞、红系细胞和细胞碎片清楚地区分开。ProCOUNT 法是一种 3 色分析方案，其原理是利用一种专利性的核酸染料，同时染色活细胞和死细胞内的 DNA 和 RNA，但细胞碎片等不能染色，以此设定阈值来框定有核细胞。再利用 CD45$^+$/CD34$^+$圈定有核细胞中的 CD45$^+$弱阳性 CD34$^+$阳性的细胞群。Stem-kit 法是实验时加入已知浓度的液体微球作为内参，而 ProCOUNT 法是采用了预先加入有已知准确数量的标准荧光微球的 TruCOUNT 绝对计数管做定量分析。前者可能会因加入液体微球操作的误差导致绝对计数的偏差，后者采用的是每微升标本中已知数量的参照微球，使细胞的绝对计数与流式细胞仪上获取的细胞量无关，相对而言，结果更可靠些。由于使用的流式细胞仪机型不同，采用的射门策略不同，不同的脐带血库和移植中心 CD34$^+$细胞绝对计数结果存在一定偏差，需要检测标准化。

目前，ISHAGE 方案广泛应用于造血干细胞移植产品评价中。近年来，美国 FDA、AABB 等强调检测具有活性的 CD34$^+$细胞数，所以现在推出的 CD34$^+$细胞计数试剂盒包括

CD45-FITC/CD34-PE 同型对照 PE，已知浓度的干细胞微球、溶血素和活性染料 7-ADD。该试剂盒可以区分造血干细胞产品中活的 CD34$^+$细胞、凋亡的细胞和坏死的细胞。

（三）细胞活性检测

大多数的移植中心和脐带血库均能采用台盼蓝染色法评价造血干细胞的细胞活性。台盼蓝染色法的原理是：细胞损伤或死亡时，台盼蓝可穿透变性的细胞膜，与解体的 DNA 结合，使其着色为蓝色；而活细胞能阻止台盼蓝进入细胞内，借此可鉴别死细胞和活细胞。具体操作是用生理盐水将检测样品稀释至 10^6 细胞/mL。再用移液器取 180 μL 稀释后样品移入 5 mL 离心管内，加 20 μL 0.4%台盼蓝液，混匀。吸取少量混匀液涂片，并在 3 分钟内于显微镜下分别计数活细胞和死细胞，算出活细胞率。台盼蓝染色只能指示总的有核细胞的死亡，不能区分细胞亚群。而且，凋亡的细胞也不能被台盼蓝染色检测到。因此，越来越多的脐带血库和临床移植中心认为，台盼蓝染色测得的细胞活性，对于造血干细胞产品的评价没有太大的价值。

近年来，更多的移植中心和脐带血库采用 7-氨基放线菌素 D 染色以提供单位脐带血所含的准确的活细胞剂量，通常与单平台流式 CD34$^+$细胞计数相结合，获得活的有核细胞数和活的 CD34$^+$细胞数。像 7-AAD 染色这种更具有重现性的技术，它能鉴定死细胞和凋亡的细胞，在不同细胞亚群（CD45$^+$、CD34$^+$、单个核细胞、多个核白细胞）的活性测定方面有其优势。其原理是：7-AAD 是一种核酸染料，它不能通过正常质膜。随着细胞凋亡/死亡过程推进，质膜对 7-AAD 的通透性逐渐增加，7-AAD 进入细胞核内，与 DNA 结合，在合适波长激发光的激发下发出明亮的红色荧光，将细胞分为 3 群：7-AAD 染色强阳性为死细胞，7-AAD 染色弱阳性为凋亡细胞，7-AAD 染色阴性为正常活细胞。应该重视的是如果对冻存的造血干细胞产品进行活性检定，连接在大袋上的小辫或一起冻存的小管由于降温速率存在差异，获得的小样细胞活性可能会略低。因此，从冻存小样获得的细胞活性结果只能作为大袋产品的一个基本估算。

（四）体外造血祖细胞功能测定

造血干/祖细胞体外增殖分化的潜能直接与输入患者体内重建其造血与免疫功能相关，是目前公认的造血干细胞移植植入强相关体外检测指标。造血祖细胞体外增殖分化的潜能主要通过造血祖细胞在半固体甲基纤维素培养基中集落形成单位进行评价。集落形成细胞（CFC）检测属于短期体外检测，它是利用在集落刺激因子的作用下，造血祖细胞可在黏性介质（甲基纤维素或琼脂）上形成集落，每个集落称为一个集落形成单位（CFU）。在不同的集落刺激因子的作用下，造血细胞可形成显微镜下可辨认的各系细胞，如 CFU-G、CFU-GM、CFU-CEMM 和 CFU-E 等。值得注意的是，CFC 检测所识别的造血祖细胞是粒—红系的，而不是 B 淋巴细胞系或 T 淋巴细胞系的。尽管 CFC 检测在不同的脐血库和移植中心存在较大的检测差异，但临床移植结果表明，复苏的造血干/祖细胞如果缺乏 CFC 生长或 CFC 生长不好，均与移植结局较差相关。特别是对于长期低温保存的单位脐带血而言，CFC 检测联合 CD34$^+$含量测定能够给临床医生提供更多的产品功能信息。多数脐带血库发放单位脐带血之前，均需复苏单位脐带血大袋上的附属冻存小管进行 CFC 检测，如果检测结果显示没有 CFU 生长，则该份单位脐带血不能发放。除了上述 CFC 短期体外检测外，在有基质细胞层的长期培养起始细胞测定能够提供造血干细胞产品的更多功能信息，但这一实验需耗时 2 个月。

（郑秀卓）

第三节　造血干细胞产品的储存和运输

一、造血干细胞的储存

（一）骨髓或外周血造血干细胞的储存

在骨髓移植或外周血自体或异体移植之前，造血干细胞往往需要被储存数周甚至数年，因此细胞冻存成为必不可少的环节。大多数细胞处理实验室使用终浓度为10%的二甲基亚砜（DMSO）作为冻存保护剂的主要成分。二甲基亚砜是一种重要的渗透型细胞保护剂，它能够快速穿透细胞膜进入细胞中，降低冰点，延缓冻存过程，同时提高细胞内离子浓度，减少细胞内冰晶的形成，从而减少细胞损伤。一些实验室加入羟乙基淀粉（HES）以降低DMSO的浓度（如5%DMSO与6%HES）。羟乙基淀粉是一种大分子非通透性细胞保护剂，这种高分子量聚合物可以防止细胞外部形成结晶，延缓冰晶的形成。

造血干细胞的冻存可以采用程控降温冻存法，也可以采用-80 ℃低温冻存法。很多临床机构多采用程控降温冻存。一般来说，将造血干细胞产品放置于箱体内，初始降温速度为1 ℃/min。当温度降至-14~-24 ℃时，造血干细胞产品会由液态转化为固态。之后，降温过程以1 ℃/min的速度降至-45 ℃，然后以5 ℃/min的速度降至-110 ℃，转入液氮中保存。程控降温采用计算机设定的程序精确控制冷冻的速率与合理的温度梯度，保证了细胞在冻存过程中不会因为降温速度波动而引起细胞不稳定，降低了降温对细胞的损伤。不同机构间的程序设定会略有不同。

不论是程控降温冻存还是非程控降温冻存，造血干细胞产品都需要被转移至液氮中长期保存。目前，越来越多的实验室将造血干细胞产品保存在气相液氮中（-150 ℃以下）。

（二）脐带血造血干细胞的储存

单位脐带血的冻存与骨髓或动员的外周血的冻存相似，均是希望对造血干/祖细胞有最好的保护。因此，10%的DMSO溶液是针对有核细胞，特别是不成熟的干/祖细胞最好的保护剂。目前，大多数的脐带血库均采用含有55%（w/v）DMSO和5%Dextran 40的冻存保护剂按1 : 4的比例加入制备好的单位脐带血悬液中，终浓度为10%的DMSO和1%的Dextran 40。因为DMSO在稀释过程中会释放大量的热能，所以冻存保护液加入脐带血中需要采取一些措施吸收DMSO释放的能量，避免对细胞的损伤。通常是在冻存袋外面加一"冷包"（0~4 ℃），并在加入过程中保持匀速摇动。冻存保护剂加好之后，就是程序降温的过程。细胞在冷冻过程中，会因为过快或过慢的降温速率导致损伤。利用程序降温仪，可以较好地控制细胞的降温速率。大量的实践表明，单位脐带血最佳的降温速率是每分钟降1~2 ℃，当温度达到-25 ℃时，降温速率可以提高至每分钟降5 ℃，降至-80 ℃以下，细胞活性受到的损伤较小，就可直接转入液氮中长期保存。

将近20年的脐带血库发展，广泛采纳的冻存技术有2种。一种是利用程序降温仪批量冻存单位脐带血，然后转入液氮储存罐中长期保存。这也是目前国内多数脐带血库采用的技术。因为一次程序降温涉及多份脐带血标本，所以如果每一份脐带血标本的体积不同，细胞组成存在差异，理论上讲那统一的降温速率就可能对某些单位脐带血更合适，而另一些次之，最终冻存效果存在差异。因此，多数脐带血库都控制单位脐带血最终冻存的体积一致，如 25 mL，并对每毫升所含的有核细胞数做出限制，如纽约脐血库要求有核细胞浓度安全值小于 2×10^8/mL。有研究者通过温度记录仪同步跟踪标本温度发现，当温度降到 -6 ℃附近时，样品温度会突然出现 1~4 ℃的回升，随后温度下降缓慢，直至（-12±2）℃时，温度下降才恢复正常。这一阶段可能是细胞内结冰形成释放潜热的时间，也是造血细胞产品由液态转变成固态的相变时间，需要调节程控降温速率，以吸收产品相变释放的热量，使实际降温速率仍然保持在每分钟降 1~2 ℃。另一种是全自动化的生物档案保存系统，集程序降温、长期储存和资料备份等功能于一体，由计算机控制，机械手操作，每一份脐带血单独程序降温，直接存放到长期保存的位置上，例如美国 Thermogenesis 公司出品的 BioArchive 系统就是这类自动化仪器。一个 BioArchive 系统罐可以储存 3 626 份单位脐带血。该系统的主要优点包括：①采用条形码自动识别，保证了每份脐带血存取时的唯一性；②计算机的自动储存和备份功能，保证了脐带血资料的安全和完整；③每一份脐带血单独进行程序降温，能够最大限度地优化样品降温速率；④程序降温结束后，机械手直接将脐带血放置在长期保存的位置，避免了单位脐带血转罐及随提架移动可能瞬时暴露在常温下的机会，这种瞬时暴露可能导致 200 ℃的温度变化。纽约脐带血库 2004 年一项回顾性的研究表明，使用 BioArchive 生物档案系统与传统冻存方法相比，能获得更好的活 TNC 回收率［（88.0±1.0）% vs（81.8±0.7）%］。

二、造血干细胞的运输

（一）骨髓或外周血造血干细胞的运输

为了使造血干细胞产品安全运达，必须考虑 3 个重要的问题：产品的完整性、运输人员的安全以及相关的法律法规。同时还需要根据产品的种类（新鲜产品或冻存产品）和路程的远近决定运输的条件。

在运输过程中，造血干细胞产品必须被放置于防止泄漏的储运容器中。之前必须验证在特定运输时间长度内，针对特定的细胞治疗产品，此储运容器可保持的温度范围。验证之后，实验室可以设定温度范围（例如对于冻存的脐带血，温度为 <-150 ℃）。对于新鲜的产品，多项研究表明，运输温度在 2~8 ℃可以更有效地保证 CD34+ 细胞的活性，尤其在运输时间介于 24~72 小时的情况下，保持这个温度范围就更加重要。

冻存产品需要采用液氮气相运输罐进行运输。在正确灌充液氮后，气相液氮在罐内形成可以维持罐内温度 <-150 ℃大约两周时间。期间，必须对罐内温度进行不间断的连续监控，并且在运输过程中要对罐体及外部容器进行正确的标记。此外，不同的运输方式（例如空运或陆路运输）要符合当地的法律法规。如果进行国际运输，则必须符合相关的国际标准与规定。产品严禁经过 X 线检查。产品相关的所有记录与文件必须伴随在整个运输过程中。

（二）脐带血造血干细胞的运输

液态脐带血的运输主要指脐带血从产科医院采集后，运送到各个脐血库的过程。在这个过程中，需要保证单位脐带血的完整性、细胞功能和捐献者个人信息的安全。因此，对运送脐带血的容器就有一定的要求，如温度、材料和标识等。运送容器应该能耐受极端的外部温度变化，容器外部要能防渗漏，不易破裂，并且能够耐受压力变化。容器内部的塑料密封袋等周围要有足够的可吸收材料，以防脐血渗漏或破袋后把外漏的脐血吸收。运送容器上要有清晰的标识，如生物危险标识，不能暴露在射线下等。美国对液态脐带血的运输要求是运送容器不仅要保证单位脐带血的质量，而且还要符合 FDA、国际航空运输协会（IATA）AABB 和 FACT 的相关法规、标准对包装和标识的要求。运送过程中，脐带血的温度要求可以是室温，也可以是 4 ℃左右。但多数脐血库采用冰袋隔离保存方式运送液态脐带血。另外一个重要参数是运输时间的限制。目前，大多数的公共脐带血库遵守从采集到运送回库制备冻存完成在 48 小时内。2011 年颁布的 NETCORD-FACT 标准已将自体脐带血库运输入库时间延长至 72 小时。

冻存脐带血的运输主要指从脐血库运送单位脐带血至移植病房。运送之前，需要脐带血库、移植中心、安检和运输部门等多方协调，制订好运输计划。根据临床对脐带血需求的紧急程度不同，脐带血从脐带血库运送到移植病房所需的时间不同，可以从 12 小时到 2 周不等。单位脐带血在发放前 24 小时就应转运在运输液氮罐里，当然，运输液氮罐最好是汽相液氮罐。汽相液氮罐可以保证一个类似液氮的气态环境，温度在 -135 ℃以下。每一次运输脐带血库的技术人员均应设立此次运输可接受的最长时间，并保证到达后 48 小时仍维持期望温度。运输过程中，最好有一连续的温度监测装置，它能记录下运输过程中液氮罐内的温度变化数据。如果没有连续的监测装置，至少应有一个液氮罐内的温度指示器，能指示液氮罐内的温度在运输过程中没有超出相关规定的范围。

运往移植中心的脐带血应有适当的标签，主要包括以下内容：①发放机构和接受机构名称；②脐带血处理记录和检测结果汇总；③运输罐温度控制及其罐内液氮处理等注意事项；④生物危险材料提示。

脐带血运输至移植中心可能涉及在一个国家内运输，也可能涉及在国家之间运输。作为货物运输，我们就要选择良好的货物运输公司，更重要的是该公司有能力在运输过程中追踪运输罐的行踪并保证将其安全送达移植中心。

（李　梅）

第四节　造血干细胞产品的临床回输和不良反应管理

一、骨髓或外周血造血干细胞的回输和不良反应管理

一旦骨髓或外周血造血干细胞产品复温，立即用无滤网的输液器从中心静脉导管输入。一些移植中心在回输时使用标准血液滤器。回输接近完成时，使用无菌生理盐水冲洗血袋及管路，可以最大限度地回输所有细胞。如果输注的速度过慢，也可以将无菌生理盐水直接加入血袋中。

为了尽量减少二甲基亚砜（DMSO）对细胞的毒性损伤，在患者可以耐受的范围内，移植中心会将造血干细胞产品尽快输完，尤其对于复温后未经洗涤或稀释的细胞产品。有些学者认为临床相关浓度（例如 5% 或 10%）的 DMSO，在 4 ℃或 37 ℃下 1 小时内都不会对造血干细胞产生毒性影响，但是同时他们也发现，在培养皿中加入 1% 的 DMSO 会抑制细胞的集落形成。以上研究多数基于新鲜细胞，DMSO 对于冻存过的造血干细胞的影响的研究还比较少。但是在回输复温未经洗涤的骨髓或外周血造血干细胞产品时，DMSO 可能造成的细胞损

伤成为必须考虑的因素。

回输之前、回输之后及回输后 1 小时，必须立即分别检查患者的各项生命体征。如有不良反应发生，应加强监控。造血干细胞回输产生的不良反应与输血反应十分类似，如过敏、溶血、发热反应以及微生物污染导致的反应。但是有些反应的产生和细胞制备方法相关，如红细胞去除、血浆去除、复温后洗涤或稀释。在小剂量回输或回输洗涤/稀释产品时，相对少发由 DMSO 导致的不良反应，如恶心、呕吐、咳嗽及头痛。虽然多数情况下，造血干细胞的回输比较安全，但是也有可能出现严重的不良反应。因此，在回输前后可能需要使用利尿剂、止吐药、退热药或抗组胺药。如发生任何中度到重度不良反应，必须立即通知移植主治医生以及细胞治疗实验室的医学总监。针对患者出现的症状，需要开展全面调查，包括进行各类检测，如直接抗球蛋白试验、抗体滴度测定、革兰染色或微生物培养等。移植中心应定期对临床植入及不良反应的数据进行讨论与分析，包括造血干细胞产品的各项质量指标，如剂量、活性及集落形成单位。

二、脐带血造血干细胞的回输与不良反应管理

脐带血临床输注前，移植小组都会对供受者情况进行讨论，涉及移植选择、细胞处理、运输、复苏、输注、不良反应、预处理方案以及总的预期等。为了让患者充分了解治疗步骤，在移植前 1 天或者前几天，主管医生应该向患者详细解释治疗过程。

脐带血输注过程中，可能发生与输血类似的反应，如过敏、溶血、发热以及细菌污染导致的反应。通常被认为与脐带血中含有的红细胞输注有关。目前脐带血处理及复苏的标准方法中包括红细胞和多余血浆去除、复苏后的洗涤过程，所以红细胞和血浆蛋白（如细胞因子、抗体等）引起的上述典型输血反应在脐带血输注中并不常见。而脐带血复苏后洗涤的目的是减轻因输注少量细胞碎片（如红细胞、粒细胞）、游离血红蛋白以及冻存过程中细胞溶解产物引起的肾脏损害和其他反应。由 DMSO 引起的反应，如恶心、呕吐、咳嗽、头痛、心律失常、呼吸心搏骤停等都不常见，这是因为单位脐带血中 DMSO 的量较低或洗涤的作用，通常低于 1 mg/kg。

细菌污染在脐带血库仍然存在，污染率为 2%~5%。大多数的脐带血库废弃污染脐带血，但其中少数脐带血库保存了污染脐带血，并将这些微生物的特性和药敏反应告知移植中心，由移植医生最终作出选择。一旦输注了在采集、制备或复苏过程中被污染的脐带血，其不良反应较大，需要临床做相应的药物治疗。明尼苏达州医疗中心 McKenna 等研究提示，严重的不良反应或并发症与脐带血输注无关。但有部分患者出现了一个或多个反应，包括：一过性血压升高、恶心、呕吐、味觉或嗅觉失调、轻度心率过缓、轻度短暂的咳嗽、无症状的氧饱和度降低、背痛、腹痛。没有患者出现发热/寒战、荨麻疹、低血压、呼吸困难、支气管痉挛以及胸痛。尽管脐带血输注发生的严重反应很少，但仍有可能发生。因此，静脉输注前 2~6 小时和输注后 6 小时给予利尿剂是有必要的。预防性使用抗吐药、退热药以及抗过敏药也是临床医生的一种选择。

一旦脐带血被复苏、洗涤，就要第一时间送达移植单位。护理人员应做好接收脐带血的记录，并通知医生。医生确认后，批准输注，脐带血则会通过静脉输液器直接输注，不需要针、泵以及滤器。由于脐带血复苏、洗涤需要 2~3 小时，延长了 DMSO 的细胞毒性作用，所以在患者耐受的情况下，脐带血应尽快完成输注。尽管脐带血中存在的 DMSO 量很少

（洗涤后细胞内仍有残留），但为了最大限度地保证细胞活性，在理想情况下应该在 15~30 分钟内输注完毕。因为复苏前的冻存脐带血体积多在 25~35 mL，复苏、洗涤后的脐带血总体积多在 60~100 mL，所以在这个时限内完成输注是可行的。

尽管有些机构在输注骨髓和外周血造血干细胞时使用了标准的血细胞滤器（170 μm）以去除聚集的细胞，但在脐带血输注中并非所有移植中心都有使用。如果输注时流速异常缓慢，可以直接将无菌盐水加入血袋中以增加流速。脐带血输注完毕，护理人员应用无菌盐水冲洗血袋和输液器，以将细胞损失降至最低，从而提高细胞输注剂量。

在输注前、输注完成时和输注完成后 1 小时都应观察患者生命体征。这种观察对于发现输注相关的不良反应十分必要。一旦出现异常的症状、体征或是严重的不良反应都应该立即通知主管医生和细胞制备实验室负责人。随即开展对于这些不良反应事件的调查和适当的实验室检测（如抗球蛋白试验、抗体滴度测试、革兰染色、细胞培养等）。填写脐带血输注的表格，包括受者的名字和唯一识别，输注的单位脐带血编号及唯一标识，以及接收脐带血的医务人员名字。记录细胞剂量、脐带血体积、适当的识别程序、日期、开始时间和输注时间，以及输注前后患者的状况和相关并发症。

（李　梅）

第五节　造血干细胞产品的质量控制

临床细胞治疗实验室进行质量控制（QC）检测有两个重要的目的：确认细胞的合格性与安全性。QC 检测包括细胞的安全性、纯度、唯一性、效力与稳定性。进行 QC 检测的项目多少取决于细胞生产的复杂性以及细胞在临床上的应用情况，主要看该细胞产品是已经成为某些疾病的标准治疗手段还是处于临床试验阶段。

造血干细胞的常规 QC 检测包括细胞计数和分类、细胞活性、$CD34^+$ 细胞计数、无菌检测与集落形成检测。用红细胞计数仪进行细胞计数与分类。细胞活性可以用多种方法检测，如台盼蓝、吖啶橙和 7-AAD。对于快速评估所有有核细胞的活性，可以采用染料或荧光染色镜检法。流式细胞术多用于检测特定细胞群的活性。大多数 $CD34^+$ 细胞计数的方法基于国际细胞治疗协会（ISCT）的指导标准。对于无菌检测，绝大多数实验室采用全自动微生物检测系统。

集落形成检测是临床实验室中对于造血干细胞而言唯一的真正功能性检测。集落形成检测的结果与骨髓、外周血或脐带血来源的造血干细胞的移植植入速度有直接关系。这种检测比较难以标准化，但是对于检测长期储存的脐带血造血干细胞来讲，其稳定性还是非常有意义的。

FDA、AABB 和 NETCORD、FACT 已公布脐带血库及其脐带血移植质量管理规范，并强调脐带血库的质量保证体系应该遵循 cGMP 和 cGTP。质量体系应该包括质量管理计划、文件和过程控制、偏差和不良反应、设施管理、仪器校正、培训、供者筛查、环境监控、供应管理与验证、过程控制、产品标识、储存、发放、质量控制检测、质量审核和投诉等，以确保脐带血库提供的脐带血造血干细胞产品之间的质量差异最小，产品安全和有效。

（王儒彬）

第五章

血液及其成分的病毒灭活

输血可能存在着未知及已知或无法有效检测与彻底控制的经血传播疾病风险，因此需要进行血液及其成分的病毒灭活与去除，目的是保证输血安全与消除血液污染的次生危害。

第一节　血细胞制品的病毒灭活

血细胞制品的病毒灭活实际上主要针对红细胞和血小板制剂，对这些制品的病毒灭活，除了要考虑灭活游离的病毒，还要能灭活与细胞或细胞蛋白结合或黏合的病毒；除了要灭活细胞外的病毒，还要灭活细胞内的病毒。血浆的存在也会使血细胞病毒灭活受抑。细胞的比积或细胞悬液浓度大，灭活效果不同。血细胞制品的病毒影响因素较多，并且血细胞较血浆蛋白复杂且脆弱，因此血细胞灭活技术发展较缓慢，研究也相应比较落后。血细胞制品的病毒灭活方法中，报道较多的是光敏物结合光照激活杀灭病毒。

一、红细胞的病毒灭活

目前，研究红细胞的病毒灭活技术主要在于选择适当的光敏剂结合适宜光源照射的光化学法，如核黄素（维生素 B_2）光化学法、S-303（补骨脂衍生物）法与 MBR（亚甲蓝光化学）法。

（一）核黄素（维生素 B_2）光化学法

1. 原理

维生素 B_2 易穿透病毒的细胞膜，在可见光的作用下发生光化学反应，对病毒核酸具有破坏作用。

2. 操作

至今尚无统一标准，各家方法不一。举例仅供参考。

（1）血液采集，制成压积为 40% 的红细胞悬液。

（2）在无菌条件下加入核黄素添加剂适量（终浓度为 150~200 μmol/L），混合。

（3）将待处理的血液成分转移至光照袋，热合封口，检查无渗漏。

（4）置于专门的 4 ℃病毒灭活工作柜或适当容器内，用可见光源进行光照处理。

（5）处理后的血液成分转入通用血袋。

（6）在 2~6 ℃条件下储存，供临床使用。

3. 注意事项

（1）光照袋应能满足对红细胞制剂的光照效果。

（2）血红蛋白对紫外光有强烈的吸收作用，应使用可见光（400~500 nm）作为激发光源；一般光照强度为 40 000 Lux，光照距离 5~6 mm，光照时间约 20 分钟。

（3）在一定范围内维生素 B_2 的剂量越大，灭活速度越快；单纯经维生素 B_2 处理病毒效果不明显。

（二）亚甲基蓝/光化学法

处理的红细胞渗透性常发生轻微改变，包括降低了红细胞中三磷酸腺苷（ATP），2，3-二磷酸甘油酸酯（2，3-DPG）水平，红细胞溶血率及悬液中的钾离子浓度增高，影响红细胞寿命。有报道，光保护剂如甘露醇、维生素 C、维生素 P 等对细胞与血浆蛋白有保护作用。

（三）S-303 技术

S-303 技术用于红细胞的病毒灭活，对 HBV、HCV 和 HIV 等病毒有效，不仅能灭活病毒，还能灭活细菌、病原虫（如疟原虫、Cruzi 锥虫）以及活性 T 淋巴细胞。S-303 技术不需要光照，而是通过 pH 的变化而被激活，激活后的 S-303 可形成 DNA 或 RNA 链间的共价化合物，从而阻止了病毒的复制活性。由于其作用目标是核酸，因此，对有细胞核的其他病原体的灭活也有效。

虽然有各国科学家致力于红细胞制品病毒灭活方面的研究，但还没有一项技术符合临床使用的要求而获得批准。如病毒灭活效果、红细胞的损伤、红细胞表面电荷变化、细胞可能出现低分化作用等问题仍然令人担忧。

二、血小板的病毒灭活

（一）核黄素（维生素 B_2）光化学法

1. 原理

维生素 B_2 在光照下发生光化学反应，对核酸具有破坏作用，从而达到灭活病毒的效果。

2. 操作

至今尚无国家标准。举例仅供参考。

（1）将维生素 B_2 的浓缩液与血小板浓缩液按 1：9 分别加入 2 个空血袋中。

（2）将 2 个血袋用导管相连，让血小板通过导管流入装有维生素 B_2 浓缩液的血袋中，使维生素 B_2 的最终浓度为 50 μmol/L，然后将血袋口密封。

（3）将血袋平放于摇床上，使血小板与维生素 B_2 混匀。

（4）用 UV 照射（波长 265~370 nm），使血小板的 UV 照射量为 6.2 J/mL，照射时间 8~10 分钟。

（5）在 20~24 ℃保存，供临床使用。

3. 注意事项

（1）维生素 B_2 没有毒性，所以无须移除。

（2）维生素 B_2 可用生理盐水配置成 500 μmol/L 的浓缩液，并将 pH 调节至 4.0~5.0，高温灭菌后待用。

（3）维生素 B_2 光化学法对血小板功能无显著影响。

（二）S-59法

1. 原理

S-59又称补骨脂素，在长波紫外线（UVA，320~400 nm）照射下激活，与病原体的核酸碱基反应，使核酸碱基对产生交联，核酸损伤直接导致病毒不能复制，从而达到灭活病原体的目的。

2. 操作

至今尚无国家标准。举例仅供参考。

（1）血小板浓缩液加入1个空血袋中。

（2）在血小板浓缩液中加入S-59，使终浓度为150 μmol/L，然后将血袋口密封。

（3）将血袋平放于摇床上，使血小板和S-59混匀5分钟。

（4）用UVA照射（波长320~400 nm），使血小板的UV照射量为3 J/mL，并摇动3分钟。

（5）血小板浓缩液经吸附过滤，去除S-59及其光降解副产物。

（6）处理后的血小板浓缩液在20~24 ℃保存，供临床使用。

3. 注意事项

（1）因为含有核酸的白细胞在病毒灭活的同时被杀死，所以不必对病毒灭活处理前的血小板制品过滤去白细胞。

（2）补骨脂在长波紫外线照射下激活，主要作用于核酸，作用时不需要氧气的存在；这种方法对DNA病毒灭活效果好，但对RNA病毒灭活效果略差。

（3）因为血小板为无核细胞，所以对血小板损伤小。

（4）由于血红蛋白对紫外光有强烈的吸收作用，应尽量去除血小板制品中的红细胞及其溶血现象。

（赵艳丽）

第二节　血浆的病毒灭活

血浆输注在临床输血中占有十分重要的地位。血浆有着较为广泛的用途，因此临床应用日益增加，加大了输血风险。血浆的病毒灭活方法较多，如亚甲蓝光化学法、有机溶剂/表面活性剂法（S/D法）、S-59光化学法、核黄素（维生素B$_2$）光化学法等。

一、亚甲蓝光化学法

1. 原理

亚甲蓝（MB）是一种感光型吩噻嗪染剂，可与病毒的表面以及病毒的核酸或蛋白结合后，在适当波长的光照下易激活而产生活性氧（过氧化物、过氧化氢和羟基）等光化学反应，对核酸或某些蛋白造成不可逆转的损害，导致病毒失活或失去穿透、复制及感染能力。

2. 操作

应符合GB 18469—2012或国家有关要求。举例如下。

（1）采集全血，6小时内分离血浆，并过滤去除白细胞。

（2）于无菌条件下加入亚甲蓝添加剂至终浓度为1 μmol/L，热合封口，检查无渗漏。

（3）平置于专门的病毒灭活柜或适当容器内，于荧光下（660 nm，30 000 Lux以上）

照射 30 分钟，或在波长为 590 nm 可见光下照射 20 分钟（180 J/cm²）。

（4）吸附、过滤、移除亚甲蓝及其光解产物。

（5）冰冻保存，供临床输注。

3. 注意事项

（1）使用白细胞过滤器代替冻融法可去除血浆中的细胞成分及颗粒，同时可去除细胞内、外的病原体，如 CMV、HTLV 和部分朊病毒（prion）等。

（2）亚甲蓝光化学灭活血浆病毒通常使用白色荧光源，照射强度 20 000～50 000 Lux，多选择用 30 000～40 000 Lux。

（3）亚甲蓝添加剂终浓度可选择 0.9～1.3 μmol/L。

（4）为了确保亚甲蓝光化学法灭活血浆病毒效果以及减少血浆蛋白消耗或活性降低，全血采集后应尽快分离新鲜血浆。

（5）使用照射仪或辐照箱应预先预热。

（6）该技术目前主要用于处理体积约为 375 mL 的单人份血浆。

二、有机溶剂/表面活性剂法

1. 原理

有机溶剂（S）与非离子型表面活性剂（D 剂）的混合物分解包膜病毒的类脂膜，使病毒失去黏附和感染细胞的能力及进行复制的能力。

2. 操作

举例仅供参考。

（1）取 100～2 000 人份的经相关传染病标志物检测合格、融化的同一血型新鲜血浆，混合。

（2）用 1 μm 滤器除去蛋白溶液中可能存在的颗粒。

（3）将 S/D 混合物加入血浆，边加边搅拌，使成终浓度为 1%（V/V）的 TNBP 和 1%（V/V）的 TritonX-45，在 30 ℃搅拌适当时间。

（4）将血浆溶液转入另一容器，在无菌条件下加入无菌植物油（豆油/蓖麻油）至最终体积比为 10%，将内容物摇动 30 分钟，使之均匀。

（5）平放于特制的摇动器上，恒速摇动不少于 15 分钟。

（6）将容器或袋子竖立静置 20 分钟以上，使油脂上层液相和溶液液相之间进行相分离。

（7）将血浆溶液转入另一容器（或袋子），经 C18 柱（含有十八烷基载体的层析柱）层析或吸附式过滤器移去 TritonX-45 等及其降解产物。

（8）对 S/D 处理后的血浆溶液进行除菌过滤。

（9）经凝血因子及其他主要蛋白质检测合格。

（10）分装储存袋，低于-18 ℃保存备用。

3. 注意事项

（1）S/D 法的灭活条件有多种，有机试剂品种与浓度选择的不同，病毒灭活的效果也不相同。

（2）非离子型表面活性剂的使用非常重要（通常为一种，有时为两种），其可避免溶剂在蛋白质上形成任何黏合物。该黏合物会损坏蛋白质的活性，且很难从蛋白质溶液中去除。

（3）S/D 处理前应先用 1 μm 滤器除去蛋白溶液中可能存在的颗粒（颗粒可能藏匿病毒，从而影响病毒灭活效果）；如果在加入 S/D 后过滤，则需检测过滤后 S/D 的浓度是否发生变化，如有变化，应进行适当调整。

（4）加入 S/D 后，应确保是均一的混合物。在灭活病毒全过程中，应将温度控制在规定的范围内。

（5）该方法适用于脂包膜病毒，如 HBV、HCV、HIV-1/2、HTLV-Ⅰ/Ⅱ 和 CMV 的灭活，并且效果肯定。

（6）由于 S/D 处理全血浆经过除菌过滤，细菌、血细胞、细胞碎片和任何残留寄生虫都被有效清除，并有利于大规模去病毒血浆生产；最近也应用于 2+ 人份混合血浆的处理。

（7）S/D 法可结合巴氏消毒和 15 nm、19 nm 或 35 nm 纳米膜过滤等方法使制品更安全。

（8）有机溶剂和表面活性剂的清除因加入物不同而异，C18 柱（含有十八烷基载体的层析柱）层析法适合于容易聚集成大分子的 TritonX-100 的去除；TNBP 用植物油进行预萃取，可大大降低其浓度；将目标蛋白质吸附在层析固定相（如离子交换剂或亲和吸附剂）上，是去除流动相中的 S/D 最常用的方法；因为有机溶剂和表面活性剂为微毒化合物，它们的残存量应符合有关规定，一般是 TNBP ≤ 10 ppm、Tween80 ≤ 100 ppm、TritonX-100 ≤ 10 ppm。

三、S-59 光化学法

1. 原理

S-59 是一个多环、平面结构的小分子量芳香族化合物，通过其平面结构的芳香环较易通过细胞的膜结构和病毒的包膜而插入核酸（DNA 或 RNA）螺旋区中，经长波紫外线（UVA，320~400 nm）照射下与病原体的核酸碱基反应，使核酸碱基对交联，核酸复制与转录受到抑制，从而达到灭活病毒的目的。

2. 操作

尚无国家标准，举例仅供参考。

（1）将血浆适量转移到 1 个 UVA 光照袋中。

（2）在无菌条件下加入 S-59 使其最终浓度达到 150 μm，培育 5 分钟。

（3）在 320~400 nm 的 UVA 下光照，摇动约 3 分钟。

（4）血浆经过吸附过滤装置，移去 S-59 及其光降解副产物。

（5）在低于-18 ℃冷冻储存备用。

3. 注意事项

（1）S-59 属于补骨脂素衍生物，在常温下呈白色无味的结晶粉末状，易溶于水，高温下稳定，可用高压蒸汽灭菌法灭菌处理。

（2）S-59/UVA 处理可灭活脂包膜病毒以及残留白细胞和寄生虫（克氏锥虫、利什曼原虫等），对部分细菌、螺旋体等也有杀灭作用；一些非脂包膜病毒对此处理有抵抗力。

（3）S-59/UVA 处理后，各种凝血因子和抗凝成分活性损失 13%~33%。

（4）制品中残余的 S-59 大部分转化为无生物学活性的光解产物，输注前产品经吸附或滤除 S-59 及其光产物可减少临床输血不良反应。

（5）该法已经被美国 FDA 批准用于临床，欧洲多个国家也批准用于临床。

四、核黄素（维生素B$_2$）光化学法

1. 原理

核黄素（riboflavin）即维生素 B$_2$，是一种小分子物质，易穿透病毒的细胞膜与插入核酸内部，在紫外光（UV）和可见光的照射下，引发鸟嘌呤氧化，导致核酸的单股断裂，形成共价化合物，使病毒丧失复制能力，从而达到灭活病原微生物的目的。

2. 操作

尚无国家标准，举例仅供参考。

（1）将血浆转入 1 个 UV 照明袋。

（2）在血浆中添加维生素 B$_2$ 至最终浓度达到 60 μmol/L，然后将袋口密封。

（3）将血袋平放于摇床上，使血浆和维生素 B$_2$ 混匀。

（4）然后用 UV 照射（波长 265~370 nm），使血浆的 UV 照射量为 6.2 J/mL，照射时间为 5~10 分钟。

（5）处理后的血浆转移到最终血浆袋。

（6）检测主要蛋白与凝血因子合格。

（7）在 -18 ℃以下冷冻保存备用。

3. 注意事项

（1）维生素 B$_2$ 没有毒性，无须移除。

（2）该法可保持纤维蛋白原（Fg）75%~80% 的活性，F Ⅷ与 F Ⅺ的损失达到 30%，vWF：RCo 的损失约为 15%。

（3）单纯维生素 B$_2$ 处理几乎无病毒灭活作用或灭活效果不明显。

（赵艳丽）

第三节　全血及其成分的病毒去除

全血及其成分的病毒去除工艺及方法较多，包括专门的和非专门的。非专门的方法如物理或化学沉淀、过滤与深度过滤、洗涤、层析、透析等，在去除病毒方面都有不同程度的作用。全血及其成分的病毒去除方法主要有纳米膜过滤法，这是为去除病毒而专门研发的去除病毒的方法。

一、纳米膜过滤

1. 原理

（1）纳米膜过滤（也称病毒过滤）所用的薄膜孔径在 15~50 nm。在纳米膜过滤中，大于滤膜标称孔隙度的病毒或病原体截留在薄膜上，而较小或较软的组分（如血浆蛋白）则通过滤膜存留在液相中。

（2）纳米膜对 HIV、牛病毒性腹泻病毒（BVDV）、伪狂犬病毒（PRV）、犬细小病毒（CPV）、脑心肌炎（EMC）病毒、HAV 的过滤效率分别为 >7.0log、>5.9log、>6.2log、>5.9log、>7.3log、>5.9log。

2. 作用

(1) 纳米膜过滤是表面直径较小病毒如甲型肝炎病毒（HAV）和细小病毒 B19 最有效的去除方法，是有效增强非包膜病毒去除的常用方法。此外，有报道通过 15 nm 甚至 35 nm 的纳米膜过滤，可去除 3~5 log 范围内的朊病毒。

(2) 纳米膜过滤可较好地保留血浆蛋白的完整性与生物学活性，蛋白质活性的回收率可达 90%~95%，并且还未发现存在生成新抗原的风险。

3. 方法与注意事项

(1) 随着流经纳米膜过滤器的蛋白质溶液增多，病毒穿过滤器的风险将增大（尤其是病毒大小接近过滤膜孔径大小时），应注意控制纳米膜过滤的压力、速度与温度。

(2) 使用较大孔径（如 35 nm）的滤膜不能过滤除去比它小的病毒；但如使用较小孔径（如 15 nm）的滤膜时，一些分子比它大的血浆蛋白分子（如Ⅷ因子）因不能滤过而损失。

(3) 过滤一段时间后，部分孔径堵塞，使过滤流速减慢，如操作不当，还会影响病毒过滤消除效果。所以，不能单独依靠膜过滤技术保证病原体的过滤清除效果，应与其他方法联合使用，如结合 S/D 法或巴氏消毒法、加热法等。还应使用过滤器（如 75 nm）过滤待处理的蛋白质溶液，以去除病毒复合物。

(4) 纳米膜过滤主要在目标蛋白纯化之后，除菌过滤之前应用；在去除非包膜病毒方面具有较高的可靠性。膜过滤技术验证研究时应考虑蛋白溶液的浓度、滤速、压力和过滤量等重要参数；在过滤前及过滤后应测试滤膜的完整性。

二、去除白细胞

1. 去除白细胞的方法

去除白细胞的方法有离心法、洗涤法与过滤法，血站常用过滤法，即利用白细胞体积大于白细胞过滤器平均孔径或网间隙而被拦截与吸附载留以滤除。方法：全血于采集后在适当时间内离心，以无缝接驳法或连袋法在一定恒温条件与速度下过滤去除白细胞，所得制品转移袋，经热合封口包装后置于适当温度贮血冰箱保存备用。

2. 去除白细胞的作用

(1) 过滤白细胞并不是为去除病毒而研发的专门去除病毒的方法，但是在去除病毒方面有极其重要的作用，因为在去除白细胞的同时也减少或降低了病毒在血液中的含量。

(2) 过滤白细胞可去除细胞内外的病原体，如 CMV、HTLV 和部分朊病毒等。通过白细胞过滤器能去除大约 50% 的朊病毒。使用高效去白细胞滤器，可以使制品中白细胞感染的 HIV 滴度降低 5.9log。

3. 注意事项

(1) 过滤白细胞并不是以去除病毒为目的，但过滤白细胞可以使血液进一步纯化，对输血安全起积极作用。

(2) 过滤法去除白细胞存在膜（网）孔被堵塞、膜（网）表面形成黏性附层、血凝块与血液黏稠度等问题，这些都会影响有效过滤面积和膜（网）通量的稳定性。过滤时的温度、速度与压力也会影响白细胞及其病毒去除效果和产品质量。

（陈　莹）

第四节　病毒灭活与去除的方法选择

一种灭活/去除病毒的方法，如果能使病毒感染剂量降低 99.999 9%（降低 6log），则相信经过该处理的血液成分制品应具有安全性。同时，该处理方法应能使血液成分充分保持其原有的理化—免疫和生物学特性，具有相同的疗效，最终产品无毒性。

一、病毒灭活/去除方法选择依据

1. 根据血液制品的种类选择

不同种类血液制品潜在的污染病毒的可能性不同，为此，选择病毒去除/灭活方法的侧重点也应有所不同。如输注全血可以传播 HBV、HCV、HDV、HIV-1、HIV-2、HTLV-Ⅰ、HTLV-Ⅱ、CMV、EBV、HB19 和埃博拉病毒等，而输注血浆制品传播 HTLV-Ⅰ、HTLV-Ⅱ、CMV、EBV 的风险相对较小。

2. 根据病毒存在的形式选择

病毒存在于血液中的形式各异，有的游离在血浆中，有的吸附于细胞表面，有的进入红细胞或白细胞内，也有整合入细胞 DNA 中的前病毒。

3. 根据病毒灭活/去除方法特点选择

（1）S/D 法可有效灭活脂包膜病毒，如 HBV、HCV、HIV-1/2 和 CMV，特别能有效地灭活 SARS 冠状病毒，并且不易使蛋白质变性，回收率高，适用于大批量血浆的处理。

（2）亚甲蓝光化学法可以灭活大多数脂质包膜病毒，如 HBV、HCV、HIV 和 HTLV 及部分非脂质包裹病毒，病毒灭活机制明确，性价比高，操作简便，目前多用于单袋血浆病毒灭活；但 S/D 法和亚甲蓝光化学法对非脂包膜病毒效果不佳。

（3）巴斯德消毒法灭活非脂包膜病毒所需时间比灭活脂包膜病毒时间长，对耐热病毒灭活不理想，并且受限于血浆蛋白的热不稳定性。

（4）纳米膜过滤在孔径大时不能过滤除去比它小的病毒，孔径小时可导致大量血浆蛋白损失。

（5）使用新的补骨脂素衍生物 S-59 法对血小板病毒灭活已有较多成功的经验，其灭活病毒种类多，面广，灭活效力高，对血小板损伤小；但 S-59 需要长波紫外线激活作用于病毒核酸，因此不适用于红细胞制品。

（6）S-303 病毒灭活技术对红细胞制品病原体灭活处理也积累了较多的宝贵经验，但是 S-303 技术可以使长期需要输血的镰状细胞贫血和地中海贫血患者产生抗体。

二、理想的病毒灭活方法特点

（1）在病毒种类方面，血液成分病毒灭活应能杀灭各种可能经输血传播的病毒，在数量上应能杀灭所有存在于血液和血液成分中的病毒。

（2）血液成分病毒灭活处理工艺或方法应能充分保持制品质量符合国家或行业的有关规定。

（3）病毒灭活处理后的血液和血液成分应充分保持原有的理化、免疫学及生物学特征，如蛋白质结构和功能活性的变化、蛋白质分子大小和形状的变化、免疫原性变化等，通常要求所引起的生物学活性损失应<20%，如红细胞在病毒灭活处理后的存活力应达到处理前的80%以上，血浆经处理后大部分凝血因子的活性保持在处理前的80%以上，如无其他更好的病毒灭活处理方法，可以以安全性为主，以保障治疗作用为原则选择使用某种病毒灭活方法。

（4）添加剂残存量低于安全限量，无新的有毒、有害物质产生，最终制品无毒性。

（5）血液成分病毒灭活处理工艺或方法可控、可靠和稳定，有标准操作规程。

三、方法的选择

（1）巴斯德消毒法和S/D法得到美国食品药品监督管理局（FDA）批准，是在世界范围内被广泛用于实际生产的成熟技术，经改进后可用于全血浆和单人份血浆的病毒灭活。

（2）光化学法对脂包膜病毒有高效灭活作用，并有用于血细胞成分的良好前景，但是，所有病毒灭活与去除方法都存在各自的缺陷，没有一种病毒灭活方法既能很好地保证对所有成分无影响，又可灭活/去除所有病毒。

（3）为了血液与血液制品安全，妥善的方法是选择可以互补的两种病毒灭活/去除技术，并使用适当的预处理工艺使血液及其成分更加纯化，以提高病毒灭活效果，减少负面的影响或干扰。

（陈　莹）

第五节　病毒灭活效力的评估

为了保证血液成分中病原体灭活的效果，必须对选用的病原体灭活方法、灭活病毒滴度测定和临床应用效果进行评估。

一、病毒灭活方法的评估

（一）评估依据

（1）安全、有效是评估病毒灭活方法的主要标准与基本要求，病毒灭活效果应符合这些要求。

（2）我国《血液制品去除/灭活病毒技术方法及验证指导原则的通知》（国药监注〔2002〕160号）规定，病毒降低量（log10）≥4log，表示该步骤去除/灭活病毒有效；如因检测方法造成病毒降低量<4log时，应盲传三代，如无病毒检出，方可认定是有效的灭活病毒方法。

（二）评估方法

1. 病毒灭活方法

从技术路线和工艺内容上评估可分为方法学评估、工艺流程评估、设备设施评估、材料评估、基本参数评估，如浓度、温度、光照度、纯度、速度、酸碱度、混浊度、压力、时间等。

2. 定期评估与经常性评估和使用前后评估相结合

单方法与多方法评估相结合。评估要准确和留有足够的效力以确保病毒灭活效果与安全。

（1）巴斯德消毒法和 S/D 法得到美国食品药品监督管理局（FDA）批准，是在世界范围内被广泛应用于实际生产的成熟技术，若经改进后用于全血浆和单人份血浆的病毒灭活，其具体方法需要评估。

（2）如白蛋白的巴斯德消毒法对 HIV 和肝炎病毒是安全的，其病毒灭活条件已很完善，可不要求进行病毒灭活验证。但是必须对巴斯德消毒法所用设施进行验证，使巴斯德消毒法各参数符合要求（包括制品内温度分布的均一性和灭活时间）。

（3）由于制品的组成、稳定剂（如氨基酸、糖、枸橼酸盐等）及其浓度的不同，均会对灭活病毒效果有一定的影响。

（4）病毒灭活用的干热箱至少每半年验证 1 次。

（5）膜过滤法在过滤前及过滤后应测试滤膜的完整性，该方法应与其他方法联合使用。同样的病毒灭活方法对不同的血液或血液制品的病毒灭活效果要验证评估。同样的血液或血液制品采用同一种病毒灭活方法，在使用某种不同材料（如保护剂）、设施（如消毒柜）与参数（温度、时间）条件下要验证与评估；在相同材料、设施与参数条件下也要经常验证评估这些条件的稳定性和可靠性。

（三）评估作用

（1）病毒灭活方法的评估是为了病毒灭活能达到或满足预期的目标与要求，并始终保持在这些验证与评估的合格范围内，制品的批间与瓶间各参数误差在允许的合格范围内，各种参数与参数变化的幅度在允许的合格范围内。

（2）好的病毒灭活方法及其工艺应具有安全性、有效性、可靠性、可控性、稳定性、易放大性和经济性的特点，应能满足人类社会明示的和隐含的需求。

二、病毒灭活效果的评估

病毒灭活效果的评估主要包括指示病毒的选择、评估方案的设计、评估的观察指标和评估结果的判定。病毒灭活效果的评估应符合国家药品监督管理局《血液制品去除/灭活病毒技术方法及验证指导原则》（国药监注〔2002〕160 号）等有关规定。

（一）指示病毒

血液或血液制品污染的病毒可能有多种，有的可能是人们已经认识的，而有的如今还未被认识，并且大小、结构、品种和数量各异。因此，指示病毒的使用与选择就尤其重要，要求如下。

（1）应该选择经血液传播的相关病毒（如 HIV、HBV 与 HCV），不能用相关病毒的，要选择与其理化性质尽可能相似的指示病毒。

（2）所选择的病毒理化性质应有代表性（如病毒大小、核酸类型以及有无包膜），其中至少应包括 1 种对物理和（或）化学处理有明显抗性的病毒。

（3）指示病毒滴度应该尽可能高（病毒滴度应 $\geq 10^6/\mathrm{mL}$）。

（4）指示病毒（模型病毒）应该能在细胞培养中生长并获得高滴度，而且容易检测。

（5）所选择的指示病毒至少应包括 HIV-1、HBV 和 HCV 模拟病毒以及非脂包膜病毒。

（6）指示病毒的选择应符合国家药品监督管理局《血液制品去除/灭活病毒技术方法及

验证指导原则》（国药监注〔2002〕160号）等有关规定。例如，以鸭乙肝病毒（DHBV）用作 HBV 的模型病毒，以牛腹泻病毒（BVDV）与辛德比斯病毒用作 HCV 的模型病毒，以脊髓灰质炎病毒（poliovirus）和脑心肌炎病毒（EMCV）用作 HAV 的模型病毒，以猪细小病毒（cPPV）用作人类细小病毒 B19 的模型病毒，水疱性口炎病毒（VSV）耐受的 pH 范围比较广，验证低 pH 孵放法灭活病毒效果时可选用此指示病毒。

（二）方案设计

病毒灭活效果评估和验证应注意以下内容和要求。

（1）去除/灭活病毒验证研究应符合 GLP 的要求。

（2）研究影响去除/灭活病毒效果的参数（包括机械参数和理化参数）允许变化的幅度。

（3）研究病毒灭活动力学，包括病毒灭活速率和灭活曲线。

（4）指示病毒滴度应该尽可能高（病毒滴度应 $\geq 10^6/\text{mL}$）。

（5）加入的病毒与待验证样品体积比不能高于 1：9。

（6）如可能，验证过程中每步取出的样品应尽快直接进行病毒滴定，不做进一步处理（如超离心、透析或保存、除去抑制剂或毒性物质等）；如果样品必须做进一步处理，或不同时间取出的样品要在同一时间进行测定，应考虑这些处理方法对病毒检测结果的影响。

（7）检测方法可包括蚀斑形成、细胞病变（如合胞体或病灶形成）、终点滴定或其他方法。这些方法应该有适宜的灵敏度和可重复性，每一个取样点应取双份样品并设有对照，以保证结果的准确性。

（8）如果制品的生产工艺中包含了两步或两步以上病毒去除/灭活方法，应该分别进行病毒灭活效果验证。

（三）观察指标

观察指标应包括以下方面内容。

1. 病毒方面

（1）去除/灭活病毒滴度。

（2）灭活病毒速率、灭活曲线。以列表和做图形式报告验证结果。

2. 病毒去除/灭活

各参数允许变化范围。

3. 蛋白质方面

（1）制品质量应符合《中国生物制品规程》或《中华人民共和国药典》有关规定。

（2）采用适当方法测定蛋白质结构和功能活性的变化。

（3）如果采用新的去除/灭活方法（包括更换使用已认可的病毒灭活方法或国内外未曾采用过的病毒去除/灭活方法），需对蛋白质半衰期和新免疫原性进行研究。

（四）效果的判定

判断病毒去除/灭活的有效性须综合考虑，不能仅以病毒去除/灭活的量来确定。在确定有效之前，必须考虑以下因素，审慎评价每次验证结果。

（1）验证试验所选择的病毒是否适宜，病毒验证的设计是否合理。

（2）病毒降低量（log10）≥4log，表示该步骤去除/灭活病毒有效；如因检测方法造成病毒降低量<4log 时，应盲传三代，如无病毒检出，可认定是有效的灭活病毒方法。

（3）病毒灭活动力学可更好地显示病毒灭活的效果。病毒灭活通常不是简单的一级反应，往往是起始反应速率快，其后变慢。如果病毒灭活速率随时间明显降低，表示该方法可能无效，或者残留的指示病毒对该灭活方法有抵抗力，说明该步病毒灭活方法无效。

（4）病毒实际滴度为基础病毒、指示病毒与样品 1：9 的比例混匀后零点取样的病毒滴度，通过与经去除/灭活病毒后的测定的实际病毒残留量的比较，作为该病毒去除/灭活方法（步骤）实际的灭活病毒的量。

（5）病毒检测敏感度的限值。

（6）效果的判定举例。

1）加入 6log 病毒，剩余 4log 病毒，可将去除/灭活病毒的 log 数计算在生产全过程中去除/灭活病毒总量之中，但是就此步（方法）去除/灭活病毒能力而言是无效的。

2）加入 6log 病毒，但由于制品本身的细胞毒作用，使得检测灵敏度限值为 4log，仅证明除去 2log 的病毒。在此种情况下需改变试验设计，重新进行验证。

3）加入 6log 病毒，但仍可测定 2log 的剩余病毒，且清除病毒的量可重复，并不受工艺的影响，应认为是可有效去除/灭活病毒的方法。

4）加入 6log 病毒，之后未检测出病毒。但是由于检测灵敏度限值为 2log，仅能认为大约清除或灭活了 4log 病毒。事实上可能≥4log，因此应判定此方法清除的病毒量≥4log。

5）病毒灭活动力学是非常重要的观察指标，如巴斯德消毒法（60 ℃，10 小时），如果病毒残留量很快降到最低检出限度值，说明此方法灭活病毒效果很好。如果病毒灭活速率缓慢，在灭活结束时才达到最低检出限度值，不能认为这是一个有效的病毒灭活方法。这就是说，评价验证结果不能仅考虑病毒降低量，同时也要考虑病毒灭活动力学。

三、临床应用的评估

血液或血液制品经病毒灭活/去除方法处理后的临床应用评估一般通过对患者相关疾病的疗效与安全性结合临床实验室检测结果进行，并与未经处理的或标准的血液或血液制品对比，在条件相当的情况下，评价病毒灭活/去除方法对血液或血液制品处理的效果。

（一）常用的评价指标和方法

1. 安全性
（1）输血并发症或不良反应发生率。
（2）产生新的抗原抗体免疫反应。
（3）致癌、致畸作用。

2. 临床疗效
（1）用量与使用频次改变。
（2）疾病或症状改善。
（3）食欲与精神等状态好转。

3. 临床实验室检查
（1）红细胞、血小板、凝血因子或血浆蛋白升高或降低。
（2）红细胞、血小板、凝血因子或血浆蛋白等体内回收率。

（3）红细胞、血小板、凝血因子或血浆蛋白等在体内的半衰期。

（4）血浆凝血因子时间（PT）与活化部分凝血因子时间（APTT）。

（5）蛋白质扩散系数、沉降常数和黏度的改变。

（6）血小板聚集、黏附功能等测定。

（7）红细胞浸透脆性试验与溶血试验等。

（8）血浆钾、钠离子含量测定。

（9）直接与间接球蛋白试验。

（10）血型检查与配血试验困难等。

（二）临床应用的评估举例

1. S-59 处理的血浆和血小板制剂

临床试验表明，经 S-59 法处理的血浆可有效用于治疗先天性或获得性凝血功能障碍、TTP 及逆转华法林引起的凝血功能异常。多中心的临床试验结果表明，34 例凝血因子 I、II、V、VII、X、XI、VIII 和蛋白 C 先天缺乏患者的 102 次出血治疗，都有效地达到了止血目的，疗效及安全性与未经病原体灭活处理的 FFR 相当。

2. S-303 处理的全血与红细胞制剂

42 名健康志愿者，输注经 S-303 处理并保存 35 天的 1 份自身红细胞（15 mL），可很好耐受，24 小时回收率大于 75%，但与对照组相比，还是有显著性降低〔（83.9±6.1）% vs（78.7±5.7）%，$P<0.003$〕。

28 名健康志愿者，献 1 单位全血经 S-303 处理并分成小份保存，并于献血后 7 天、14 天、21 天和 35 天分 4 次回输，每次 15 mL。多次输注后未观察到针对性抗体产生，24 小时回收率均大于 75%。

10 名健康志愿者，献 1 单位全血（500 mL）经 S-303 处理并保存 35 天，然后全剂量回输，证明安全、有效。

3. PEN110（二元乙撑亚胺）处理的红细胞制剂

（1）PEN110 病原体灭活处理后红细胞制品的 I 期临床试验中，12 名输注处理后的红细胞制品与未处理红细胞制品的对照临床试验结果显示：①溶血为 0.70%±0.24%，略高于对照组；②未发现直接抗人球蛋白试验（DAT）阳性红细胞和 ABO、Rh 红细胞血型分型改变；③输注后 24 小时回收率和半生存期相似，分别为（85.0±5.0）% vs（85.9±2.7）% 和（31.9±8.2）天 vs（32.9±3.3）天。

（2）PEN110 病原体灭活处理后红细胞制品的 III 期临床试验结果：与 S-303 的 III 期临床试验一样，在输注 PEN110 病原体灭活处理后的红细胞制品后，它可以使长期需要输血的镰状细胞贫血和地中海贫血患者产生抗体，因此 III 期临床试验被停止，未能最终被批准实际用于临床。

4. 亚甲蓝光化学法处理的血浆

关于 MB/可见光处理血浆的临床对比研究较少。然而，临床数据显示，尽管 vWF 蛋白酶 ADAMTS-13 水平表面看似正常，但 MB/可见光处理血浆比血栓性血小板减少性紫癜（TTP）患者体内未处理过的血浆的疗效小，从而导致使用时 TTP 患者对血浆交换次数需求更多，对血浆体积的要求更大（485 mL/kg vs 216 mL/kg）。

5. 维生素 B$_2$ 光化学法处理的血浆与血小板

就毒性而言，维生素 B$_2$ 被认为不具有致癌、诱变成致畸作用。它的 LD$_{50}$ 超过 10 000 mg/kg。与 S-59 光化学法处理的血小板相比，维生素 B$_2$ 光化学法处理血小板的临床试验无论是规模或数量都相对较小。有报道，维生素 B$_2$ 光化学法处理的血小板，保存 5 天后其功能性恢复和成活率较标准血小板均有显著性差异，但仍符合相关指南规定的标准，能够满足临床需要，未出现不良反应。

6. 工业化 S/D 处理全血浆

（1）S/D 处理全血浆总体上是有效的。对于治疗遗传性凝血因子缺乏的患者，S/D 处理全血浆有显著疗效；此外，S/D 处理全血浆的应用可使输血引起的急性肺损伤（TRALI）的发生率减少；无证据表明残留 S/D 会产生免疫原性或不良反应，这从 S/D 处理纯化血液制品的大量临床实践中得到确认。

（2）有大量的研究证实，S/D-FFP 的应用不会增加血浆输注量，其用来治疗肝病、维生素 K 缺乏或使用维生素 K 拮抗剂引起的继发性凝血功能障碍的效果与 FFP 治疗效果无显著性差异，包括血浆输注量、凝血因子时间（PT）<15 秒的患者比例及经输注血浆后停止出血的患者比例；另发现在治疗肝衰竭提高凝血因子水平及降低活化部分凝血因子时间（APTT）方面，与 FFP 比较也无显著性差异，在纠正 PT 和国际标准化比值（INR）方面，S/D-FFP 的效果更好。

（3）将 S/D 处理全血浆用于肝病、血栓性血小板减少性紫癜（TTP）或纤溶亢进患者时，一些临床报告中出现了不良反应。一般认为，其原因与某些抗凝蛋白和蛋白酶抑制剂的改变有关，此外，工业化 S/D 处理血浆在 TTP 和肝移植中心应小心使用。

临床应用的评估着重以安全、疗效好、适用为原则。安全包括短期效应、远期效应与临床应用的极限条件，体内性能可靠。疗效好也包括疗效明显、临床药学效率高、零风险并且疗效稳定。适用评估包括具有可操作性，容易与方便使用，使临床医院及其患者都容易接受，方便运输与保存。应确保输血安全与防止输血产生的任何次生危害。

（陈　莹）

第六章

临床输血

第一节　概述

成分输血是把血液中各种细胞成分、血浆和血浆蛋白成分用物理或化学的方法加以分离、提纯，分别制成高浓度、高纯度、低容量的制剂，临床根据病情需要，按照缺什么补什么的原则输用，来达到治疗患者的目的。

成分输血的原则是只给患者输注其需要的血液成分，从而避免或减少输注患者不需要的血液成分，降低输血不良反应与输血传播病毒的风险。因为病毒在各种血液成分中并非均匀分布，因而各种成分传播病毒的危险性也不一样：白细胞传播病毒的危险性最大，血浆次之，红细胞和血小板相对较安全。临床医生应根据患者的具体情况制订输血治疗方案：补充红细胞，提高携氧能力；补充血小板和凝血因子，纠正出血。

当前在我国临床输血领域还存在着一些陈旧的错误输血观念，应予以更新，树立科学合理用血的新观念。

一、全血不全

血液保存液主要是针对红细胞的特点而设计的，在（4±2）℃下只对红细胞有保存作用，而对白细胞、血小板以及不稳定的凝血因子毫无保存作用。血小板需在（22±2）℃振荡条件下保存，4 ℃静置保存有害；白细胞中对临床有治疗价值的主要是中性粒细胞，在4 ℃保存最长不超过8小时；凝血因子Ⅴ、凝血因子Ⅷ不稳定，需在-20 ℃以下保存其活性。全血中除红细胞外，其他成分不足一个治疗量，因而疗效差。

二、输注全血不良反应多

全血中的血浆可扩充血容量，故血容量正常的贫血患者输血量过大或输血速度过快可发生输血相关性循环超负荷（TACO）。全血中的红细胞、白细胞、血小板和血浆蛋白等含有多种复杂的血型抗原，这些抗原进入体内可刺激机体产生相应抗体，以后再次输全血时，易发生输血不良反应。全血中细胞碎片多，保存损害产物多；输注越多，患者代谢负担越重；全血与红细胞相比更容易产生同种免疫，不良反应多；保存期太长的全血中微聚物多，输血量大可导致肺微血管栓塞。

三、通常输注保存血比新鲜血更安全

梅毒螺旋体在（4±2）℃保存的血液中 3~6 天失去活力，疟原虫保存 2 周可部分灭活。另外，输血目的不同，新鲜全血的含义不一样：ACD 保存 3 天内以及 CPD 或 CPDA 保存 7 天内的全血视为新鲜血；补充凝血因子，至少当天的全血视为新鲜血；补充血小板，12 小时内的全血视为新鲜血；补充粒细胞，8 小时内的全血视为新鲜血。

四、尽量减少白细胞输入

这是当代输血的新观点。白细胞是血源性病毒传播的主要媒介物，一些与输血相关的病毒可以通过白细胞输入而传染，如巨细胞病毒（CMV）、人类免疫缺陷病毒（HIV）、人类 T 淋巴细胞病毒（HTLV）等。各种血液成分中所含的白细胞数量见表 6-1。保存全血中的白细胞尽管已经部分死亡，但残余的细胞膜仍有免疫原性，可致敏受血者。临床上输注含白细胞的全血或血液成分，常可引起多种输血不良反应，包括发热性非溶血性输血反应（FNHTR）、血小板输注无效（PTR）和输血相关性移植物抗宿主病（TA-GVHD）等。临床研究表明，非溶血性输血反应发生率的高低直接与输入白细胞含量多少有关。目前普遍认为，白细胞含量小于每袋 5×10^6 时，即能有效防止非溶血性输血反应的发生。

表 6-1　每单位血液成分中的白细胞数量

血液成分	白细胞数量
全血	10^9
悬浮红细胞	10^8
洗涤红细胞	10^7
冰冻红细胞	$10^6 \sim 10^7$
过滤产生的少白细胞红细胞	$<5 \times 10^6$
单采血小板	$10^6 \sim 10^8$
浓缩血小板	10^7
过滤产生的少白细胞单采血小板	$<5 \times 10^6$
融化的新鲜冰冻血浆	$0.6 \times 10^6 \sim 1.5 \times 10^7$

五、输血有风险

尽管血液经过严格程序的筛查、检测等处理，但依然存在发生输血传播疾病及其他输血不良反应的可能。可经输血传播的病原体包括病毒、梅毒、疟疾、细菌和朊病毒等；血液病毒标志物检测存在窗口期，它是指病毒感染后直到可以检测出相应的病毒标志物（病毒抗原、抗体或核酸）前的时期；处于窗口期的感染者已存在病毒血症，病毒标志物检测虽为阴性，但是其血液输入受血者将会导致感染。由于人类的血型系统复杂，目前红细胞上共发现 33 个血型系统，ABO 和 Rh 同型输血实际上输的还是异型血，其他血型系统不相同，可能作为免疫原输入而在受血者体内产生相应不规则抗体，导致输血不良反应的发生。

六、严格掌握输血指征，实施限制性输血策略

决定是否输血应同时结合患者的临床症状和血红蛋白浓度。美国血库协会（AABB）的建议如下。①对于病情稳定的住院患者可以实施限制性输血策略：对于成人和儿童 ICU 患者，血红蛋白（Hb）≤70 g/L 时考虑输血；对于外科手术患者，当 Hb≤80 g/L 或有临床症状时考虑输血。②对于已有心血管疾病的血流动力学稳定住院患者也可以实施限制性输血策略，当有临床症状或者 Hb≤80 g/L 时考虑输血。③对于血流动力学稳定的急性冠脉综合征的住院患者，AABB 无法给出建议以及开放性输血策略或限制性输血策略的阈值。

总之，在临床输血前一定要明确输血适应证，可输可不输的，坚决不输；开展成分输血，做到缺什么补什么；尽量输少白细胞的成分血，最好采用第三代白细胞滤器，滤除其中的白细胞；应用细胞因子促红细胞生成素（EPO）、G-CSF、GM-CSF 等以减少输血；提倡自体输血，加强患者血液管理；有条件者输注辐照的红细胞或血小板等，以减少输血传播病毒的风险，提高临床输血安全性。

（陈晓霞）

第二节　全血输注

全血（WB）是指将人体一定量的血液采集入含有抗凝保存液的血袋中，不进行任何加工的一种血液制剂。我国规定 200 mL 全血为 1 U。全血的有效成分主要是红细胞、血浆蛋白和部分稳定的凝血因子，其主要功能为载氧和维持渗透压。目前全血主要作为分离血液成分的原料，各种纯度高、疗效好的血液成分制剂已基本上取代全血在临床上的应用。

一、适应证和禁忌证

临床需用全血时应严格掌握适应证，主要应用于同时需要补充红细胞和血容量的患者，各种原因如产后大出血、大手术或严重创伤等引起的急性失血量超过自体血容量的 30% 并伴有明显休克症状时，在补充晶体液和胶体液的基础上，可输注全血。

各种成分输血的禁忌情况均应视为全血输注的相对禁忌证。

二、剂量及用法

（一）剂量

剂量视病情而定，需根据输血适应证、年龄、患者一般状况以及心肺功能等决定。60 kg 体重的成人每输入 1 U 全血约可提高血红蛋白 5 g/L；儿童按 6 mL/kg 体重输入，大约可提高血红蛋白 10 g/L。新生儿溶血病需要换血时，应根据病情选择合适的血液成分制剂，若应用全血进行换血治疗时应注意掌握出入量平衡。

（二）用法

全血输注时应用标准输血器，最好使用白细胞过滤器，特殊患者还应进行血液辐照处理，以减少输血不良反应。输全血的速度应根据患者具体情况进行调整。通常，开始时输血速度应

较慢，一般为 5 mL/min，数分钟后可适当调快，1 U 全血多控制在 30~40 分钟输完较适宜。严重急性失血患者输血速度可加快，婴幼儿、心功能不全以及老年患者输血速度应减慢。

（陈晓霞）

第三节　红细胞输注

红细胞输注是根据患者具体病情，选择不同类型红细胞制剂进行输血治疗，其主要目的是补充红细胞，纠正贫血，改善组织氧供。红细胞输注适用于循环红细胞总量减少致运氧能力不足或组织缺氧而有临床症状的患者，也可用于输注晶体液或胶体液无效的急性失血患者，不应用于扩充血容量、提升胶体渗透压、促进伤口愈合或改善患者的自我感觉等。红细胞输注是现代成分输血水平的最主要标志之一。在输血技术水平较高的国家和地区，红细胞输注率在 95% 以上。

临床上输注红细胞应根据患者具体情况具体分析，不同患者对氧的需求存在显著的个体差异，其输注决定应结合临床评估而不仅根据实验室数据。血红蛋白浓度在决定是否需要输注红细胞中有重要的参考价值，但不是决定性指标，不能仅凭实验室检查，如血细胞比容、血红蛋白浓度等来指导红细胞输注，应综合考虑患者一般情况和创伤程度、手术、预计失血量及速度、贫血原因及其严重程度、代偿能力等因素，经充分权衡输血利弊，决定是否输注红细胞并选择合适类型的红细胞制剂等。

一、悬浮红细胞输注

悬浮红细胞（SRBC）又称添加剂红细胞，是目前国内应用最广泛的红细胞制剂。它是从全血中尽量移除血浆后制成的高浓缩红细胞，并加入专门针对红细胞设计的添加剂，使红细胞在体外保存效果更好，静脉输注流畅，一般不需要在输注前另外加入生理盐水稀释。其保存期随添加剂配方不同而异，一般可保存 21~42 天。

悬浮红细胞的适应证广，适用于临床大多数贫血需要补充红细胞、提高携氧能力的患者：①外伤或手术引起的急性失血需要输血者；②心、肾、肝功能不全需要输血者；③血容量正常的慢性贫血需要输血者；④儿童的慢性贫血等。

二、浓缩红细胞输注

浓缩红细胞（CRBC）与全血相比，主要是去除了其中的大部分血浆，但其具有与全血相同的携氧能力，而容量只有全血的一半，其中的抗凝剂、乳酸、钾、氨也比全血少。浓缩红细胞应用于心、肝、肾功能不全的患者较全血安全，可减轻患者的代谢负担。由于浓缩红细胞存在过于黏稠、临床输注困难、无红细胞保存液的问题，现在采供血机构已较少提供。

三、少白细胞红细胞输注

少白细胞红细胞是在血液采集后应用白细胞过滤器滤除白细胞后制备的红细胞制剂，白细胞清除率和红细胞回收率都很高，输血不良反应少，在发达国家已逐渐替代悬浮红细胞。

少白细胞红细胞主要用于：①需要反复输血者，如再生障碍性贫血、珠蛋白生成障碍性贫血、白血病等患者；②准备做器官移植的患者；③由于反复输血已产生白细胞或血小板抗体，引起非溶血性发热反应的患者。

四、洗涤红细胞输注

洗涤红细胞已去除80%以上的白细胞和99%的血浆，保留了至少70%的红细胞。输注该制品可显著降低输血不良反应的发生率。洗涤红细胞主要用于：①输入全血或血浆后发生过敏反应的患者；②自身免疫性溶血性贫血患者；③高钾血症及肝、肾功能障碍需要输血的患者等。

五、冰冻红细胞输注

冰冻红细胞又称冰冻解冻去甘油红细胞，是利用高浓度甘油作为红细胞冷冻保护剂，在-80 ℃下保存，需要使用时再进行解冻、洗涤去甘油处理后的特殊红细胞制剂，目前主要用于稀有血型患者输血。该制品解冻后应尽快输注。

六、辐照红细胞输注

辐照红细胞不是单独的红细胞制剂，而是对各种红细胞制剂进行辐照处理，杀灭其中免疫活性的淋巴细胞，达到预防输血相关性移植物抗宿主病（TA-GVHD）的目的。辐照红细胞主要适用于有免疫缺陷或免疫抑制的患者输血、新生儿换血、宫内输血、选择近亲供者血液输血等。

七、年轻红细胞输注

年轻红细胞大多为网织红细胞，其体积较大而比重较低，故可用血细胞分离机加以分离收集。它主要用于需要长期反复输血的患者，使输血间隔延长，输血次数减少，从而减少或延缓因输血过多所致继发性血色病的发生。

八、剂量及用法

1. 剂量

根据病情而定，成年患者如无出血或溶血，1 U 红细胞制剂可提高血红蛋白 5 g/L。原则上无须提高血红蛋白浓度至正常水平，以能改善和满足组织器官供氧即可，通常提高血红蛋白浓度到 80~100 g/L。洗涤红细胞在洗涤过程中损失部分红细胞，输注剂量应比其他类型红细胞制剂大一些。有研究者推荐儿童剂量为增加血红蛋白（x g/L）所需要的血量（mL）= 0.6x×体重（kg）；另有研究者认为，婴儿按 10 mL/kg 输注红细胞可使血红蛋白浓度提高约 30 g/L。

2. 用法

根据病情决定输注速度，通常红细胞输注速度宜慢，不宜太快。成年人输注 1 U 红细胞制剂不应超过 4 小时，或按 1~3 mL/（kg·h）速度输注。心、肝、肾功能不全，以及年老体弱、新生儿及儿童患者，输注速度宜更慢，或按不超过 1 mL/（kg·h）速度输注，以免发生输血相关性循环超负荷（TACO），而急性大量失血患者应加快输血速度。输注红细胞制剂时，除必要时可以加入生理盐水外，不允许加入任何药物。

（孙 琪）

第四节　血小板输注

血小板输注主要用于预防和治疗血小板数量或功能异常所致出血，以恢复和维持机体正常止血和凝血功能。目前我国规定手工法由 200 mL 全血制备的浓缩血小板（PC）为 1 U，所含血小板数量应 $\geq 2.0 \times 10^{10}$；血细胞分离机采集的单个供者浓缩血小板（SDPC）规定为单采血小板 1 U（袋），即为 1 个治疗量，所含血小板数量应 $\geq 2.5 \times 10^{11}$。单采血小板于（22 ± 2）℃振荡条件下可保存 5 天。手工制备的血小板混入的白细胞和红细胞则较多，而单采血小板浓度高、纯度高、白细胞和红细胞含量少，输注后可快速提高血小板计数，显著降低发生血小板输注无效的概率。

一、适应证

临床医师应根据患者的病情、血小板的数量和功能以及引起血小板减少的原因等因素综合考虑是否输注血小板。据美国血库协会（AABB）调查发现：超过 70% 的血小板输注是预防性的，只有不足 30% 为治疗性输注，用于止血目的。

1. 预防性血小板输注

预防性血小板输注可显著降低血小板计数低下患者出血的概率和程度，特别是减少颅内出血和内脏大出血的危险性，降低病死率，具有显著的临床疗效。若血小板计数低下并伴有血小板破坏或消耗增加的因素，如感染、发热、败血症、抗凝剂治疗、凝血功能紊乱（如弥散性血管内凝血）、肝衰竭等，发生出血的危险性则更大。因此，预防性血小板输注在血小板输注中占主导地位，但仅限于出血危险性大的患者，不可滥用。

各种慢性血小板生成不良性疾病，如再生障碍性贫血、恶性血液病、大剂量放化疗后、造血干细胞移植后等引起的血小板减少，输注血小板使之提高到某一水平，可防止出血。当血小板计数低于 $5 \times 10^9/L$ 时，无论有无明显出血都应及时输注血小板，以预防发生颅内出血。若血小板计数低下患者须手术或侵入性检查，血小板计数 $\leq 50 \times 10^9/L$ 者须预防性输注血小板，同时应考虑手术部位（是否利于压迫止血）和手术大小，脑部或眼部手术须提高患者血小板计数 $> 100 \times 10^9/L$。

2. 治疗性血小板输注

治疗性血小板输注用于治疗存在活动性出血的血小板减少患者。

（1）血小板生成减少引起的出血。

（2）大量输血所致的血小板稀释性减少，血小板计数低于 $50 \times 10^9/L$ 伴有严重出血者。

（3）感染和弥散性血管内凝血：严重感染特别是革兰阴性细菌感染者，血小板计数低下是常见并发症，可能由于血小板寿命缩短，或骨髓造血受抑，或两者兼而有之。若血小板计数降至极低水平并引起出血，则需输注血小板，且起始剂量应加大。对于弥散性血管内凝血首先应针对病因治疗，若是血小板计数降低引起的出血，应输注血小板。

（4）特发性血小板减少性紫癜（ITP）：ITP 患者体内存在针对血小板的自身抗体，在体外可与多数人血小板起反应。ITP 患者输注血小板后血小板寿命显著降低，甚至使低下的血小板计数降至更低，因此 ITP 患者输注血小板应严格掌握指征：①脾切除等手术的术前或术中有严重出血者；②血小板计数低于 $20 \times 10^9/L$ 并伴有出血，可能危及生命者。若输注前应用静脉注射免疫球蛋白可延长输入血小板的寿命。

（5）血小板功能异常所致严重出血：有的患者，如巨大血小板综合征、血小板病患者等，虽然血小板计数正常，但功能异常。当这些患者出现威胁生命的严重出血时，需要及时输注血小板以控制出血。

二、禁忌证

肝素诱导性血小板减少症（HIT）和血栓性血小板减少性紫癜（TTP）均为血小板输注的禁忌证。HIT 是药物诱导的免疫性血小板减少症，常引起严重血栓，故不应输注血小板。TTP 患者血小板计数极低，可能是由于血栓形成消耗大量血小板所致，输注血小板可能加重TTP，除非有威胁生命的出血，否则禁忌使用，因为血小板输注后可促进血栓形成而使病情加重，可通过血浆输注、血浆置换和药物等治疗 TTP。

三、剂量及用法

（一）剂量

血小板输注的剂量和频率取决于个体情况，视病情而定。成人预防性输注血小板时，推荐使用一个治疗量，若不出现血小板输注无效，这将使体内血小板计数增加 $20 \times 10^9/L$。当血小板用于治疗活动性出血时，可能需要更大剂量；年龄较小的儿童（<20 kg），输注 10~15 mL/kg 直至一个治疗量的血小板；年龄较大的儿童，输注一个治疗量的血小板。若患者存在脾大、感染、DIC 等导致血小板减少的非免疫因素，输注剂量要适当加大。

（二）用法

血小板输注要求：①ABO 血型相合；②Rh 阴性患者需要输注 Rh 阴性血小板；③血小板输注应用过滤器（滤网直径 170 μm）；④严禁向血小板中添加任何溶液和药物；⑤输注前要轻摇血袋、混匀，以患者可以耐受的最快速度输入；⑥因故未能及时输注不能放冰箱，可在室温下短暂放置，最好置于血小板振荡箱保存。

四、特制血小板制剂

1. 移除大部分血浆的血小板

适用于不能耐受过多液体的儿童及心功能不全的患者，也适用于对血浆蛋白过敏者。

2. 洗涤血小板

将单采血小板通过洗涤去除血浆蛋白等成分，防止血浆蛋白引起的过敏反应，增强输注效果，适用于对血浆蛋白过敏者。

3. 少白细胞血小板

在单采血小板过程中、血小板贮存前或输注时滤除白细胞，可大大降低其中的白细胞含量，预防发热性非溶血性输血反应、HLA 同种免疫和亲白细胞病毒，如巨细胞病毒（CMV）、人类亲 T 细胞病毒（HTLV）的感染，主要适用于需要反复输注血小板和有 HLA 抗体而需要输注血小板的患者。

4. 辐照血小板

输注前应用 γ 射线进行辐照，灭活其中有免疫活性的淋巴细胞而不影响血小板功能，大大降低 TA-GVHD，主要适用于有严重免疫损害的患者。

五、血小板输注疗效评价

许多因素影响血小板输注效果，因此需进行正确评价。对于治疗性血小板输注，评价输注有效性的最重要指标就是临床止血效果，应观察、比较输注前后出血速度、程度的变化；对于预防性血小板输注，应确认不会产生血小板减少性出血，常用的实验室检查指标包括校正血小板计数增加值（CCI）和血小板回收率（PPR）。

（孙 琪）

第五节 血浆输注

血浆制品主要有新鲜冰冻血浆（FFP）和普通冰冻血浆（FP）两种。其主要区别是FFP中保存了不稳定的凝血因子Ⅴ、Ⅷ活性。近年来，为减少输血传播疾病的风险，各种经病毒灭活的血浆逐渐应用于临床。

一、新鲜冰冻血浆输注

（一）适应证

新鲜冰冻血浆（FFP）是由抗凝的新鲜全血于6小时内，在4 ℃离心将血浆分出并迅速在-50 ℃以下冰冻成块制成。FFP常用的规格有每袋200 mL、100 mL和50 mL。FFP含有全部凝血因子，一般每袋200 mL的FFP内含有血浆蛋白60~80 g/L，纤维蛋白原2~4 g/L，其他凝血因子0.7~1.0 U/mL。FFP在-20 ℃以下可保存1年，1年后成为普通冰冻血浆。

FFP主要用于补充体内先天性或获得性各种凝血因子缺乏：①单个凝血因子缺乏，如血友病，无相应浓缩制剂时可输注FFP；②肝病患者获得性凝血功能障碍；③大量输血伴发的凝血功能紊乱；④口服抗凝剂过量引起的出血；⑤血栓性血小板减少性紫癜；⑥免疫缺陷综合征；⑦抗凝血酶Ⅲ缺乏；⑧DIC等。

（二）禁忌证

FFP输注的禁忌证：①对于曾经输血发生血浆蛋白过敏的患者，应避免输注血浆，除非在查明过敏原因后有针对性地选择合适的血浆输注；②对血容量正常的年老体弱患者、重症婴幼儿、严重贫血或心功能不全的患者，因有易发生循环超负荷的危险，应慎用血浆。

（三）剂量及用法

1. 剂量

FFP输注剂量取决于患者具体病情需要，一般情况下，凝血因子达到25%的正常水平基本能满足止血要求。由于每袋FFP中含有的凝血因子量差异较大，因此，输注FFP补充凝血因子时，动态观察输注后的止血效果对决定是否需要增加用量十分重要。一般成年患者的首次输注剂量为200~400 mL。儿童患者酌情减量。

2. 用法

FFP在37 ℃水浴中融化，不断轻轻地摇动血袋，直到血浆完全融化为止。融化后在24小时之内用输血器输注，输注速度为5~10 mL/min。对于老年人、心肾功能不全者和婴幼儿患者应减慢输注速度。

(四) 注意事项

①融化后的 FFP 应尽快输注，以免血浆蛋白变性和不稳定的凝血因子失活。②输注 FFP 前不需做交叉配合试验，但最好与受血者 ABO 血型相同。如果在紧急情况下无同型血浆，可输注与受血者 ABO 血型相容的血浆：AB 型血浆可安全地输给任何血型的受血者；A 型血浆可以输给 A 型和 O 型受血者；B 型血浆可输给 B 型和 O 型受血者；O 型血浆只能输给 O 型受血者。③输注 FFP 前肉眼检查为淡黄色的半透明液体，如发现颜色异常或有凝块，则不能输注。④FFP 不能在室温下放置使之自然融化，以免大量纤维蛋白析出。⑤FFP 一经融化，不可再冰冻保存，如因故融化后未能及时输注，可在 4 ℃暂时保存，但不能超过 24 小时。⑥目前 FFP 有滥用趋势，如将其用于扩充血容量、提升白蛋白浓度、增加营养、增强免疫力、消除水肿、加快愈合等不合理临床应用。

二、普通冰冻血浆输注

普通冰冻血浆（FP）主要包括从保存已超过 6 小时的全血中分离出来的血浆、全血有效期以内分离出来的血浆、保存期满 1 年的 FFP。普通冰冻血浆在 -20 ℃以下可保存 5 年。FP 主要用于凝血因子 V 和Ⅷ以外的凝血因子缺乏患者的替代治疗。

（孙　琪）

第六节　冷沉淀输注

冷沉淀（Cryo）又称为冷沉淀凝血因子，是新鲜冰冻血浆在低温下（2~4 ℃）解冻后沉淀的白色絮状物，是 FFP 的部分凝血因子浓集制品。Cryo 在 -20 ℃以下保存，有效期从采血之日起为 1 年。每袋 Cryo 是由 200 mL FFP 制成，体积为（20±5）mL，主要含有≥80 U 凝血因子Ⅷ、150~200 mg 纤维蛋白原（Fg）以及凝血因子ⅩⅢ、纤连蛋白（FN）、血管性血友病因子（vWF）等。Cryo 主要用于补充凝血因子Ⅷ、vWF、纤维蛋白原、凝血因子ⅩⅢ等。由于 Cryo 制备过程中缺乏病毒灭活，导致输注后感染病毒风险增加，在一些发达国家已较少应用。但由于制备工艺较为简单、成本低，目前 Cryo 在我国临床应用还较多，使用时应严格掌握适应证，不可滥用。

一、适应证

1. 血友病 A

血友病 A 的治疗主要是补充凝血因子Ⅷ，Cryo 是除凝血因子Ⅷ浓缩剂外的最有效制剂之一。

2. 先天性或获得性纤维蛋白原缺乏症

对严重创伤、烧伤、白血病和肝衰竭等所致的纤维蛋白原缺乏，输注 Cryo 可明显改善预后。

3. 先天性或获得性凝血因子ⅩⅢ缺乏症

由于 Cryo 中含有较丰富的凝血因子ⅩⅢ，故常用作凝血因子ⅩⅢ浓缩剂的替代物。

4. 血管性血友病（vWD）

vWD 表现为血浆中 vWF 缺乏或缺陷。vWD 代偿治疗理想制剂之一就是冷沉淀，其中含有较高的凝血因子Ⅷ和 vWF。

5. 获得性纤连蛋白缺乏症

纤连蛋白是重要的调理蛋白。在严重创伤、烧伤、严重感染、血友病、皮肤溃疡和肝衰竭等疾病时，血浆纤连蛋白水平可明显下降。Cryo 可用于这些获得性纤连蛋白缺乏症患者。

二、禁忌证

冷沉淀输注的禁忌证是除适应证以外的其他凝血因子缺乏症。

三、剂量及用法

1. 剂量

冷沉淀输注的常用剂量为（1~1.5）U/10 kg 体重，存在剂量依赖性特点，即初次治疗效果较差者，增大剂量重复使用，可获得较好的效果。

2. 用法

冷沉淀在 37 ℃水浴中完全融化后必须在 4 小时内输注完毕。输注冷沉淀时，应采用标准输血器静脉滴注。由于输注冷沉淀时袋数较多，可事先将数袋冷沉淀集中混合在 1 个血袋中静脉滴注，也可采用"Y"形输液器由专人负责在床边进行换袋处理。以患者可以耐受的速度快速输注冷沉淀。冷沉淀选择 ABO 同型或相容输注。

四、注意事项

（1）冷沉淀中不含凝血因子Ⅴ，一般不单独用于治疗弥散性血管内凝血。

（2）冷沉淀融化后应尽快输注，在室温放置过久可使凝血因子Ⅷ失活，因故未能及时输用，不应再冻存。

（3）冷沉淀融化时温度不宜超过 37 ℃，以免凝血因子Ⅷ失活。若冷沉淀经 37 ℃加温后仍不完全融化，提示纤维蛋白原已转变为纤维蛋白，此种情况不能使用。

（4）制备冷沉淀的血浆，虽然经过严格的 HBsAg、抗-HCV、抗-HIV 及梅毒血清学等病原学检测，但依然存在漏检的可能，加之没有进行病毒灭活处理，因此，随着输注次数的增加，发生输血传播疾病的风险不断增高，尤其是遗传性凝血因子缺乏的患者，终生需要相应因子替代治疗。例如，血友病 A 患者出血的治疗，每次至少需要输注多个供者血浆制备的冷沉淀，长期反复输注可能需要接受数以千计的供者血浆，发生输血传播疾病的概率则增加千倍。因此，对凝血因子缺乏患者的治疗，首选相应因子浓缩制剂。目前，国内已有凝血因子Ⅷ浓缩剂、纤维蛋白原制品等生产。对于血友病 A 患者，首选凝血因子Ⅷ浓缩剂；纤维蛋白原缺乏患者，选择纤维蛋白原制品。这些凝血因子制品在生产过程中有可靠的病毒灭活处理工艺，可使发生输血传播疾病的风险大大降低。

（刘　芳）

第七节　粒细胞输注

粒细胞的制备方法有血液成分单采机单采粒细胞和手工制备两种方法，其所含的粒细胞数量随制备方法不同而异：手工法由 200 mL 全血制备的为 1 单位，为 20~30 mL，其中仅含粒细胞 $0.5×10^9$ 个；单采粒细胞每单位约 200 mL，平均含有粒细胞 $1.5×10^{10}$ 个。目前临床上使用的多为单采粒细胞制品。

一、适应证

粒细胞输注的不良反应和并发症多，其适应证要从严掌握。一般认为，应在同时满足下列 3 个条件且充分权衡利弊的基础上进行粒细胞输注：①中性粒细胞数量绝对值低于 $0.5×10^9/L$；②有明确的细菌感染；③经强有力的抗生素治疗 48 小时无效。另外，如果患者有粒细胞输注的适应证，但预计骨髓功能将在几天内恢复，则不需要输注粒细胞。

二、禁忌证

（1）对抗生素敏感的细菌感染患者或感染已被有效控制的患者。
（2）预后极差，如终末期癌症患者不宜输注粒细胞，因粒细胞输注不能改善其临床症状。

三、剂量及用法

1. 剂量

每天输注 1 次，连续 4~5 天，每次输注剂量大于 $1.0×10^{10}$ 个粒细胞，直到感染控制、体温下降、骨髓造血功能恢复为止，如有肺部并发症或输注无效时则应停用。

2. 用法

（1）制备后应尽快输注，以免减低其功能，室温保存不应超过 24 小时。
（2）由于粒细胞制品中含有大量红细胞和血浆，因此，应选择 ABO、RhD 同型输注，输注前必须做交叉配合试验。
（3）为预防 TA-GVHD 发生，必要时应在输注前进行辐照处理。

四、注意事项

（1）不宜使用白细胞过滤器对浓缩粒细胞进行过滤来预防 CMV 的传播，而应通过选择 CMV 抗体阴性的供者来避免。
（2）临床输注粒细胞的效果不是观察白细胞计数是否升高，而是观察体温是否下降、感染是否好转。因为粒细胞输入体内后会很快离开血管，到达感染部位，或者先到肺，然后进入肝、脾。

（刘　芳）

第八节　血浆蛋白制品输注

血浆蛋白制品有数十种，目前常用的有白蛋白、免疫球蛋白、纤维蛋白原浓缩剂、凝血因子Ⅷ浓缩剂、凝血酶原复合物浓缩剂、凝血因子Ⅸ浓缩剂、纤维蛋白胶和抗凝血酶浓缩剂等。

一、白蛋白制品输注

白蛋白是临床常用的血浆容量扩张剂，是从健康人血浆中应用低温乙醇法或依沙吖啶法，并经60℃10小时加热处理以灭活其中可能存在的病毒而制备的。白蛋白制品于2~6℃保存，有效期5年，使用安全，储存稳定，在临床应用最普及。输注白蛋白的主要作用是提高血浆胶体渗透压，通常血浆白蛋白浓度与胶体渗透压成正比。

（一）白蛋白制品输注的适应证及禁忌证

1. 适应证

（1）低蛋白血症：低蛋白血症患者输注白蛋白制品，补充外源性白蛋白，提高血浆白蛋白浓度和胶体渗透压，可以减轻水肿和减少体腔积液。

（2）扩充血容量：用于休克、外伤、外科手术和大面积烧伤等患者扩容。

（3）体外循环：用晶体液或白蛋白作为泵的底液，可以减少术后肾衰竭的危险。

（4）血浆置换：在去除含病理成分的血浆同时也去除了其中的白蛋白，常需要使用一定量的白蛋白溶液作为置换液，特别是对于血浆置换量大或伴有严重肝肾疾病的患者。

（5）新生儿溶血病：白蛋白能结合游离胆红素，阻止游离胆红素通过血脑屏障，预防胆红素脑病。白蛋白制品适用于新生儿溶血病患者，但使用时应注意白蛋白的扩容作用。

2. 禁忌证

对输注白蛋白制品有过敏反应者、心脏病患者、血浆白蛋白水平正常或偏高等患者应慎用。

（二）用法

白蛋白制品应单独静脉滴注，或用生理盐水稀释后滴注。白蛋白的输注速度应根据病情需要进行调节，需要紧急快速扩容时输注速度应较快。一般情况下，血容量正常或轻度减少时，5%白蛋白输注速度为2~4 mL/min，25%白蛋白输注速度为1 mL/min，儿童及老年患者输注速度酌情减慢。

二、免疫球蛋白制品输注

免疫球蛋白（Ig）是机体接受抗原（细菌、病毒等）刺激后，由浆细胞产生的一类具有免疫保护作用的蛋白质。它能特异地与刺激其产生的抗原结合形成抗原—抗体复合物，从而阻断抗原对人体的有害作用。目前，作为血液制品生产和应用的免疫球蛋白主要成分是IgG，其含有主要的4种IgG亚型成分。常用的免疫球蛋白制品主要有丙种球蛋白、静脉注射免疫球蛋白和特异性免疫球蛋白。

（一）丙种球蛋白

丙种（γ）球蛋白也称正常人免疫球蛋白，是由上千人份混合血浆中提纯制得，主要含有IgG，而IgA和IgM含量甚微。其含有抗病毒、抗细菌和抗毒素的抗体。仅用于肌内注射，禁止静脉注射。

（二）静脉注射免疫球蛋白

静脉注射免疫球蛋白（IVIG）是采用胃酶消化、化学修饰、离子交换层析等进一步处理制备的适宜静脉输注的免疫球蛋白，多为冻干粉剂，可配制成5%或10%溶液使用，主要用于免疫缺陷性疾病、病毒或细菌感染疾病等治疗。

（三）特异性免疫球蛋白

特异性免疫球蛋白是用相应抗原免疫后，从含有高效价特异性抗体的血浆中提纯制备的。其主要适应证包括：①预防某些病毒感染，如高效价乙型肝炎免疫球蛋白（HBIg）、狂犬病免疫球蛋白；②预防细菌感染，如破伤风免疫球蛋白；③抑制原发性免疫反应，如RhD的同种免疫预防可用抗RhD免疫球蛋白；④其他用途，抗胸腺免疫球蛋白治疗急性再生障碍性贫血的有效率可以达到50%。目前国内已能生产和制备的特异性免疫球蛋白包括抗牛痘、抗风疹、抗破伤风、抗狂犬病、抗乙型肝炎和抗RhD免疫球蛋白等。对免疫球蛋白制品过敏者应慎用。

三、凝血因子Ⅷ浓缩剂输注

凝血因子Ⅷ浓缩剂又称抗血友病球蛋白（AHG），是从2 000~30 000个供者的新鲜混合血浆中分离、提纯获得的冻干凝血因子浓缩剂，主要适用于治疗FⅧ缺乏引起的出血和创伤愈合，如血友病A、血管性血友病（vWD）和弥散性血管内凝血（DIC）等。与冷沉淀相比，FⅧ浓缩剂活性高，储存、输注方便，过敏反应少，使用前需加注射用水或生理盐水进行稀释。近年来，基因重组凝血因子Ⅷ制品也开始应用于临床。

四、凝血因子Ⅸ浓缩剂输注

凝血因子Ⅸ是由肝脏合成的正常凝血途径中重要的凝血因子之一。凝血因子Ⅸ缺乏见于各种疾病，如血友病B、肝衰竭等，可表现为明显的出血倾向。凝血因子Ⅸ浓缩剂主要用于补充凝血因子Ⅸ，其适应证包括血友病B、维生素K缺乏症、严重肝功能不全和DIC等。对血栓性疾病和栓塞高危患者等禁用，对存在凝血因子Ⅸ抗体的患者也应慎用。

五、凝血酶原复合物浓缩剂输注

凝血酶原复合物浓缩剂（PCC）是依赖维生素K的凝血因子Ⅱ、Ⅶ、Ⅸ、Ⅹ的混合制品，是混合人血浆制备的冻干制品。PCC主要适用于先天性或获得性凝血因子Ⅱ、Ⅶ、Ⅸ、Ⅹ缺乏症，包括血友病B、肝病、维生素K缺乏症、DIC等的治疗。

六、纤维蛋白原制品输注

纤维蛋白原由肝细胞合成，正常人血浆中纤维蛋白原含量为2~4 g/L。当肝脏受到严重损伤或机体营养不良时，其合成减少。机体维持有效止血的纤维蛋白原水平应≥0.5 g/L，但需要进行大手术或有大创伤时则应保持≥1.0 g/L。纤维蛋白原浓缩剂使用适应证主要包括：①先天性无或低纤维蛋白原症；②获得性纤维蛋白原缺乏症，如肝病；③DIC；④原发性纤溶症等。

七、纤维蛋白胶

纤维蛋白胶（FS）是从人血浆中分离制备的具有止血作用的止血黏合剂，是一种由人纤维蛋白原与凝血酶组成的止血凝胶制品。因具有不透气、不透液体、能生物降解、促进血管生长和形成、局部组织能生长和修复等优点而广泛应用于外科创面止血。

八、抗凝血酶浓缩剂输注

抗凝血酶（AT）浓缩剂是采用肝素琼脂凝胶亲和层析技术从血浆中分离、纯化制备的血浆蛋白制品，适用于先天性和获得性 AT 缺乏患者，包括遗传性 AT 缺乏或功能缺陷症、外科手术中预防深静脉和动脉血栓形成、肝硬化和重症肝炎、血液透析和肾病综合征、DIC、骨髓移植和化疗导致继发性 AT 缺乏等。

九、活化蛋白 C 制品

近年来，基因工程制备的人活化蛋白 C 制品已经面世，其药理作用机制主要是灭活体内凝血因子 Va 和凝血因子Ⅷa，限制凝血酶的形成，改善与感染相关的凝血通路发挥抗血栓作用。其适应证主要有：①死亡危险高的成人严重感染；②DIC；③血栓性疾病。

重组人活化蛋白 C 最常见的不良反应是出血，常见部位是胃肠道和腹腔内。

十、基因重组活化凝血因子Ⅶ

基因重组活化凝血因子Ⅶ（rFⅦa）是采用基因工程技术制备的具有活性的凝血因子制品，其主要作用机制是在凝血的起始阶段，rFⅦa 与组织因子在细胞表面结合，导致少量凝血酶的产生，然后凝血酶激活凝血因子 V、Ⅷ、ⅩⅠ和血小板，放大凝血反应，最终导致凝血酶的大量产生。此外，药理剂量的 rFⅦa 可以在活化血小板表面直接激活凝血因子 X，该过程无须组织因子的参与。目前，全球范围内 rFⅦa 的主要用途包括：①有抗体的血友病 A 和 B 的出血；②外科手术止血；③肝移植；④心外科；⑤前列腺手术；⑥脑出血；⑦创伤止血；⑧上消化道出血；⑨其他，包括血小板减少、抗凝药物过量、产后大出血等。

十一、其他血浆蛋白制品

目前在临床应用的血浆蛋白制品还有 α_2-巨球蛋白、纤连蛋白、α_1-抗胰蛋白、血管性血友病因子浓缩剂等。

（刘　芳）

第七章

相容型输血技术及其临床应用

第一节 概述

临床输血要求安全、有效、科学。输血不良反应主要有四方面危险因素：①免疫反应；②传播血源性疾病；③血液质量导致的不良反应；④临床用血不当导致的不良反应。免疫反应包括溶血性输血反应、非溶血性发热反应、过敏反应等，输血对机体免疫功能的干扰等。溶血性输血反应可能危及患者生命，受到临床高度重视。导致溶血性输血反应的原因有同种抗体、药物、物理化学因素等。同种抗体引起的溶血性输血反应比较常见，因此，临床输血时首先要求供者与受者 ABO 和 RhD 血型相同。但是在特殊情况下，例如紧急抢救输血，患者疑难血型短时间内难以鉴定或没有同型血时，为了抢救患者生命，就要采取相容型输血。所谓"相容型输血"，实质就是受者与供者血型尽管不相同（输异型血），但是配血相合，患者能容纳输入的血液成分，故又称"配合型输血"。

（管舒婷）

第二节 临床输血与免疫血液学

一、临床输血的免疫学知识

免疫血液学起源于研究临床输血配型时所涉及的红细胞血型、抗原抗体反应等免疫学问题，现在已经发展成为一门多学科交叉的新兴学科，是临床安全有效输血的保障。

要达到临床红细胞输血安全有效，受者与供者的红细胞血型必须相同或者相容。相同是指受者与供者的血型抗原完全一样。

到 2015 年为止，被国际输血协会（ISBT）认可的血型系统有 35 个，包含 328 个血型抗原。要达到受者与供者所有血型抗原全部相同，难度很大，而且也没有必要，因为有些血型抗原的免疫原性非常弱，有些非常稀有，有些则主要存在于某些特定的人群中，这些血型抗原在临床输血中意义不大。因此，一般只要求受者与供者 ABO 和 RhD 血型抗原相同即可。

相容则是指受者能容纳供者的成分血，相容的实质是受者体内没有针对供者红细胞的血型抗体。供者血浆中没有针对受者红细胞的血型抗体，是为了确保本次输血以后不会发生免疫性溶血。受者与供者的红细胞血型抗原相同时肯定相容，但相容却不一定相同。例如：①受者 A 型，供者 A 型，受者与供者的 ABO 血型相同，也相容；②受者 AB 型，供者 A/B 型或 O 型，受者与供者的 ABO 血型抗原虽然不相同，但是受者体内没有 ABH 抗体，故供者红细胞输入患者体内，不会遇到对应的血型抗体而发生溶血；③受者 RhD（-），如果体内没有抗 D，供者 RhD（+），受者与供者的 RhD 血型抗原虽然不相同，输血后也不会发生免疫性溶血，但是在这种情况下受者有可能被供者的 RhD（+）红细胞免疫而产生抗 D。

判定患者与供者的红细胞是否相容的实验室直接证据就是患者与供者交叉配血是否有凝集。主侧配血（患者血浆/血清+供者红细胞）无凝集，表明患者与供者红细胞相容。如果输进的血液中含血浆，还要考虑供者血浆/血清中有无针对患者红细胞抗原的抗体，也就是次侧配血（患者红细胞+供者血浆/血清）是否相容。

二、临床输血的政策或原则

（一）患者与供者 ABO、RhD 同型血输血

患者与供者同型输血安全，可以减少差错。ABO、RhD 血型与常见疾病没有明显关联，在随机患者中的分布与在随机献血者中的分布大致相同，因此，同型输血不容易发生临床输血中某种血型的血液短缺。

（二）特殊情况紧急抢救时输血

如果没有同型血，或者患者 ABO、RhD 血型不能确定，应该按照《临床输血技术规范》第十六条规定操作：对于 RhD 阴性和其他稀有血型患者，应当采用自身输血、同型输血或配合型输血。临床输血的 3 种方法：①自身输血；②同型输血；③配合型输血，即"相容型输血"。以上均符合相关规定，安全有效。

三、临床输血的原则

为了抢救患者生命而必须立即输血时，如果来不及做血型鉴定试验，可输配血相合的 O 型血；如果是女性患者，来不及鉴定 RhD 血型，可输 RhD（-）血。O 型红细胞是"通用血"（universal RBC），人们用酶处理红细胞上的 A/B 抗原制备"通用血"的临床研究超过 30 年，目的就是用于紧急抢救输血。

（管舒婷）

第三节　相容型输血的原则

"配合型输血"或"相容型输血"的实质就是输异型血，但不是随机的异型血，而是配血相合/相容的异型血。异型输血要遵循以下 3 个原则。

一、抗原与抗体二者不同时存在

免疫性溶血性输血反应的实质是抗原—抗体反应，抗原—抗体反应必须抗原和抗体两个因素同时存在才会发生。受者与供者的血型即便不相同，供者红细胞进入受者体内如果碰不到对应的抗体，就不会发生免疫性溶血性输血反应。换句话说，受者体内如果有几种不同抗原，即几种不同血型的红细胞，但是没有对应的抗体，红细胞是不会被破坏的。但是，受者

有可能被异型红细胞即异型抗原免疫而产生对应的抗体。受者如果被异型红细胞免疫而产生免疫性抗体，以后输血就必须输同型血。某些免疫性抗体还可能导致女性受者妊娠以后发生新生儿溶血病（HDN）。因此，临床输血需要掌握的原则，一是尽量输ABO和RhD同型血，避免产生免疫性抗体；二是特殊情况下需要紧急抢救生命时，如果受者血型没有鉴定清楚或没有同型血，则应当机立断不拘泥于受者与供者血型是否相同而采用相容型输血。异型输血时，只要配血无凝集，就表明输进去的红细胞碰不到对应的抗体，抗原与抗体二者不同时存在，输血就是安全的，不能因顾忌受者有可能产生免疫性抗体而贻误抢救生命的时机。

二、ABO 亚型红细胞输给 ABO 型受者

供者红细胞抗原的结构或质量与受者相同，即同型输血，当然不会发生免疫性溶血性输血反应。但是ABO亚型红细胞输给ABO型受者也不会发生免疫性溶血性输血反应，因为至今为止，没有发现"抗ABO亚型抗体"。

三、受者红细胞有某种抗原而供者红细胞无某种抗原

除了特殊情况，受者被免疫产生血型抗体的一般规律是：有某种血型抗原，不会产生某种血型抗体；无某种血型抗原，被该抗原免疫后，可能会产生某种血型抗体。因此，如果受者有某种血型抗原，体内一般是不可能存在某种血型抗体的（特殊情况例外，自身免疫性溶血性贫血受者可能产生"类自身抗体"，例如受者自身抗体有抗Rhe特异性，受者红细胞带e抗原）。异型输血时，受者有某种血型抗原，如果供者无某种血型抗原，输血以后，是不会发生免疫性溶血性输血反应的。例如：RhD（+）受者的红细胞带D抗原，一般情况不会产生抗D。RhD（-）供者的红细胞不带D抗原。把RhD（-）红细胞输给RhD（+）受者，虽然是异型输血，但是安全。反之，把RhD（+）红细胞输给RhD（-）受者，则不一定安全，是否安全取决于受者体内有无抗D。还要指出的是，至今没有发现"抗RhD（-）抗体"。

简而言之，对于任何血型系统，异型输血时都应遵循的规律是：供者红细胞无某种抗原，受者有某种抗原，输血安全；供者红细胞有某种抗原，受者无某种抗原，输血不一定安全（是否安全取决于受者有无针对该抗原的抗体）。

（管舒婷）

第四节　临床输血的误区

临床输血中下列误区值得注意。

一、准确鉴定 ABO 血型，输血是否安全

为了确保输血安全有效，一般输血前的检查包括：ABO、RhD血型鉴定，不规则抗体筛查，交叉配血。除了自身免疫性溶血性贫血患者外，输血前检查中交叉配血试验最重要，是安全有效输血的"生命线"。例如：只要主侧配血相容（无凝集），即便受者与供者ABO血型不相同（受者AB型，供者A型），受者不规则抗体筛查阳性（受者血浆中含抗E，供者红细胞不带E抗原），输红细胞也是安全的；反之，只要主侧配血不相容（有凝集），即便受者

与供者 ABO 血型相同［受者与供者 ABO 定型试验结果都是正定型抗 A（+），抗 B（-）；反定型 Ac（-），Bc（+），受者与供者都定为 A 型，但受者可能为 A_2 型，供者为 A_1 型］，受者不规则抗体筛查阴性（受者血浆中含抗 A_1，因为不规则抗体筛查细胞均为 O 型，ABO 亚型抗体均漏检），输红细胞也是不安全的。

临床输血首选输 ABO 同型血，ABO 血型鉴定是提供同型血的依据。但是在特殊情况下需紧急抢救输血时，如果遇到受者为 ABO 疑难血型，短时间内鉴定不出来，不能为了同型输血花费时间鉴定 ABO 血型而贻误抢救患者生命。换句话说，患者生命至上，ABO 血型鉴定不出来时，病情紧急就必须采取"相容型输血"。

二、输 ABO 同型血液是否安全

ABO 同型输血是安全输血的一道保险，安全输血原则：①抗原抗体不同时存在；②ABO 亚型红细胞输给 ABO 型受者；③供者红细胞无某种抗原，受者红细胞有某种抗原。尽管受者与供者 ABO 血型不相同，输血也是安全的。但是必须强调，临床输血首选 ABO 同型输血，异型输血仅限于特殊情况，并且一要符合输异型血的指征，二要经过严格的审批程序。

三、ABO 亚型血用于临床输血是否安全

有些采供血单位或医院认为必须 ABO 同型输血才安全，如果采集到 ABO 亚型血，因为临床输血中很难遇到 ABO 亚型受者，医院也拒绝接受 ABO 亚型血，故把 ABO 亚型血报废。把 ABO 亚型红细胞输给对应的 ABO 型受者（如把 A_2 型红细胞输给 A_1 型即 A 型受者）是安全的，报废 ABO 亚型血是浪费宝贵的血液资源。

四、RhD（-）红细胞输给 RhD（+）受者是否安全

采供血单位如果不常规储备 RhD（-）红细胞，遇到 RhD（-）受者紧急抢救输血时，可能因为临时采集 RhD（-）血液困难而贻误抢救时机。有时储备 RhD（-）红细胞又会因为长时间无 RhD（-）受者而临近保存期。为了不浪费宝贵的血液资源，采供血单位请求临床把 RhD（-）红细胞输给 ABO 同型的 RhD（+）受者，但有时却遭到拒绝。有些医师误认为把 RhD（-）红细胞输给 RhD（+）受者不安全。

五、RhD（+）红细胞输给 RhD（-）受者是否安全

临床输血首选同型血，RhD（-）受者如果含抗 D，输 RhD（+）红细胞会发生溶血性输血反应。RhD（-）受者如果不含抗 D，输 RhD（+）红细胞以后有可能被免疫而产生抗 D 抗体，以后再输血就必须输 RhD（-）红细胞，而且女性受者妊娠以后有发生 HDN 的风险。但是，RhD（-）受者如果不含抗 D，紧急抢救时，生命至上，应该按照《临床输血技术规范》第十六条规定处理，采取"配合型输血"，即相容型输血，只要 RhD（-）受者与 RhD（+）供者主侧配血无凝集就可以输血，既符合输血有关政策，又是安全的。

六、RhD（-）受者输 RhD（+）供者的血浆是否安全

抗原抗体不同时存在，输血是安全的。RhD（-）受者输 RhD（+）供者的血浆是否安全，取决于两个因素：一是 RhD（-）受者体内是否有抗 D 抗体，二是 RhD（+）供者的血

浆中是否有一定数量的残存 RhD（+）红细胞。如果没有 RhD（-）供者的血浆，把 RhD（+）供者血浆中残存的 RhD（+）红细胞高速离心除去以后再输给 RhD（-）受者，是不会发生溶血性输血反应的。

七、RhD（-）受者输 RhD（+）供者的血小板是否安全

血小板上有 ABH 抗原，但是没有 Rh 抗原。因此，RhD（-）受者无论有无抗 D，输 RhD（+）供者的血小板都不会出现"抗原抗体同时存在"，都是安全的。但是，如果 RhD（-）受者含抗 D，RhD（+）供者的血小板中残存一定数量的 RhD（+）红细胞，输血小板就可能有一定风险。此时可以输单采血小板，因为单采血小板中所含红细胞极少。

（管舒婷）

第五节　输血前试验

输血前试验一般包括 3 个项目：血型鉴定、不规则抗体筛查、交叉配血。

一、血型鉴定

血型鉴定包括 ABO 和 RhD 血型。临床输血首选同型血，血型鉴定为输同型血提供了依据。但是，在特殊情况下需紧急抢救输血时，如果疑难血型短时间内鉴定不出来，或无 ABO/RhD 同型血，并不影响采用"相容型输血"抢救患者生命。

临床输血中遇到 ABO 疑难血型时，采用快速鉴定法，尽量输同型血。

二、不规则抗体筛查

受血者有输血史、妊娠史或短期内需要大量输血时按照规定进行不规则抗体筛查，以便及时发现有临床意义的不规则抗体，从而避免输血反应的发生。不规则抗体指除了抗 A 和抗 B 外的抗体，分为自身抗体和同种异体抗体。影响不规则抗体筛查结果的因素很多，如试验方法的敏感性、抗体筛查细胞的抗原覆盖面、抗原杂合子或纯合子、自身抗体干扰等，所以不规则抗体筛查试验阳性，判定有不规则抗体；不规则抗体筛查试验阴性，则不能完全排除不规则抗体。

三、交叉配血

1. 主侧配血

主侧配血（受者血浆/血清+供者红细胞）是检查受者体内有无针对供者红细胞的抗体。如果主侧配血有凝集，除了特殊病例，如自身免疫性溶血性贫血患者以外，一般严禁输血。

2. 次侧配血

次侧配血（受者红细胞+供者血浆/血清）是检查供者血浆中有无针对受者红细胞的抗体。做次侧配血的前提是给受者输的成分血中含有血浆，如果未含血浆，则不需要做次侧配血。《临床输血技术规范》对各种成分血是同型输血或做次侧配血做了规定，应该按规定操作。

（荣　慧）

第六节　自身免疫性溶血性贫血患者相容型输血

自身免疫性溶血性贫血（AIHA）的输血前 3 项试验（ABO、RhD 血型鉴定，不规则抗体筛查和交叉配血）有时都会遇到困难，需要采取相容型输血。

一、ABO 定型

1. ABO 正定型

AIHA 患者的红细胞上黏附 IgG 自身抗体，直接抗球蛋白试验（直抗试验）阳性，在 ABO 定型时可能发生非特异性凝集；IgM 型冷自身抗体在采集血样注入试管时，温度降低可能自发凝集。这两种情况都会干扰 ABO 正定型。供选择的解决方法如下。

（1）微柱凝胶卡法：可以避免黏附 IgG 自身抗体的红细胞在 ABO 正定型时发生非特异性凝集。

（2）洗涤法：盐水反复洗涤（可以采用递增温度法洗涤），至直抗试验阴性，再做正定型。

（3）唾液中血型物质测定法：如检测到 A 物质或 B 物质，可以作为判定 A 型或 B 型的重要依据。未检测到 A 物质或 B 物质，则没有参考意义。

（4）ABO 基因分型法：在有条件的实验室可以采用 ABO 基因分型法。

2. ABO 反定型

AIHA 患者血清中如果无游离的自身抗体，间接抗球蛋白试验（间抗试验）阴性，不干扰 ABO 反定型。AIHA 患者如果间抗试验阳性，血清中游离的自身抗体可以在盐水介质中非特异性凝集 ABO 红细胞，干扰反定型。供选择的解决小法：①随机 O 型红细胞（Oc）吸收法，患者血清中自身抗体经随机 Oc 吸收至间接抗球蛋白试验阴性，再做反定型；4 ℃与室温交替吸收效果较好；用随机 Oc 吸收自身抗体时，同种抗体有可能被吸收，因此，吸收后的血清不能做抗体筛查和交叉配血；②有条件的实验室，可以采用商品冷抗体去除试剂。

二、抗体筛查

AIHA 患者常规法抗体筛查，一般情况下的结果分析：3 个抗体筛查细胞均为阴性，判定血浆/血清中无游离的自身抗体和同种抗体。3 个抗体筛查细胞中只有 1 个或 2 个抗体筛查细胞阳性，判定血浆/血清中无游离的自身抗体，有同种抗体时应做同种抗体特异性鉴定。

3 个抗体筛查细胞均为阳性，不能排除血浆/血清中有游离的自身抗体干扰抗体筛查，必须先去除游离的自身抗体以后再判定有无同种抗体，以及鉴定同种抗体特异性。去除游离的自身抗体的办法如下。

1. 自身红细胞吸收法

局限性：①只适用于 1 个月内无输血史者；②同种特异性自身抗体漏检；③各种放散技术都会导致红细胞不同程度的溶血/丢失；④反复吸收可能导致血清不同程度稀释，低效价同种抗体漏检。

2. 同种红细胞吸收法

采用献血者红细胞反复吸收—放散，直到吸收后的红细胞直抗试验阴性，用吸收后的血浆/血清做抗体筛查。抗体筛查阴性者，判定只有自身抗体而无同种抗体。抗体筛查阳性者，判定自身抗体掩盖同种抗体，鉴定同种抗体特异性。本法局限性：①用于吸收的献血者红细胞要与患者 ABO 血型相同（或 O 型）、RhD/C/c/E/e 血型相同（或比患者抗原特异性少），其他有临床意义的血型系统尽量相同（或比患者抗原特异性少）；②如果用于吸收的献血者红细胞与患者 RhD/C/c/E/e 血型相同，类同种特异性自身抗体可能会漏检；③反复吸收可能导致血清不同程度稀释，低效价同种抗体漏检。

3. 稀释法

把患者血清倍比稀释，直到不与一套抗体鉴定谱细胞全部反应而与其中部分细胞反应，便可用于抗体筛查，抗体筛查阳性者鉴定同种抗体特异性。如果稀释后不出现仅与部分谱细胞反应的格局，抗体筛查就有可能漏检效价低于自身抗体的同种抗体。本法只适用于同种抗体效价高于自身抗体者。

4. 保温法

操作复杂，仅部分冷抗体病例有一定效果。

5. 常规法

初筛结果分析法。

（1）3 个抗体筛查细胞均为阴性：无游离自身抗体，无同种抗体。

（2）3 个抗体筛查细胞中 1~2 个阳性：无游离自身抗体，有同种抗体。

（3）3 个抗筛抗体筛查细胞均为阳性：吸收去除自身抗体以后再做抗体筛查。

1）抗筛抗体筛查阳性：自身抗体掩盖同种抗体。

2）抗筛抗体筛查阴性：有游离自身抗体，无同种抗体。

三、自身抗体血型特异性及类同种特异性自身抗体鉴定

AIHA 患者如果发生无效输血，应该分析是否与自身抗体血型特异性及类同种特异性自身抗体有关（多为 Rh 特异性）。

四、交叉配血

1. 主侧配血

（1）血浆/血清中无游离的自身抗体：判定方法见抗体筛查条目，主侧配血按常规方法操作。

（2）血浆/血清中不能排除游离的自身抗体：判定方法见抗体筛查条目，主侧配血会受干扰。建议采用"随机配血法"，并做自身对照试验。

选择与受者 ABO，RhD 同型的多个随机供者配血，选定供者的原则：①凝集不强于自身对照者，或凝集相比最弱者；②与受者 RhC/c，E/e 同型，或抗原特异性比患者少；③如果受者有同种抗体，选择不带对应抗原者；④如果受者自身抗体有血型特异性，选择不带对应抗原者；⑤如果受者自身抗体为类同种特异性抗体，选择不带对应抗原者。

（3）常规配血均有局限性：自身红细胞吸收法、同种红细胞吸收法、稀释法、单采血浆法、保温法、供/受者红细胞血型系统完全同型输血法等多种配血法均有局限性。

2. 次侧配血

（1）微柱凝胶卡法。

（2）洗涤法、放散法等操作方法。

注：可以选择有关文件不要求做次侧配血的成分血、红细胞输血。

五、输血前填写试验报告单

报告单必须写明直抗试验结果、抗体筛查和配血技术及方法、自身对照结果，以便临床分析结果的可信度或对输血风险进行全面评估。

六、输血原则

（1）AIHA 患者的 ABO 血型鉴定抗体筛查和交叉配血等试验中许多疑难问题还没有解决，而且部分患者输同型血可能加重溶血，故必须严格控制输血指征，只有危及患者生命时才考虑输血。以下根据输血前试验结果制订 AIHA 患者输血方案的建议，必须紧密结合患者临床情况和其他检验结果综合分析，因为输血前试验受自身抗体的干扰，不一定能反映患者体内的真实情况。

（2）常规法抗体筛查阴性者提示患者血浆/血清中无游离的自身抗体及同种抗体。①如果 ABO 血型鉴定结果可靠，可输 ABO、RhD 同型，主侧配血相容的红细胞；②如果 ABO 血型鉴定不可靠，可输 O 型、RhD 同型，主侧配血相容的红细胞；③如果常规法抗体筛查，3 个抗体筛查细胞中只有 1 个或 2 个抗体筛查细胞阳性，提示患者血浆/血清中无自身抗体，只有同种抗体，可输 ABO、RhD 同型，不带同种抗体特异性对应抗原，主侧配血相容的红细胞；④如果常规法抗体筛查，3 个抗体筛查细胞全阳性，血浆/血清经吸收法或稀释法处理后，再做抗体筛查试验区别 3 种情况：游离的自身抗体；自身抗体掩盖同种抗体；单纯同种抗体。

1）游离自身抗体：选择多份与受者 ABO、RhD/C/c/E/e 同型，或 Rh 抗原特异性比受者少的红细胞配血，并作自身对照，选择凝集不强于自身对照的红细胞或凝集相比最弱的红细胞输血。

2）自身抗体掩盖同种抗体：①同种抗体特异性确定后，选择多份与受者 ABO、RhD/C/c/E/e 同型，或 Rh 抗原特异性比受者少，不带同种抗体特异性对应抗原的红细胞配血，并作自身对照，选择凝集不强于自身对照的红细胞或凝集相比最弱的红细胞输血；②同种抗体特异性不确定，参见紧急输血方案。

3）只有同种抗体：按常规方法配血、输血。

（3）受者具有血型特异性或同种特异性自身抗体，选择与受者 ABO、RhD 同型，不带血型特异性或类同种特异性对应抗原的红细胞配血和输血。

（4）自身抗体是冷抗体，血液应保温输入。

（荣　慧）

第七节　ABO 疑难血型快速鉴定输同型血

在血型分类中没有疑难血型，迄今为止在文献中也查不到疑难血型的定义，因为疑难血型是一种血型难以检定或判定的现象，而不是一种型别。检定标本是否属疑难血型，除了标本本身的特殊性外，还与实验室的设备、技术人员的水平、经验等多种因素有关。例如，1 份

ABO 亚型标本，在基层医院血库可能因为正定型与反定型不一致而分析不出原因被认为是疑难血型，但在血液中心血型参比实验室则该问题可能就易于迎刃而解。在检定血型时，标本如果受多种因素干扰而使结果难以判定，便呈现疑难血型现象。

在 ABO 血型鉴定时，一般因为正、反定型不一致而判定为疑难血型。

一、ABO 正、反定型不一致的试验结果分类

输血前血型检定试验常规要求 ABO 定型同时做正定型和反定型，正、反定型不一致，常提示标本为疑难血型（表 7-1）。

表 7-1　ABO 正、反定型结果不一致的分类

试验结果	原因
红细胞减弱或丢失	1. ABO 亚型
	2. 白血病或造血系统恶性疾患
	3. 输异型血
	4. 造血干细胞移植
	5. 可溶性血型物质过高
	6. 急性大失血
	7. 年龄（<6 个月，老年）
红细胞额外反应	1. 自身凝集素
	2. 红细胞未洗涤，标本血清含对试剂成分反应的物质
	3. 红细胞上黏附大量蛋白
	4. 造血干细胞移植
	5. 获得性 B 抗原（类 B）
	6. B（A）或 A（B）表型
	7. 输异型血
混合凝集（mf）	1.（近期）输异型血
	2. 造血干细胞移植
	3. 双精子受精或同卵受精（嵌合体）
血清定型减弱或无反应	1. 年龄（<6 个月，老年）
	2. ABO 亚型
	3. 低丙种球蛋白血症
	4. 造血干细胞移植
	5. 先天性 ABO 抗体缺失
	6. 大量输晶体盐或胶体扩容剂
血清额外反应	1. 冷自身抗体
	2. 同种抗体
	3. 血清含对试剂成分反应的物质
	4. 血清蛋白过高，或 A/G 倒置，或其他异常
	5. 输异型血浆
	6. 造血干细胞移植
	7. 输（含某种血型抗体）免疫球蛋白

二、血型误定或疑难血型的临床和实验室提示

遇到下列情况，提示受者或标本可能为 ABO 血型误定或疑难血型。

1. 临床提示

①急性溶血性输血反应；②输血后 2~7 天，患者血红蛋白（Hb）下降，却不能用原发病解释；③输血后<24 小时，患者 Hb 升高达不到理论值，公式：

$$受者输血后<24 小时的 Hb 升高理论值（g/L）=\frac{供者输血前<24 小时的 Hb（g/L）×输血量（L）}{受者血容量（L）}×90\%$$

2. 实验室提示

①本次血型鉴定结果与既往结果（病历记录、被检者自述）不一致；②ABO 正、反定型结果不一致；③抗 AB 与抗 A 或抗 B 凝集强弱不一致；④正定型凝集呈弱阳性或 mf；⑤与 ABO 同型血交叉配血不合；⑥输血前抗体筛查阴性，输血后 2 天至 3 周出现不规则抗体。

三、ABO 正、反定型不一致的疑难血型标本"三步分析法"

对 ABO 正、反定型不一致的疑难血型标本检定，不是一定要达到正、反定型的结果一致（有时可能达到一致，如先前的操作不规范导致的正、反定型不一致；有时不可能达到一致，如临床治疗所致的正、反定型不一致），而是首先要对 ABO 正、反定型不一致的原因做出科学合理的解释，然后对 ABO 血型做出正确判定。对 ABO 正、反定型不一致的标本的检定，特推荐一些学者归纳的"三步分析法"。

1. 排除人为因素或操作失误（第一步）

复检 ABO 血型：①重新采集血样，分抗凝血和不抗凝血的 2 管，排除血样采错、输液处采样和血样不规范等因素；②核对试剂、器材，核对试剂效期，仔细阅读试剂说明书，特别是操作规程和注意事项；核对离心机转速、时间、离心力，以及其他器材有无污染，排除试剂、器材，特别是离心力不标准的干扰。

2. 复习临床资料（第二步）

分析可能导致正、反定型不一致的原因并予以归纳、分类（表 7-1）。

（1）患者年龄、性别：<6 个月的婴儿或老年人 ABO 正、反定型不合可能为生理性因素，有妊娠生育史的妇女可能产生 IgM 不规则抗体干扰 ABO 反定型。

（2）家系：了解是否为双胞胎（双精子受精或同卵双胎）。

（3）临床治疗：①大量输液；②静脉输注高分子药物；③输异型血；④血浆置换治疗；⑤造血干细胞移植等。

（4）临床诊断：①白血病或某些其他造血系统恶性疾患导致 ABO 抗原减弱或漏检；②引起血浆蛋白紊乱的疾病（肝脏病、代谢性疾病、多发性骨髓瘤、某些慢性消耗性疾病）导致反定型试剂红细胞非特异性凝集；③AIHA、淋巴瘤、系统性红斑狼疮等疾病的自身抗体干扰 ABO 正、反定型；④真性红细胞增多症，红细胞呈钱串状，干扰 ABO 正定型；⑤细菌感染可能导致类 B，全凝集/多凝集，病毒感染可能产生病理性冷凝集素干扰 ABO 定型；⑥急性大失血，既可能干扰 ABO 正定型，扩容治疗又可能干扰 ABO 反定型。

3. 设计针对性试验验证（第三步）

（1）红细胞抗原减弱或丢失。

1）ABO亚型：反定型试剂红细胞凝集明显，正定型被检红细胞凝集弱或呈mf，或抗AB与抗A（或抗B）的凝集强弱不一致（一般是抗AB凝集强于抗A或抗B）。鉴定：①血清学试验，根据各种ABO亚型的特征，选择相应的试验验证（吸收/放散试验，血型物质检测，特殊的分型试剂，如抗H、抗A_1、MHO4单克隆抗血清等）；②DNA鉴定，有些ABO亚型有DNA分型试剂盒，但一些少见或罕见的亚型DNA分型技术还不成熟。

2）白血病或造血系统恶性疾患：临床诊断白血病或其他造血系统恶性疾患（如骨髓增生异常综合征），一般反定型不受干扰，表现为反定型对应的ABO抗原减弱（不会增强或出现额外反应）；注意偶见RhD抗原减弱者。鉴定：①证实红细胞上的弱抗原，吸收/放散试验，抗原—抗体增强技术（4℃孵育1小时替代立即离心看结果、酶处理红细胞技术、低离子LISS增强剂和22%牛白蛋白增强剂等），血型物质测定（佐证被检者ABO血型，即便未检测到血型物质，也不能排除被检者为非分泌型）；②临床追踪，一般在病情缓解后血型抗原强度恢复；③DNA鉴定。

3）输异型血：临床3个月内输过异型血，正定型可能呈mf。鉴定：①直接抗球蛋白试验（DAT）阳性为有力佐证，但直抗阴性不能排除；②离心法分离患者红细胞复检血型；③DNA鉴定（DNA抽提自外周血中白细胞，供者白细胞在受者外周血中存活期短，一般不干扰血型鉴定）。

4）造血干细胞移植：临床ABO血型不同的造血干细胞移植后，如果植入存活，受者在逐渐转变为供者血型的过程中，可能呈嵌合体状态，如果供者为O型，受者为非O型，嵌合体可能呈现"A或B抗原减弱"样。鉴定：①ABO正定型凝集呈mf；②DNA鉴定，这也是移植成功的指标之一。

5）可溶性血型物质过高：临床少见，用未洗涤的红细胞检定ABO血型时，要想到存在可溶性血型物质过高干扰ABO正定性的可能性。鉴定：红细胞经充分洗涤后复检血型。

6）急性大失血：临床急性大失血病史。鉴定：①网织红细胞增多，外周血出现有核红细胞；②定期复查，外周血成熟红细胞增多后干扰消失。

（2）红细胞额外反应。

1）同种抗体：ABO定型试剂批准文号（ABO定型血清中含同种抗体）。鉴定：①用有批准文号的规范试剂检定ABO血型；②ABO定型血清质控（抗体筛选）。

2）红细胞上黏附大量蛋白：用未洗涤的红细胞检定ABO血型，应想到红细胞上黏附大量蛋白可能干扰正定型。鉴定：红细胞经充分洗涤后复检血型。

3）红细胞未洗涤（标本血清含对试剂成分反应的物质）：用未洗涤的红细胞检定ABO血型，应想到标本血清可能干扰正定型。鉴定：红细胞经充分洗涤后复检血型。

4）造血干细胞移植：临床造血干细胞移植史，如果供者为非O型、受者为O型，或供者为A型、受者为B型，移植存活，受者在转变为供者血型的过程中，可能出现"额外反应"。鉴定：①ABO定型凝集呈mf；②DNA鉴定，这也是移植成功的指标之一。

5）获得性B抗原（类B）：细菌感染（尤其是肠道细菌感染），以前为A型，现在呈"AB"样；或以前为O型，现在呈"B"样。鉴定：①正定型抗A（++++）、抗B呈弱凝集，反定型Ac不凝集、Bc凝集强，或正定型抗A（-）、抗B弱凝集，反定型Ac、Bc均凝集；②用酸化（pH 6.0）抗 B 检测不凝集；③临床追踪，感染控制"类 B"现象消失；④吸收抗 B 弱，放散抗 B 强。

6）B（A）表型：正定型抗 B（++++）、抗 A（±），反定型 Ac（++++）、Bc（－）。鉴定：①吸收/放散试验证实红细胞携带弱 A 抗原；②用 MHO4 单克隆抗 A 检测，凝集<（++），容易散开。

7）输异型血：见红细胞抗原减弱或丢失条目。

8）自身抗体：临床诊断 AIHA，自身红细胞被自身抗体致敏后，在含蛋白的 ABO 定型血清中可能发生非特异性凝集，如果血清中有游离的自身抗体，会出现抗 A（+）、抗 B（+）、抗 AB（+）和 Ac（+）、Bc（+）、Oc（+）、直抗试验（+）。鉴定：①37 ℃盐水洗涤红细胞至直抗阴性后检定血型；②红细胞经甘氨酸/HCl 或二磷酸氯喹放散至直抗阴性后检定血型；③血清/血浆经 Oc 吸收自身抗体后做反定型。

（3）混合凝集（mf）。

1）（近期）输异型血：鉴定，见"红细胞抗原减弱或丢失"。

2）造血干细胞移植：鉴定，见"红细胞额外反应条目"。

3）双精子受精或同卵受精（嵌合体）：被检者无病史（输血史、妊娠史）可循并排除 ABO 亚型时，应注意是否为双胞胎。鉴定：①直抗阴性，排除输异型血所致；②被检者为双胞胎，无临床异常。

（4）血清定型减弱或无反应。

1）年龄：<4 个月的幼儿、老年人。鉴定：①<6 个月的幼儿不做 ABO 反定型，或反定型仅供参考；②老年人 ABO 抗体效价降低，可采用增强抗原—抗体反应技术（见红细胞抗原减弱或丢失）。

2）ABO 亚型：见红细胞抗原减弱或丢失。

3）低丙种球蛋白血症：多无特殊病史可循。鉴定：①正定型无异常；②血清蛋白测定。

4）造血干细胞移植：临床造血干细胞移植史，正定型凝集呈 mf。鉴定：DNA 鉴定。

5）先天性 ABO 抗体缺失：国内报告多在献血者中发现，一般无特殊临床表现。鉴定：定期追踪确认。

6）大量输晶体盐或胶体扩容剂：临床扩容治疗或血浆置换治疗病史，患者 ABO 抗体被稀释。鉴定：追踪观察，晶体盐或胶体扩容剂代谢后干扰消失。

（5）血清额外反应。

1）自身抗体：病毒感染或其他临床诊断（冷凝集素综合征，阵发性寒冷性血红蛋白尿）。鉴定：①预温法（标本采集、分离血清、试剂红细胞试验等过程均在 37 ℃进行，被检血清加试剂红细胞 37 ℃放置 1 小时观察结果替代离心法）；②自身红细胞 4 ℃吸收冷自身抗体后试验。

2）同种抗体：一般有输血史或妊娠史，也可见于疫苗注射或输注血制品，如静脉注射免疫球蛋白者；也可能无病史可循。鉴定：抗体筛查，抗体鉴定。

3）血清含对试剂成分反应的物质：凝集为假阳性（红细胞膜完整）或呈钱串样，血清含对试剂成分反应物质的现象极少见。鉴定：试剂红细胞洗涤后，配制为生理盐水悬液试验。

4）血清蛋白过高或 A/G 倒置或其他异常：常见于肝脏疾病、结核病、多发性骨髓瘤等，试剂红细胞多呈假凝集（红细胞膜完整）。鉴定：加盐水稀释后凝集散开。

5）输（异型）血浆：临床输（异型）血浆史。鉴定：定期复查，异型血浆体内代谢后干扰消失。

6）造血干细胞移植：鉴定，见血清定型减弱或无反应。

7）输（含某种血型抗体）免疫球蛋白：临床输免疫球蛋白史。鉴定：定期复查，输入体内的免疫球蛋白代谢后干扰消失。

（荣 慧）

第八节 抗体筛查用于相容型输血

抗体筛查试验用于检测标本中是否含针对红细胞血型抗原的不规则抗体。不规则抗体是导致临床溶血性输血反应的主要原因之一。红细胞血型抗体按其产生的原因分 3 类：天然抗体、免疫性抗体和自身抗体。按其出现的规律也分 3 类。一是规则抗体：ABO 血型系统的抗体，这类抗体按一定规律出现。二是不规则抗体：一般指 ABO 以外的血型抗体，这类抗体不按规律出现，例如，Rh 血型系统的 RhD（−）个体可以产生抗 D，但是 RhD（−）个体不是一定有抗 D；ABO 亚型抗体也不按规律出现，也属于不规则抗体，如 A_2 型人可能含抗 A_1，但 A_2 型人不是一定有抗 A_1。三是特殊类型的抗体，主要有：①导致"旁观者型溶血性输血反应"的抗体：临床发现有些患者有针对供者红细胞的抗体，输血后发生溶血性输血反应；输进患者体内的供者红细胞被溶解，患者血中还存在直接抗球蛋白试验（直抗试验）（+）的红细胞，而且 Hb 下降到比输血前还低，说明患者体内针对供者红细胞的抗体不但溶解供者红细胞，也溶解患者自己的红细胞；②"不可检测型抗体"：文献报道过 1 例典型病例，男，55 岁，RhDccee，抗体筛查（−），输 ABO、Rh 同型，配血相合的红细胞，输血后 11 天发生溶血性输血反应，用 ^{99m}Tc 标记，发现含 RhC 抗原的红细胞全破坏，但是检测不到抗 RhC 抗体，改输不带 RhC 抗原的红细胞，则不发生溶血反应，Hb 升高；③与红细胞发生交叉反应的 HLA 抗体：有文献报道，有些患者发生溶血性输血反应，抗体筛查（−），但是直抗试验（+），说明红细胞上黏附有抗体，但是红细胞放散液抗体筛查（−），说明放散液中没有红细胞抗体；PRA 试验（群体反应抗体）（+），说明是 HLA 抗体。

一、抗体筛查目的

1. 辅助临床诊断某些疾病

如新生儿溶血病。不规则抗体是导致新生儿溶血病的主要原因。

2. 确保临床安全有效输血

不规则抗体是导致临床溶血性输血反应的主要原因之一，输血前抗体筛查试验如果发现患者有不规则抗体，则要选择不带与抗体特异性对应抗原并且配血相合的红细胞输血，才能避免溶血性输血反应。

二、抗体筛查试验

影响抗体筛查试验结果的因素很多。

1. 抗体筛查细胞质量对结果的影响

抗体筛查细胞理论上应该带有红细胞的 35 个血型系统、300 多种红细胞血型抗原，一个人的红细胞不可能具备全部血型系统的全部血型抗原，于是一般选择 2~3 个人的红细胞，尽量达到有临床意义的血型抗原互补。因为不规则抗体的分布与血型多态性有关，血型分布有地区多态性和民族多态性，因此，不规则抗体的分布也有地区多态性和民族多态性。据一些学者的不完全统计，我国已经筛查出 59 种不规则抗体。选择抗体筛查细胞时一定要分析是否能够检查出本地区常见的不规则抗体。

选择抗体筛查细胞还要注意：①抗体筛查细胞抗原分布格局表中，抗原不互补或全阴性者，对应抗体肯定漏检；格局表中未列出的抗原，对应抗体可能漏检；②D、C、c、E、e、M、N、S、s、Fy^a、Fy^b、Jk^a、Jk^b 等抗原有"剂量效应"，抗体筛查细胞的这些抗原如为杂合子，对应的不规则抗体如果效价低或亲和力低就可能漏检，所以要选择 D、C、c、E、e、M、N、S、s、Fy^a、Fy^b、Jk^a、Jk^b 等抗原是纯合子的抗体筛查细胞。

2. 试验方法对抗体筛查结果的影响

抗体筛查阳性率的高低与方法的敏感性有关，方法不敏感，阳性率为 0.3%；方法敏感，阳性率则远高于 0.3%。有些常用的抗体筛查试验方法可能漏检某些特殊的不规则抗体，例如聚凝胺可能漏检 Kell 系统的抗体，抗球蛋白试验可能漏检 Rh 系统的"唯酶抗体"。

3. 低效价低亲和力不规则抗体筛查

有 5 项技术可以防止低效价不规则抗体筛查漏检：①调节抗体筛查细胞浓度为 2%~3%，如果抗体筛查细胞浓度过高，抗体效价低时，每个细胞上黏附的抗体太少，凝集不明显，容易漏检；②提高血清与细胞的比例至（5~10）：1；③采用增强剂，如 LISS、22% 牛白蛋白、PEG 等；④增加抗球蛋白试验的保温时间至 60 分钟；⑤采用吸收/放散法浓缩抗体。

三、抗体筛查结果要结合临床及试验数据分析

（一）抗体筛查阳性分析

1. 直抗试验

①如果直抗试验（-），可以判定有不规则抗体；②如果直抗试验（+），不能排除血浆（血清）中游离的自身抗体所致。此时必须将自身红细胞放散至直抗试验（-）后做自身吸收。第一次自身吸收以后红细胞直抗试验（-），排除血浆（血清）中自身抗体导致的抗体筛查（+），可以判定有不规则抗体；如果第一次自身吸收以后红细胞直抗试验（+），则需反复放散至吸收，直至自身抗体被吸尽。自身抗体被吸尽的标志是末次吸收以后的红细胞直抗试验（-）。自身抗体被吸尽以后，再做第二次抗体筛查，如果第二次抗体筛查（-），判定没有不规则抗体；第二次抗体筛查（+），则判定有不规则抗体。

2. 排除抗体筛查细胞的非特异性凝集

①血浆（血清）蛋白紊乱所致抗体筛查细胞的非特异性凝集，排除法：加盐水稀释，凝集散开；②冷凝集素，排除法：实验规范化，在 25 ℃操作；③对试剂红细胞介质的抗体，这种情况罕见，更换试剂。

3. 判定含不规则抗体者

必须进一步用抗体鉴定谱细胞进行抗体特异性鉴定。

（二）抗体筛查阴性不能完全排除不规则抗体

此时有以下几种情况：①抗体筛查细胞抗原覆盖面太窄或某些抗原不互补，会漏检某些不规则抗体；②抗体筛查细胞的某些抗原如为杂合子，可能漏检对应的低效价不规则抗体；③方法不敏感，可能漏检弱抗体；④未用增强技术，可能漏检弱抗体；⑤漏检 ABO 亚型抗体；⑥漏检"不可检测型抗体"及与红细胞发生交叉反应的 HLA 抗体；⑦如果抗体筛查试验在 25 ℃操作，可能漏检 37 ℃反应型抗体；⑧漏检早期产生的抗体，一是因为抗体初次产生后 14~21 天只有在放散液中才能查到，血清中查不到；二是因为早期 50% 患者的不规则抗体筛查只有用两步酶法和聚凝胺法查到，抗球蛋白法漏检；⑨因为抗体筛查一般不用酶法，漏检"Rh 唯酶抗体"。

输血前试验设立 3 道关口：ABO、RhD 血型鉴定，抗体筛查和交叉配血，3 道关口是安全有效输血的 3 重保障，抗体筛查是安全有效输血的保障之一。抗体筛查看似简单，但却是"易做难精"，要做细致、做深入并不容易。抗体筛查还有许多尚未解决和有待研究的问题，如有待建立筛查 ABO 亚型抗体的技术，检测被自身抗体掩盖的同种抗体的方法不尽如人意，商业抗体筛查细胞的质量有待提高等。

（荣　慧）

第八章

血液代用品的临床应用

输血是临床上一项重要的抢救和治疗措施，外科急性创伤、手术大失血、烧伤和休克等患者以及内科贫血、凝血功能障碍和低蛋白血症等患者大多都需要输血。输血前需要做交叉配血试验，配血相合方能输血，紧急情况使用时不够方便，而且不准确的交叉配型也是增加输血不良反应的因素。虽然 ABO 血型不合导致死亡的发生率不高，但它仍然是发生输血不良反应导致死亡的直接原因。同时，异体输血存在导致受血者免疫功能下降的风险，创伤患者反复多次输血可能会引发全身炎性反应。

随着社会经济及医学技术的高速发展，车祸、意外等创伤性手术及危重疑难手术比例逐年提高，需血量也相应增多，而献血量却由于各种原因有时不能满足临床需要。全球需血量的逐年增高与献血量难以满足需求的矛盾逐渐显现，每年因突发事件导致的用血紧张问题时有报道。

血液代用品是一种具有与血液功能相同，不传播传染性疾病，在紧急时刻不需鉴定血型即可直接使用，而且可以长期保存以备急需的制品。这类产品的出现可以缓解一部分用血紧张的情况。目前在临床上应用的血液代用品主要有血浆代用品、红细胞代用品和血小板代用品。

第一节 血浆代用品

血浆代用品是由高分子化合物构成，分子质量接近血浆白蛋白的胶体溶液或者乳剂，临床上主要用于补充血容量和稀释式自体输血的血液稀释。输注血浆代用品可以提高血浆胶体渗透压，扩充有效循环血量，改善微循环。在大量失血、血容量减少、休克等应急情况下输注适当浓度的血浆代用品可以在一定时间内维持或扩充血容量，从而起到节约用血、防止滥用血浆、补充血容量的作用。

血浆代用品的研究和应用虽然经历了几十年的发展，但尚未达到理想状态。理想的血浆代用品要求是：①在血管内适度存留，起到有效的血容量替代作用；②稳定的理化作用，无毒性，无抗原性，无致热原；③性质稳定，可长期保存；④对血液的有形成分和凝血系统无明显干扰，对重要脏器无明显损害；⑤比较容易排出体外，可被机体代谢，不在体内过分持久蓄积。现在临床应用的血浆代用品比起葡萄糖、氯化钠等晶体溶液，在扩容、改善微循环等方面有较大的优势，而且较少引起组织水肿，但还存在影响肾功能及凝血功能等方面的不足。

由于血浆代用品是非均匀的胶体或者乳剂体系，由分子质量大小不等的成分组成，因此，每种制剂的分子质量一般用平均分子质量表述。平均分子质量的大小影响该制剂的生物学效应。一般来说，分子质量较大者不易从肾脏排出，在血中存留时间长，扩容作用持久；分子质量较小者扩容作用较短暂，改善微循环的作用较强。

血浆代用品的主要作用有：①补充血容量，增加组织灌注，当失血量<20%血容量时，可单独用血浆代用品补充；失血量达20%~40%血容量时，可选择血浆代用品和红细胞补充；②术中血液稀释，减少异体输血；③适当地降低血液高凝状态，防止血栓形成；④提高胶体渗透压。血浆代用品在临床上的成功使用，对于缓解血源短缺、避免盲目输血、节约有限的血液资源起了很大作用。

血浆代用品主要分为3类：①羟乙基淀粉类，包括706代血浆、Haes-steril 200/0.5、HES 130/0.4等；②明胶制剂，包括脲联明胶、琥珀酰明胶；③右旋糖酐类，包括右旋糖酐40和右旋糖酐70。

一、羟乙基淀粉

羟乙基淀粉（HES）是目前临床上广泛使用的一类人工合成的胶体溶液，同时也是一种天然多糖，类似糖原。HES是玉米或土豆中支链淀粉的葡萄糖环经羟乙基化形成的高分子复合物。天然淀粉不能被用作血浆代用品，是因为它们的性质不稳定且容易被内源性的淀粉酶迅速水解，而经羟乙基化后，可以延缓淀粉在血液中的分解和消除，大大延长了其在血管内的停留时间。

HES具有扩充血容量的作用，健康志愿者输注HES 1 000 mL后10分钟，血容量较输注前平均增加900 mL，6小时后减至415 mL，24小时后还保持285 mL。

（一）理化性质

羟乙基取代主要在脱水葡萄糖基的C2、C3和C6位置上。HES的主要特性也是由浓度和平均分子质量决定，但摩尔取代级（MS）和C2/C6比例对HES的药代动力学性质影响也很大。

1. 浓度

HES浓度主要影响的是初始容量效应，6%HES溶液在体内是等渗溶液，可以1：1地取代丢失的血液，10%HES溶液是高渗溶液，相当于1：1.145的容量效应。

2. 平均分子质量

所有的人工合成胶体均是由不同分子质量的微粒组成的多分散性溶液。在这种多分散溶液中，平均分子质量是一项重要参数，它决定胶体溶液扩充血容量的效果。

3. MS

HES溶液是由不同数量的羟乙基残基连接的无水葡萄糖聚合物。MS是指支链淀粉上的羟乙基和糖基结合的比值。淀粉经羟乙基化后抑制淀粉酶对淀粉聚合物的破坏，从而降低了淀粉的降解速度。有两种计算有关淀粉聚合物MS值的方法。第一种称为取代度（DS），即总羟乙基数与总糖基数的比值。第二种也是我们现在通常描述使用的MS，指被羟乙基取代的葡萄糖分子占总葡萄糖分子的比例。例如，MS 0.7可以描述为每10个葡萄糖亚基含有7个羟乙基残基。不同MS的HES有不同的名字，如hexastarch（MS 0.6），pentastarch（MS

0.5）、tetrastarch（MS 0.4）。MS 越高，被相应淀粉酶降解的数量越少，则停留在体内的时间就越长，半衰期越长；MS 越低，被相应淀粉酶降解的数量就越多，则停留在体内的时间越短，半衰期越短。因此，MS 反映了 HES 抵抗淀粉酶水解的能力。第一、第二代的 HES 具有高 MS，与最新一代的 HES 有明显不同。

4. C2/C6

α-淀粉酶的活性主要依赖于羟乙基在葡萄糖分子的位置（C2，C3，C6），C2 与 C6 的比例是 HES 药代动力学的重要参数，不同的比例对 HES 药代动力学有重要影响，C2 位羟乙基基团的取代使 HES 对淀粉酶的抵抗力最强。因此，C2/C6 比例越高，则其在血管内停留时间越长，降解就越慢，扩容能力就越高，相应地也越容易在体内蓄积。

（二）体内过程

HES 进入体内后，在血清 α-淀粉酶的作用下不断降解，平均分子质量逐渐下降。溶液中高分子的颗粒也不断降解，补充中分子质量的颗粒，而中分子颗粒则可有效发挥胶体渗透性作用，维持血浆的胶体渗透压。颗粒小于 50 000Da 时，很快被肾小球滤过，可改善肾脏灌注。少量的 HES 通过再分配和消除作用进入组织间隙，另一部分进入单核吞噬细胞系统缓慢分解，只有极少量参与代谢，产生 CO_2 后经呼吸排出体外。HES 从循环排出可分为 3 个时相：18%快速排出，半衰期 2 小时；17%中速排出，半衰期 8.5 小时；30%慢速排出，半衰期 67 小时。

（三）临床应用

临床上主要用途为预防和治疗各种原因的低血容量休克、血栓性疾病以及急性肾衰竭，还可以作为体外循环的预充液、红细胞的沉降剂。

（四）羟乙基淀粉对机体的影响

1. HES 对微循环的影响

血容量不足可能引发一系列复杂的病理生理过程（如刺激交感肾上腺和肾素—血管紧张素系统），这会导致组织灌注不足和组织供氧减少。因此，液体疗法不仅要求维持稳定的血流动力学，而且要有利于微循环和组织的氧合。而 HES 溶液对血容量的不足和提高微循环血流量都有很好的效果。HES 溶液可以减少红细胞聚集，降低血液黏度，从而明显降低血管阻力，使静脉血回流增加和心排血量增多。最终的结果是提高了血液流动性，有利于组织灌注和氧合。有研究表明，对于重大腹部手术的患者，第三代低 MS 的 HES（130/0.4）与等容量的晶体溶液（乳酸林格溶液）相比，能明显改善组织氧合。而增加组织氧分压可能有利于伤口愈合，减少感染和并发症的发生。也有一些研究者认为，HES 能防止和堵塞毛细血管漏，这种作用对于防止全身炎症反应综合征或败血症都有良好的效果。

2. HES 对凝血系统的影响

HES 对凝血功能会产生一定的影响，输入等容量的 HES 可能会导致红细胞、血小板以及凝血因子的稀释，增加术后出血的风险，但是不同的 HES 溶液对凝血功能影响也不同。其中对凝血功能影响最大的是第一代高分子质量、高 MS 的 HES 溶液（如 HES 450/0.7）。现在广泛使用的第三代 HES 溶液具有低分子质量和低 MS（如 HES 130/0.4），且对凝血系统几乎没有影响。

血液中的 HES 大分子可以结合血管性血友病因子和凝血因子Ⅷ复合体，使其失活或加快消除，从而影响凝血功能。同时，HES 会降低血小板表面活性物质，引起血小板功能损害。高分子质量、高 MS、高 C2/C6 比率（如 HES 450/0.7，HES 200/0.62）的 HES 比低分子质量、低 MS 的 HES（如 HES 200/0.5，HES 130/0.4）更能降低血管性血友病因子/凝血因子Ⅷ的浓度。血小板功能异常也常常发生在输入高分子质量的 HES（450 kDa）或高 MS 的 HES（0.62，0.7）后。因此，高分子质量、高 MS 的 HES 溶液可能会引起出血时间的延长，而低分子质量和低 MS 的 HES 却很少发生这种现象。

3. HES 对肾功能的影响

研究显示，使用高分子质量和高 MS 的 HES 溶液治疗可能导致患者肾功能不全。输入一定量的 HES 后出现肾小管上皮细胞可逆性肿胀，最可能的原因就是肾小管重吸收了大分子的 HES。肾小管上皮细胞肿胀引起肾小管阻塞和髓质缺血，这 2 个重要风险因素导致了急性肾衰竭。回顾性研究显示，肾脏移植后，输入高分子质量（200 kDa）、高 MS（0.62）、高 C2/C6 比例的 HES 后，80% 的患者出现了渗透性肾病样病变，但是，3～6 个月后观察发现，这种病变并没有对移植后肾功能或血清肌酐产生影响。类似的肾小管病变也常出现在输入其他一些物质（如右旋糖酐和甘露醇）的时候。严重脱水患者输入大量的高渗透压胶体，也会引起血液黏度的增高，从而导致肾功能不全。由此发现，所有的高渗透压的胶体都可以引起肾功能的损害。高浓度（10%HES）、高血浆胶体渗透压、高分子质量的胶体溶液反复输入有导致急性肾衰竭的风险。适当补充一定量的晶体溶液能够防止高渗溶液对肾功能产生的这种不利影响。第一代 HES 溶液常引起轻至重度肾功能不全。大量输入（>2 000 mL）低或中分子质量的 HES 溶液（如 130/0.4 或 200/0.5）对患者是安全的，也不影响患者的肾功能。静脉输注 HES 130/0.4 500 mL 后，肌酐清除率略有上升，肾功能却没有受到影响，这也提示新一代的 HES 溶液对肾功能无影响。

4. 过敏反应

HES 在体内蓄积的程度与 HES 的类型高度相关，特别是高 MS 的 HES 溶液会导致一定量的积累，因此，推荐使用低 MS 的 HES（0.4，0.5）。根据 HES 溶液的特征，输入的 HES 溶液可以透过血管进入单核吞噬细胞系统而产生过敏反应，主要表现为皮肤瘙痒。第三代 HES（HES 130/0.4）由于其具有良好的物理、化学性质与性能，过敏反应的发生率明显降低。

长期大量使用高分子质量、高 MS 的 HES 溶液可引发持久性皮肤瘙痒，这类患者多伴随突发性耳聋，电镜检查发现 HES 主要沉积在周围小神经上。

（五）研发历程

第一代 HES 出现在 1974 年，为了达到较长的扩容时间，第一代 HES 的特点是高平均分子质量（450 000～650 000Da）、高 MS（0.7），称为 Hetastarch。但其降解速度慢，易在血浆和组织中积聚，产生凝血功能异常、肾功能损害和皮肤瘙痒等不良反应。1980 年，第二代 HESHES 200/0.5 研制成功，相对第一代 HES，其平均分子质量和 MS 都有降低，因此，其不良反应大大减少。我们熟知的 HAES-steril 200/0.5（贺斯）就属于此类。1999 年，HES 130/0.4 问世，并获准在欧洲及许多亚洲、非洲国家上市，这就是低 MS 的第三代 HES，其中包括目前在国内临床上应用最广泛的 HES 130/0.4。

研究人员发现，在改进 HES 分子本身的同时，溶剂的变化同样能影响 HES 溶液的性质。以复方电解质溶液为溶剂的 Hetastarch（balanced HES 670/0.5，Hextend®）在美国问世后，人们开始了对更加符合人体生理特性的人工胶体的研究。2005年12月，以醋酸取代了乳酸的复方电解质 HES 130/0.42（Tetraspan，B. Braun）在德国成功上市，并开始在欧洲推广使用。另一种与其相似的溶剂 Balanced 6%HES 130/0.4（Volulyte®）也即将在欧盟批准上市。乳酸代谢依赖良好的肝功能，而醋酸在其他器官也能代谢。用醋酸取代乳酸后，避免了过多的乳酸在体内积聚形成的乳酸性酸中毒，因此，使用醋酸复方电解质为溶剂的HES 在休克复苏时有明显优势。

（六）主要产品

1. 706 代血浆

706 代血浆是最早的国产 HES 制品，为含 6%HES 氯化钠溶液，平均分子质量为 25 000～45 000 Da，MS 为 0.77～0.99，其性能相当于低分子质量右旋糖酐。由于其在制作过程中，降解后未经提取，直接将过滤液灭菌而成，因此过敏反应的发生率较高。同时用量较大时，会在单核吞噬细胞系统蓄积，并且造成凝血功能障碍。706 代血浆分子质量小，扩容效力较低，MS 高，不易在体内清除。用药时间长、用量大时，会使肾小管阻塞及肾小管上皮细胞变性，肾间质水肿，肾小球滤过率下降，导致少尿，甚至无尿。随着新型 HES 的不断发展，706 代血浆在临床上的使用已经逐渐减少。

2. HES 130/0.4 氯化钠注射液

本制品是应用较广的国产 HES，每 1 L 组分为含 HES 130/0.4 60 g 和氯化钠 9 g，平均分子质量为 130 000 Da，MS 为 0.4，每天最大剂量按体重为 33 mL/kg。我国 8 个麻醉研究中心共同进行了该产品与 HES 130/0.4 氯化钠注射液（HES 130/0.4，Voluven®）对比性研究，结果表明，该产品与 HES 130/0.4 氯化钠注射液（HES 130/0.4，Voluven®）在维持血流动力学稳定方面具有相同的疗效，对凝血系统和肾功能影响方面，二者作用相当。

3. HES 200/0.5 氯化钠注射液（HAES-steril 200/0.5）

这是一类 HES 溶液，属于第二代 HES，是以黏玉米为原料的高分子支链淀粉，平均分子质量 200 000Da，MS 为 0.5，以 0.9%氯化钠溶液作为溶剂，浓度为 6%。HAES-steril 200/0.5 作为一种多分散性溶液，溶液中的高分子质量颗粒不断降解，补充中分子质量颗粒；中分子质量颗粒有效地发挥胶体渗透活性，维持血浆胶体渗透压；低分子质量颗粒不断由肾脏排出，改善肾功能。通常无蓄积，容易在体内代谢和排出。

HAES-steril 200/0.5 扩容时间长，可长达 4～8 小时。经静脉输注后，可提高血浆胶体渗透压，使组织液回流增加，血容量迅速增加，同时，可以有效地减少红细胞聚集，降低血液黏度，有益于改善微循环。HAES-steril 200/0.5 的分子结构与糖原非常相似，故而无免疫原性，过敏反应发生率也非常低，仅 0.058%，为明胶溶液的 1/6，右旋糖酐溶液的 1/4.7。HAES-steril 200/0.5 可减少白蛋白的渗漏，减轻组织水肿，减少炎症介质向组织间隙的释放，此作用对于即将发生或已发生器官衰竭的危重患者尤其有益。此外，HAES-steril 200/0.5 可防止白细胞与毛细血管内皮细胞的黏附，抑制白细胞自内皮细胞壁向组织间隙移动和降低细胞黏附分子的血浆浓度，具有增加机体免疫功能的作用。HAES-steril 200/0.5 一般不影响肾功能，临床上 24 小时最大用量可达 33 mL/kg。

4. HES 130/0.4 氯化钠注射液

此注射液属于第三代 HES。HES 130/0.4 平均分子质量为 130 000Da，MS 为 0.4，以0.9%氯化钠注射液作为溶剂，浓度为 6%。与 HAES-steril 200/0.5 相比，虽然分子质量和

MS 较小，但其 C2/C6 从 5∶1 增至 9∶1，其扩容效果上并不比 HAES-steril 200/0.5 差。健康志愿者在 30 分钟内输注 500 mL HES 130/0.4 后，其会产生 500 mL 容量扩充效应，并且会稳定维持 4~6 小时。HES 130/0.4 的表观分布容积为 5.9 L，说明 HES 130/0.4 进入体内后，主要分布在血液中。由于 HES 130/0.4 药代动力学和分子分布的改进，其不良反应比 HAES-steril 200/0.5 更小。欧盟认为 HES 130/0.4 的安全性大幅提高，所以推荐剂量由 HAES-steril 200/0.5 的 24 小时最大用量 33 mL/kg 提高到 24 小时最大用量 50 mL/kg。而且 2004 年 1 月，HES 130/0.4 在欧洲获准可以安全用于儿童。

对于存在炎症或者水肿等毛细血管渗漏状态的患者，使用 HES 130/0.4 进行容量替代治疗，可使促炎性因子释放减少，上皮细胞黏附分子表达下降，可溶性黏附分子浓度降低，从而改善微循环，减少内皮激活，降低内皮损伤，减少炎症反应。并且其独特的分子质量可以起到堵塞毛细血管内皮细胞孔隙的作用，从而封堵毛细血管漏，减轻水肿。

HES 130/0.4 可完全从肾脏清除而无组织蓄积，在同类产品中肾清除最快，对肾功能影响最小，HES 130/0.4 的血浆峰浓度和消除半衰期不受肾功能损害程度的影响，只要有尿产生，即使严重肾功能受损的患者，也可以安全使用。

目前 HES 130/0.4 主要应用于：①治疗和预防血容量不足；②急性等容血液稀释；③治疗微循环障碍相关性疾病，包括脑缺血、外周动脉阻塞、胎盘功能不全等；④其他临床用途，如肝硬化和卵巢癌等患者的腹水治疗，应用 HES 130/0.4 替代白蛋白，效果好，费用低，不良反应少。

HES 130/0.4 的不良反应：①过敏反应，表现为心动过缓、心动过速、支气管痉挛、非心源性肺水肿等类似中度流感的症状；②对凝血功能的影响，大剂量使用时由于血液稀释，可能会产生凝血因子、血浆蛋白的稀释及血细胞比容下降，发生血液凝结异常，一般认为影响轻微，且恢复较快，但存在凝血功能障碍的患者仍需慎用；③瘙痒，HES 在各种组织细胞的临时蓄积可能是皮肤瘙痒的直接原因，HES 130/0.4 虽然为 HES 中瘙痒发生率最低的，但仍有可能发生。

5. HES 130/0.4 复方电解质注射液

这是一种符合人体生理的复方电解质胶体。Balanced HES 130/0.4 以黏玉米作为原料，平均分子质量为 130 000Da，MS 为 0.4，其 C2/C6 为 9∶1，以复方电解质溶液作为溶剂，浓度为 6%。其电解质含量为钠离子 137.0 mmol/L、钾离子 4.0 mmol/L、镁离子 1.5 mmol/L、氯离子 110.0 mmol/L、醋酸根离子 34.0 mmol/L。Balanced HES 130/0.4 的渗透压为 286.5 mOsm/L，更接近正常人体的血浆水平。与以 0.9% 氯化钠注射液作为溶剂的其他胶体相比，其在维持酸碱平衡的作用上优势明显。由于 Balanced HES 130/0.4 是所有 HES 中氯离子含量最少的胶体，术后发生高氯性酸中毒的风险也较低。在心脏手术中，使用 Balanced HES 130/0.4 的患者碱缺失显著低于使用 HES 130/0.4 的患者，且在炎症反应和内皮细胞激活方面，使用 Balanced HES 130/0.4 的患者也低于使用 HES 130/0.4 的患者。

Balanced HES 130/0.4 在临床上使用并不广泛，目前还缺乏多中心、大样本的随机对照试验来评价其用于容量替代时对器官功能、微循环灌注或者患者生存率的影响。临床上已经证明，在多种情况下，如肝功能不全患者、危重患者、小儿患者等，使用醋酸林格液比乳酸林格液更具有优势，而以醋酸林格液为溶剂的 HES 是否与醋酸林格液情况一样具有优势，需要进一步观察。

二、明胶制剂

明胶制剂是一种以精制动物皮胶或骨胶为原料，经过化学合成的多肽产物。1915 年，明胶溶液用于低血容量休克治疗。早期的明胶溶液分子质量较高，能产生很高的渗透压效应，同时也能导致血液的黏度增高。而降低其平均分子质量可以减少血液黏度，但又不能产生明显的渗透压效应，因此其扩容作用不能良好体现，不良反应大。现在明胶制剂分子质量较小，渗透压与血浆相似，在血管内存留时间较短，维持血容量时间为 3~4 小时，易于被肾脏代谢，不良反应小，对凝血功能的影响也较轻。

目前，有脲联明胶和琥珀酰明胶两种明胶制剂用于临床。这两种明胶溶液的电解质含量不同，脲联明胶含钙、钾较多，而琥珀酰明胶含钙、钾较少，因此输注过脲联明胶的管道不应该再用于输血。脲联明胶是一种由牛骨明胶蛋白制成的一种多肽，是由牛骨明胶蛋白经过热降解后生成明胶水解蛋白，然后短肽链通过脲桥交联聚合成平均分子质量为 24 500Da 左右的分支状结构形成。它是将明胶水解成平均分子质量 23 200Da 左右的分子后加入琥珀酸酐酰化而成。由于其结构中胺基取代羧基，等电点降低，负电荷增加，分子在循环中滞留时间相应延长。

虽然明胶是动物胶原合成，但它们是无菌、无热源、不含防腐剂的，在低于 30 ℃的温度下的环境保存，保质期可达 3 年。

（一）体内过程

一般明胶分子质量大都在 5 000~50 000Da，渗透压与血浆相等。快速地输入明胶后，可以发现血容量的增加量少于明胶的输入量，可能是部分明胶溶液暂时性地储存于细胞间隙。明胶溶液的半衰期为 3~4 小时，能快速地由肾小球滤过而从血液中清除。少部分明胶，在单核吞噬细胞系统内由蛋白酶裂解成小分子肽。

明胶不会在体内蓄积，而且对肾脏功能几乎没有影响。虽然在很长一段时间内明胶被认为不影响血液凝固，但是有一些证据表明，明胶溶液还是会影响血小板功能和凝血功能。研究显示，当用明胶、生理盐水、HES 和白蛋白稀释血液后，通过血栓弹力图发现，使用明胶对凝血功能有明显改变。

（二）临床应用

明胶制剂主要用于低血容量休克的扩容、体外循环预充、血浆置换等方面。在临床麻醉中常用来预防和纠正各种麻醉引起的低血压，还广泛用于创伤患者的液体复苏。

（三）不良反应

明胶制剂的主要不良反应是过敏反应。过去认为明胶制剂无抗原性，不产生过敏反应。但随着临床上的广泛使用，发现使用明胶制剂也曾出现过不同程度的过敏反应。脲联明胶引起过敏反应的发生率约为 0.146%，琥珀酰明胶的发生率约为 0.066%。明胶产生过敏反应可能是由于作用于肥大细胞和嗜酸性粒细胞释放化学介质引起，快速输注时这种情况更容易发生。预先给予 H_1 受体阻滞剂可以减少过敏反应的发生。对风湿性疾病的患者慎用明胶制剂。

（四）常用制剂

1. 脲联明胶

脲联明胶又称 polygeline，该制剂是将明胶深度水解为分子质量为 12 000~15 000Da 的较短肽链后，与二异氰酸酯反应，短肽链通过脲桥交联聚合成平均分子质量 24 500Da 左右的分支状分子而成。脲联明胶于 1962 年用于临床，其所含的电解质与细胞外液近似，输注时可提高血浆胶体渗透压，增加了循环血容量，改善组织灌注。其优点为不明显影响凝血机制，不干扰交叉配血，使用剂量上限大。临床上主要用于术中扩容、血液稀释以及人工体外循环机预充。不良反应为：①偶可出现过敏反应，症状表现为低血压、恶心、呕吐、呼吸困难、体温升高或寒战，可能与输注速度有关，过敏性休克罕见；②含钙量高，使用后短期内可出现血清钙轻度上升；③输注后出现暂时性红细胞沉降率加快。脲联明胶可以与肝素化的血液混合，但不可与经枸橼酸抗凝剂处理过的血浆或全血混合。慎用于充血性心力衰竭、高血压、食管静脉曲张、肺水肿、有出血倾向、肾性及肾后性无尿患者。

2. 琥珀酰明胶

琥珀酰明胶又称改良液体明胶，该制剂是牛胶原经水解和琥珀酰化后配制而成的明胶类血浆代用品，平均分子质量 35 000Da，临床常用的是 4% 浓度的溶液。琥珀酰明胶注射液可有效维持血浆的胶体渗透压，增加静脉回心血量和心排血量，加快血液流速，改善微循环，增加血液的运氧能力，还能减轻组织水肿，有利于组织对氧的利用，其渗透性利尿作用还有助于改善休克患者的肾功能。其电解质含量、pH 和生理特性接近人体细胞外液，对凝血功能无明显影响，不增加手术及术后出血倾向的风险。

琥珀酰明胶注射液在血管内停留时间为 2~4 小时。半衰期约 4 小时，20 小时内约 95% 以原形从肾脏排出，5% 从粪便排出，极少储存在单核吞噬细胞系统及其他组织中，3 天内可完全从血液中清除。对凝血系统无明显影响，不干扰交叉配血。临床常用于术中扩容、血液稀释以及人工体外循环机预充。琥珀酰明胶注射液的不良反应主要是过敏反应，但比较少见。若发生过敏反应，常表现为瘙痒、潮红及荨麻疹等皮肤症状以及呼吸急促、胸部不适、眩晕、出汗、意识改变等其他症状，而低血压，心动过速等症状在全身麻醉下易被掩盖，不易察觉，需严密观察。

3. 聚明胶肽注射液

该药属琥珀酰明胶类，它是牛胶原蛋白降解后球状明胶多肽，相对分子质量为 27 500~39 500 Da，电解质含量为钠离子 145 mmol/L、钾离子 5.1 mmol/L、钙离子 6.26 mmol/L、氯离子 145 mmol/L。其渗透压和黏滞度与人体血液相似，其 pH、电解质含量与人体血浆相似，半衰期为 5 小时左右。聚明胶肽注射液能迅速恢复组织灌注，恢复血管内液与组织间液平衡，作为血浆增量剂，在保持有足够氧合的情况下能有效补充循环血量，增加心排血量，降低外周循环和肺循环阻力，增加机体有效循环血量。聚明胶肽注射液可使血液黏度下降，改善微循环障碍，增加氧供，纠正酸中毒和代谢失衡，维持血电解质稳定，对凝血功能影响小。聚明胶肽注射液属中分子，具有维持毛细血管通透性作用，可减少休克时血浆和白蛋白渗漏，减轻组织水肿，抑制炎症递质释放；其代谢类似肝内糖原水解，主要经肾脏清除，不损害器官功能，对肾功能无损害，有利尿作用，是一种理想的血浆代用品。

三、右旋糖酐

右旋糖酐又称葡聚糖，是一种不同分子质量葡萄糖聚合而成的混合物，为最早用于临床的微生物多糖。原料为经过肠膜样明串珠菌发酵过的甜菜。目前最常用的是 10% 右旋糖酐 40 和 6% 右旋糖酐 70。由于与水有很高的结合能力，因此右旋糖酐的胶体渗透压非常高。其中 1 g 右旋糖酐 40 能结合 30 mL 水，1 g 右旋糖酐 70 能结合 20~25 mL 水。

（一）体内过程

经过静脉输注的右旋糖酐几乎完全由肾脏消除。只有少部分进入组织间隙或经胃肠道消除。右旋糖酐停留在血管内的时间是根据其分子质量的大小决定的。右旋糖酐 40 在血管内可以存留 5 小时左右，而右旋糖酐 70 可在血管内持续 6~8 小时的作用时间。

（二）药理作用

在各类休克和缺血再灌注损伤期间，右旋糖酐溶液被广泛使用以维持循环动力学的稳定。同时也常常被用来改善血液的流变性能，特别是降低血液黏度，最终改善微循环和组织灌注。在组织缺血再灌注过程中，激活的白细胞会释放损伤内皮细胞膜的中间体，而右旋糖酐能明显降低白细胞与内皮细胞的相互作用，从而减少由于激活白细胞和微血管内皮细胞对人体造成的有害作用。因此，右旋糖酐这种作用在组织缺血再灌注损伤过程中可以发挥相应作用。

（三）临床应用

主要用于低血容量性休克的扩容和术后抗凝以预防手术后血栓形成。由于右旋糖酐存在明显的不良反应，大多数国家右旋糖酐的使用率在逐渐下降。

（四）不良反应

1. 过敏反应

右旋糖酐比明胶或 HES 更容易造成严重的过敏反应。过敏反应主要是由于右旋糖酐与右旋糖酐反应抗体（DRA）作用后，机体释放血管活性物质造成。临床上应用的右旋糖酐没有免疫原性，不会导致抗体的产生。但糖和其他食物中含有的右旋糖酐，在不同个体的血浆内会产生不同浓度的 DRA。使用前，通过半抗原进行预处理可以明显减少过敏反应。

2. 肾功能受损

如存在肾脏疾病、低尿量、不稳定的血流动力学情况或者已用高剂量右旋糖酐治疗多日的患者，输入右旋糖酐溶液后容易引发严重的肾功能不全和急性肾衰竭。由于右旋糖酐没有化学毒性，因此其诱发肾功能障碍的原因最有可能的是和所有高渗性的胶体（20% 或 25% 白蛋白，10% HES）一样，使肾小管上皮细胞肿胀和空泡化以及由于高黏性的尿导致肾小管的阻塞。

3. 止血异常

右旋糖酐对凝血功能有损害作用，会导致出血时间延长。输入右旋糖酐溶液诱导产生血管性血友病综合征，降低血管性血友病因子及凝血因子Ⅷ（FⅧ）的表达水平。除此之外，右旋糖酐还会促进纤溶作用，引起凝血功能紊乱，特别是高平均分子质量的右旋糖酐。临床大量使用右旋糖酐可能会造成术后出血量增加。为了避免发生严重的出血并发症，右旋糖酐最大用量应该不超过 1.5 g/（kg·d）。

（五）常用制剂

1. 右旋糖酐 40

本品系蔗糖经肠膜状明串珠菌发酵后生成的高分子葡萄糖聚合物，经处理精制而成。其分子质量约为 40 000Da，临床常用 10% 浓度的溶液。右旋糖酐 40 渗透性比血浆高，其胶体渗透压比白蛋白还要大 2 倍。因此，右旋糖酐 40 能快速提高血浆胶体渗透压，使血管外的水分向血管内转移而补充血容量。每1g右旋糖酐40可使大约30 mL血管外的水分转移到血管内，扩容效果显著，并可以维持6小时。右旋糖酐40可以使已经聚集的红细胞和血小板解聚，降低血液黏滞性，从而改善微循环，防止休克后期的血管内凝血。它还能抑制凝血因子Ⅱ（FⅡ）的激活，使凝血因子Ⅰ（FⅠ）和FⅧ活性降低以及其抗血小板作用均可防止血栓形成。研究发现，右旋糖酐40对白细胞黏附具有良好的流变学作用，这一作用对缺血再灌注损伤患者的治疗有益。

右旋糖酐40主要用于：①失血、创伤及中毒性休克，还可早期预防因休克引起的弥散性血管内凝血；②血栓性疾病如脑血栓形成、心绞痛和心肌梗死、血栓闭塞性脉管炎、视网膜动静脉血栓等；③肢体再植和血管外科手术，可预防术后血栓形成，并可改善血液循环，提高再植成功率。

不良反应与禁忌证：少数患者可有过敏反应，可出现发热、寒战、胸闷、呼吸困难等症状，偶有过敏性休克，故初次静脉输注时应严密观察5~10分钟，发现过敏症状时应立即停止输注。大量连续使用时，可能会干扰血小板正常功能而引起出血倾向和低蛋白血症，故本品24小时内用量不宜超过1 500 mL。血小板减少症、出血性疾病、充血性心力衰竭、分娩期孕妇及其他血容量过多的患者禁用。肝、肾疾病患者慎用。

2. 右旋糖酐70

右旋糖酐70来源同右旋糖酐40，其平均分子质量约70 000Da。其扩充血容量的作用和抗血栓的作用较右旋糖酐40更强，却几乎无改善微循环作用。静脉输注后在血循环中存留时间较长、排泄较慢，1小时排出30%，24小时排出60%。主要用于防治低血容量性休克，也可用于预防手术后血栓形成和血栓性静脉炎。

（徐　晶）

第二节　红细胞代用品

输血是挽救生命的重要措施，但也有固有的不良反应和并发症风险。使用红细胞代用品能够减少或避免输血带来的不良反应和并发症，并且可以起到节约用血的作用。理想的红细胞代用品应该具备以下特点：①具有红细胞的携氧、释放氧的功能；②无红细胞表面抗原决定簇，可避免配血的麻烦，避免输血反应；③保质期长，易储存，运输方便；④血源不依赖稳定的供血人群，来源广泛，取材方便，可保障充足供应。

第二次世界大战以后，各个国家开始投入大量的精力研究红细胞代用品。面对这个具有巨大市场潜力的诱人领域，研究结果却并不理想，原因是红细胞代用品远远比人们想象中要复杂。目前，全世界也仅有2种制品上市，而多数制品还处在临床Ⅱ期或Ⅲ期研究中。无论上市或者研制中的制品，都存在疗效不尽如人意或毒性较大等问题，许多国际上上市的红细胞代用品研发公司已经失去或正在失去战略投资。

目前，红细胞代用品的发展主要集中在来源于血红蛋白（Hb）的Hb类氧载体（HBOC）和以氟碳化合物为基础的氟碳乳剂（PFC）。

一、血红蛋白类氧载体

Hb是由4个亚基（α、β亚基各2个）组成的四聚体，分子质量为64 500 Da，一般表

示为 $\alpha_2\beta_2$。Hb 的每个亚基可以结合 1 个 O_2，整个分子可以结合 4 个 O_2。Hb 结合 O_2 具有协同效应，即 Hb 的 1 个亚基结合 O_2 后可以促进 Hb 的其余亚基与 O_2 结合。反之，由于 2，3-二磷酸甘油酸（2，3-DPG）的别构调节作用，氧合 Hb 的 1 个亚基释放 O_2 能促使其他的亚基释放 O_2。别构现象是 Hb 发挥其生物功能极普遍又十分重要的现象。Hb 不能直接作为红细胞代用品，因为人红细胞膜破裂后所得到的物质失去了 2，3-DPG，降低了释放氧的能力，P_{50} 值（Hb 氧饱和度为 50% 时对应的氧分压）下降，不具有为组织输送氧的生理功能。另外，单个 Hb 在血循环中很快由四聚体分解成二聚体，并进一步氧化，通过肾脏排出，引起肾毒性，同时也失去了携氧、输氧的功能。因此，Hb 必须经过修饰和聚合才能成为红细胞代用品，而且 Hb 的修饰聚合也主要是着眼于降低失去 2，3-DPG 调节的 Hb 氧亲和性，稳定 Hb 四聚体结构。

（一）制备血红蛋白类氧载体的血红蛋白来源

1. 人外周血和胎盘血

制备 HBOC 国际上普遍采用过期的库存血为原料，经纯化后，无免疫原性，可以大量输入人体而不引起补体激活。由于来源有限，难以大规模生产。新生儿分娩时采集胎盘血，每个胎盘可采集 150 mL 左右，看起来来源比较充足，但是操作程序复杂，很难普及。而且 Hb 含量较高，氧亲和力较强，产品质量受到一定影响。

2. 动物 Hb

目前对来源丰富的动物 Hb 研究取得了一定的进展。研究最多的是以牛 Hb 为原料制备的 HBOC。牛 Hb 来源丰富，价格低廉。新鲜牛血经洗涤、溶解、低温离心、超滤后制得高纯度无基质的 Hb。目前已经有 Sigma、Biotech 等公司生产此商品，可以直接用于研究。由于牛的 Hb 氧解离曲线与人 Hb 相似，在血液中受氯离子控制，无须 2，3-DPG 类似物修饰就能达到很高的 P_{50} 值，在低 pH 组织释氧能力仍很强。因此，牛 Hb 一直是国内外研究的热点。以猪血为原料的 HBOC 报道不多，2003 年，陕西西安大学北美基因股份有限公司用戊二醛聚合猪 Hb 制备成能携氧、释氧和扩容功能的 HBOC，主要用于创伤等导致的各类失血性休克和危重病外科围手术期方面的治疗，目前该产品已进入中期试用阶段。除哺乳动物外，法国科学家发现一种生活在海边沙滩里的蚯蚓的血液能够当作人体血液使用，这一发现为人造血液的研究提供了新思路。这种名为海蚯蚓的小虫，其血液中的 Hb 与人类的 Hb 极为相似，并且它的血质也非常便于保存和适合注射。海蚯蚓的 Hb 是十二聚体，稳定性好，可以抗氧化和分解，是一种天然的非细胞性交联聚合 Hb。在中性 pH 条件下，海蚯蚓 Hb 的氧亲和性和协同性都与人类极为相似。如果以海蚯蚓 Hb 为原料成功开发出人造血液，不仅会缓解采供血机构血源紧张的局面，而且能够预防因血源污染而发生的各种传染病，并且对大规模自然灾害发生时的抢险救灾也具重要意义。

3. 基因重组

基因重组技术的发展为开发人造血液提供了有效的方法。Hb 基因工程产品性能稳定，不易污染，容易保存，而且可以大量生产，使得基因重组 Hb 一直为人们关注。美国的 Hoffman 教授 1990 年开始此项工作，1991 年 Stomatogen 公司制成产品 Optro™，并对其进行了 I 期临床试验，结果与分子内交联的 Hb 类似。1995 年 Optro™ 完成 II 期临床试验，但在临床试验中由于出现较多不良反应而中断试用。基因工程可以在微生物中表达人 Hb，但该方法的主要缺点是蛋白表达产量太低，存在折叠异常以及分离纯化等方面的困难。随着现代转基因技术的不断发展，使用转基因动物生产重组人 Hb（rHb）成为另一途径。虽然转基因动物表达人 Hb 在鼠和猪中均获成功，但伦理观念、人畜病毒交叉感染和异源性蛋白等问题目前影响该技术在实际中的应用。

（二）制备血红蛋白类氧载体的血红蛋白方法

1. 化学修饰

Hb 的化学修饰有分子内修饰、分子间或分子外修饰和分子内与分子间的双重修饰 3 种方法。

（1）分子内修饰：即进行 Hb 肽链间的交联，以降低 Hb 氧亲和力为目的。分子内交联 Hb 的特点不是提高分子质量，而是在多肽链插入特殊的化学交联剂，避免天然 Hb 的解聚。2，3-DPG 靠共价键与 Hb 结合，在血液中加入大量的 2，3-DPG 会造成毒性。以 2，3-DPG 类似物修饰 Hb，模拟 2，3-DPG 的作用，使 Hb 的 P_{50} 达到生理适宜水平，而发挥 Hb 的正常生理作用。如吡哆醛衍生物 5-磷酸吡哆醛（PLP）的大小和电荷性质与 2，3-DPG 相似，可以与脱氧 Hb 的 β 亚基的 2，3-DPG 结合位点形成共价键，从而调节 Hb 的氧亲和力。运用重组技术替换氨基酸同样也能降低氧亲和力，基因重组技术产生 α 亚基交联的 α-亚基双聚体也能防止 Hb 的解离，再通过赖氨酸替换 β 亚基使 P_{50} 值增加。

（2）分子间或分子外修饰：主要是形成 Hb 分子聚合物，以提高 Hb 半衰期，从而防止 Hb 四聚体的快速解离，延长其在血管内的停留时间。这类交联剂主要有戊二醛、乙醇醛、糖醛等，与 Hb 反应时无特异结合位点，属多位点修饰，形成分子质量大小不等的交联聚合体，从而减少了溶液分子数目，溶液渗透压和黏度也随之降低。最常见的戊二醛交联的 Hb 分子质量可达到 120 000~600 000Da，半衰期也明显延长。分子间修饰也称轭和，使用聚乙烯醇等高分子疏水性试剂借助范德华力和疏水键将 Hb 包裹在高聚物内部，阻止 Hb 的快速解离。

（3）分子内与分子间的双重修饰：双重修饰可以降低 Hb 的氧亲和力和提高半衰期，目前最常使用的修饰方法是将修饰剂与交联剂结合使用。可以先修饰后交联聚合，也可以先交联聚合后再行修饰。美国 Northfield Laboratories 生产的吡哆醛和戊二醛多聚 PolyHeme™ 就是使用了双重修饰。

2. 微囊化的血红蛋白

（1）微囊化技术：微囊化固定技术在生物医学中的应用研究是最近一二十年的事，由于它具有某些特殊的优越性，因此发展迅速。所谓微囊就是一种超薄球形聚合物膜，膜内可将多肽或蛋白质固定化，形成与人体细胞相似的一种"人工细胞"，但该"人工细胞"不被人体的免疫系统识别，植入体内不会产生抗体，由于膜很薄（约 0.05 μm），可通透小分子物质，而蛋白质大分子却不能通过。

（2）脂质包埋化 Hb（LEH）：1964 年，有报道称用人工膜包埋 Hb 和酶，制备了人工红细胞，其氧合曲线与红细胞相似。第一代的 LEH 的脂质最初是从大豆或鸡蛋中提取的不饱和脂质、胆固醇、带负电荷的脂质以及维生素 E 等组成，但这种用不饱和脂质制备的 LEH 输入鼠体后，数小时即从血中清除。不饱和脂质在血浆中出现脂质过氧化，同时也使 Hb 被氧化，形成高铁 Hb。随后发展出用长链饱和磷脂（氢化大豆卵磷脂）制备包埋 Hb 的脂质，使脂质体包埋 Hb 的循环半衰期延长到 16~20 小时，并降低了脂质过氧化，但天然磷脂含溶血磷脂等杂质，仍会引起一系列不良反应。第二代 LEH 的脂质以合成的高纯度的二硬脂酰卵磷脂取代氢化大豆卵磷脂，使不良反应大大降低。同时采用冻干保存 LEH 的方法，使用蔗糖或海藻糖作为保护剂，可保持冻干的 LEH 形态稳定，阻止脂质体包囊 Hb 融合或泄漏，还可保护 Hb 在冻于状态下免受自由基的损伤。在将第 2 代 LEH 的脂质与冻干技术结合的基础上，出现了第 3 代 LEH 的脂质，它是冻干的粉末状，直径可以小至 $0.2 \sim 0.5\ \mu m$，黏度可调至与全血相同。LEH 的脂质酸分子膜基本无流动性，在输入体内后，首先被肝、脾的巨噬细胞迅速清除，然后又被肝、脾以外的单核吞噬细胞系统清除。减小包埋 Hb 的脂质的体积，可延缓被清除，使其血浆半衰期延长。

（3）纳米材料包囊 Hb：由于 LEH 易造成单核吞噬细胞系统的巨噬细胞吞噬饱和而引起机体免疫功能受损，以及 LEH 表面带有负电荷且体积较红细胞小，易导致红细胞沉降率减慢、凝血功能下降，现已经将研究重点转移到可生物降解的纳米材料包囊 Hb。与传统红细胞代用品相比，可生物降解的 Hb 纳米囊具有以下特点：①在体内可降解成水和二氧化碳，并且可以调节降解速率；②聚合物比脂质体牢固，通透性好，可滤过葡萄糖和其他亲水的小分子；③分子直径更小，控制在 $80 \sim 150\ nm$，约为天然红细胞的 1/60，在发生循环障碍时，可携氧和释氧；④不易通过血管内皮缝隙进入组织间隙，克服了无基质 Hb 分子与一氧化氮（NO）结合造成的血管收缩和血压上升的危害；⑤可将超氧化物歧化酶等影响 Hb 携氧能力的酶包埋在纳米囊中；⑥可制备成冻干制剂，便于储存与运输。最新研究表明，使用聚乙二醇—聚乳酸（PEG-PLA）共聚物为材料制成微囊，可极大地延长纳米包囊的半衰期，使其半衰期为聚合 Hb 的 2 倍。

（三）血红蛋白类氧载体的研究现状

1. 牛 Hb 多聚体（HBOC-201）

HBOC-201 是一种聚合的牛 Hb 产品（Hemopure，牛 Hb 多聚体）。它在血管内的半衰期为 8~23 小时，而在室温下的保质期为 36 个月。1 单位的 Hemopure 是指在 250 mL 平衡盐溶液中含 30 g 纯化的化学交联的 Hb。输注时，这些交联的 Hb 分子在血浆中循环。这类物质分子小，黏度低，与异体红细胞相比，更容易将氧气释放到组织中。该产品与所有的血型相容，并通过专业的技术净化，有效去除了传染性病原体，如细菌、病毒、朊病毒及其他潜在的污染物。一种类似牛 Hb 的替代物如 Oxyplobin 在兽医学中得到应用。

Ⅱ期和Ⅲ期的研究表明，HBOC-201 可避免或减少某些患者围手术期的异体输血，包括腹主动脉手术患者、术中需输血的患者、需行心肺旁路的心脏手术患者以及非心脏手术患者。

南非在 2001 年批准 Hemopure 用于治疗急性贫血的成人手术患者，旨在免除或减少输注异体红细胞的需求。在已完成的 22 项临床试验中，其中包括在心脏手术、血管手术、普通非心脏手术和骨科手术进行的 4 项红细胞对照试验，共有超过 800 例患者应用了 Hemopure。这些试验反映了一个合乎逻辑进展的研究设计，扩大了 Hemopure 的剂量范围，Hemopure 从术后最多应用 4 单位，为期 3 天，发展至术前、术中、术后应用 10 单位，为期 6 天。2003 年，美国海军医学研究中心（NMRC）与 Biopure 公司签署了一份合作研究和开发协议，开展 Hemopure 对严重失血性休克患者院前复苏的影响的研究。该试验命名为"恢复休克患者的有效生存"（RESUS）。2006 年 12 月，美国食品药品监督管理局（FDA）的血制品咨询委员会投票反对美国海军进行 Hemopure 的后期临床试验。做出该决定的主要原因是该化合物的不良反应，先前的研究显示 Hemopure 可能会增加脑卒中和心肌梗死的风险。由于安全问题，美国的Ⅲ期临床试验被搁置。

2. 多聚体 Hb（PolyHeme）

PolyHeme 是用过期的人类血液制成的第一代吡醇羟乙酯聚合 Hb。PolyHeme 是开发研制用来解决失血的临时液体，在军事和民用方面显示出巨大的潜力。

PolyHeme 生产过程中，第一步是提取和过滤过期红细胞的 Hb，然后，采用多步聚合工艺，将纯化的 Hb 与四聚体相交联，最后将其混溶解在电解质溶液中。PolyHeme 的半衰期为24小时，冷冻保存时有效期超过 12 个月。

PolyHeme 作为一种血液替代品，主要解决患者在无法获得异体血的情况下能得以存活的问题。当对血液的需求超过 PolyHeme 的循环时间时，可以重复输注 PolyHeme 或补充异体血液。尽管 PolyHeme 从过期的红细胞制品中回收获得，但并未完全消除对献血者的需求。因此，使用人体 Hb 限制了 PolyHeme 的供应和生产潜力。

在Ⅱ期临床试验的最初阶段，对急性创伤和手术后患者应用多达 6 U 的 PolyHeme，没有报道与 PolyHeme 有关的安全应用问题。另一项 PolyHeme Ⅱ期随机研究试验中，选取 44例急性创伤患者随机分为输注红细胞组和输注 PolyHeme 组，实施血液替代治疗。结果表明，使用 PolyHeme 可以降低了异体红细胞输血的需求量。进一步表明 PolyHeme 可安全用于急性失血，PolyHeme 似乎是一种临床上有用的 HBOC。

美国多中心 PolyHeme 创伤试验是美国采用知情同意弃权的方式进行的一项院前 HBOC试验。这是在创伤患者中进行的Ⅲ期试验（包括 29 家城市一级创伤中心，入组了 714 例患者）。患者损伤时随机分为接受 PolyHeme 和标准治疗两组。对参加试验的两组患者实施治疗时，对照组根据指征静脉输注异体红细胞，而 PolyHeme 组继续静脉输注 PolyHeme，12 小时后再根据临床指征输注异体红细胞。结果两组患者在 30 天病死率、多器官衰竭的发生率以及不良事件发生率方面均无显著性差异。

3. MP4OX

MP4OX 是一种目前正在美国和欧洲进行临床试验的聚乙二醇（PEG）共轭 Hb。与其他HBOC 相比，MP4OX 具有较低的 Hb、较高的黏度和氧亲和力以及较高的胶体渗透压等特性。在动物实验中，MP4OX 证明能改善微循环血流和组织氧合，同时对于失血性休克的治疗也是有效的。在Ⅰ期和Ⅱ期试验中，骨科手术、髋关节置换手术和前列腺癌根治术患者使用 MP4OX 是安全的。Ⅱ期研究也对 MP4OX 和胶体液进行了比较，表明应用 MP4OX 后不会增加血管阻力。

2008 年 5 月，6 个国家的 18 个中心共同完成了 MP4OX 的Ⅲ期试验，选用 376 例骨科手术患者，评价了椎管内麻醉下骨科手术患者应用 MP4OX 预防低血压的能力。该研究表明了 MP4OX 在术中和术后早期阶段预防低血压方面要优于 HES 130/0.4 氯化钠注射液（HES 130/0.4，Voluven®），并且没有发现安全问题。

另一项在 2007 年 4 月至 2008 年 4 月的Ⅲ期试验中，入组了 474 例骨科患者进行研究，结果表明，MP4OX 在整个围术期治疗急性低血压方面同样优于 HES 130/0.4 氯化钠注射液（HES 130/0.4，Voluven®）。

4. rHb

rHb 是采用基因重组技术从大肠杆菌制备而成。基因重组技术可以用来诱导多种细胞合成功能性 Hb。而且，Hb 分子结构的修饰会改变分子的特性，从而得到功能改善的 Hb，并且在使用时能增强安全性。rHb 的显著优势是，它可通过生产获得，从而可无限供应。

rHb 在猪的失血模型中进行实验，与异体血一样，使用 rHb 进行液体复苏，不会引起持续的肺动脉高压，而且可维持足够的心排血量与氧输送，并在生存率方面优于乳酸林格液。虽然 rHb 看似很有前途，在临床前研究中也显示出乐观的结果，但是没有进行后续的临床试验，并且目前该项研究已经终止。

5. Hemesol

该药是将 O-棉籽糖上的相邻的 2 个同位羧基用高碘酸盐氧化，生成戊二醛，与人 Hb 交联和聚合，生成产品。2000 年就完成了Ⅱ期临床研究，后因公司破产终止了该项研究。

6. PHP

这是一种以磷酸吡哆醛修饰，用聚乙烯交联的氧亲和力低的高分子 Hb 衍生物。PHP 的Ⅰ期、Ⅱ期临床试验表明，PHP 具有恢复正常血流动力学效应的潜能，可以减少血管加压药物的使用，另外，其具有很好的耐受性，过量的 PHP 未见有临床不良反应和试验异常等现象，现正在进行Ⅲ期临床试验。

（四）血红蛋白类氧载体的不良反应

目前，已报道很多与 HBOC 有关的不良反应，包括高血压、腹痛、皮疹、腹泻、黄疸、血红蛋白尿、少尿、发热、脑卒中以及实验室结果异常如淀粉酶升高等。虽然大部分这类反应是暂时的并且无临床症状，但是涉及这类物质的大多数临床试验已经停止或由于与之相关的不良反应而被迫中止。尽管目前的配方导致的严重不良反应看起来较少，但是对 HBOC 的不良反应的担忧持续存在，包括血管活性（血管收缩、高血压、心脏的影响）、止血效果增强（血小板聚集）、胃肠道反应（恶心、呕吐、腹泻、腹胀）以及由于血浆中含高浓度的 Hb 干扰实验室检验分析。

对于患者输注 HBOC 后所观察到的不良事件，一直难以辨别出是仅仅与 HBOC 有关，还是与这些患者常规采用的其他治疗有关。随着 3 种 HBOC 进入临床试验研究，患者接受右旋—左旋乳酸林格液作为复苏液、右旋—左旋乳酸林格液作为 HBOC 的辅助剂以及储存于 4℃条件下超过 2 周的液态红细胞。右旋—左旋乳酸林格液对动物和患者均显示出毒性。目前的乳酸林格液的成分仅包括左旋异构体，其在动物实验中显示出较右旋异构体较小的毒性。文献报道，再次行心脏手术的患者的发病率和病死率与红细胞在 4℃的储存时间有关。目前用来评估 HBOC 安全性和治疗的有效性的研究，必须考虑复苏液组成成分（左旋乳酸林格液）的影响，用作 HBOC 的辅助剂（左旋乳酸林格液或 0.9%氯化钠溶液）的组成成分以及与 HBOC 一起输注的液态保存红细胞的储存期限。

一项荟萃分析对 16 个试验中 3 711 例成人患者的资料进行了回顾，涉及来自不同群体的 5 种 HBOC，以死亡和心肌梗死作为结果变量。分析结果显示，使用 HBOC 后死亡和心肌梗死的风险将显著增加。然而，该分析存在诸多局限性，如：分析中包括多种产品（HemAssist、PolyHeme、Hemolink、Hemopure 和 Hemospan），在研究中没有连续监测心脏事件，在外科研究中围手术前缺乏预防心脏事件的连续治疗，没有确定参与研究患者的具体的心脏风险，缺乏对心肌梗死和病死率的风险控制，后者可能与输注异体血有关。

二、全氟碳化合物

PFC 是一种气体溶解能力高、黏度低、具有生物惰性的碳氟化合物。PFC 分子由环链或直链碳氢化合物构成，卤素取代氢原子，分子质量为 450~500 Da，PFC 与水几乎不相容，因此，必须先经过乳化才能静脉输注。PFC 能够溶解大量氧气，最多可以溶解自身体积的 50%以上的氧气，是血浆溶解氧气能力的 100 倍，有"液体氧"之称。PFC 溶液作为人工合成制品，具有低成本、保质期长、分子质量小等特点。

PFC 没有 Hb 氧合的特性，只是作为简单的溶剂，运输和释放气体也主要依赖物理溶解。PFC 溶解氧气的量与氧分压呈线性相关，动脉血氧分压增加时，PFC 携带的氧量也相应地增加。当动脉血与组织之间存在较高氧分压梯度时，其携带的氧气几乎完全释放到组织中。

进入体内后，PFC 乳剂能迅速进入单核吞噬细胞系统，在单核吞噬细胞系统，PFC 乳剂缓慢分解，再一次分布至血液，最后经血液运输到肺部后在肺内通过呼气排出体外。

PFC 的最大优势在于它的生产不依赖血液，可大量生产。对于不愿意接受任何来源 Hb 的人来说，PFC 无疑是最佳选择。PFC 除了用于治疗急性出血和贫血外，还可以用于心肺旁路手术、急性心肌缺血和心肌梗死等患者。

PFC 乳剂有其不良反应，主要包括：①流感样症状，表现为面部潮红、输液期间背部疼痛和发热；②激活补体系统和吞噬细胞，大剂量氟碳可导致肝淤血和短暂的免疫防御功能受损，患者易受感染；③血小板减少，一般发生在使用 PFC 乳剂的第 3~4 天，平均减低 30%~40%，7~10 天后才能恢复到正常水平。

第一代 PFC 产品（Fluosol DA）是由日本 Green Cross 公司研发，曾经由美国 FDA 审批上市，作为血液代用品用于冠状动脉成形术后冠状动脉灌流。但随后研究发现，早期 PFC 乳液具有短暂的不良反应，如活化血小板、减少血小板计数、发热反应、改变血流动力学功能等。因此，FDA 又于 1993 年撤销了对该产品的批准。

第二代 PFC 产品，如全氟辛溴（PFOB）是一种稳定的 60%乳剂（58%全氟辛基溴和 2%全氟癸基溴），它是一种相对浓度较高的乳液，临床耐受性良好，具有更高的携氧能力和保存期限，被广泛用于静脉营养输入。但由于其有限的氧含量与较短的体内半衰期，影响该产品广泛使用。

美国 Alliancen 药业公司研发的 PFC 血液代用品 Oxygent™是含有氟碳化合物、水、氯化钠和表面活性剂的纳米乳剂，能有效地分散并增加其利用度。Ⅱ期临床研究效果很好，适应证是一般手术，可以快速扩充血容量，减少输血需求。由于产品在Ⅲ期临床试验中产生严重的并发症，该研究也被迫终止。

近期又有一种 PFC 产品 Peftoran 由俄罗斯研制，主要成分为氟萘烷和氟甲基—环己基哌啶，据说已经被俄罗斯军方用于战时储备。

目前对 PFC 的使用逐渐由最初的血液代用品走向其他生物医学领域。PFC 由于其兼具疏水性和疏油性的特点，可以使其组装成药物载体或生物医用的诊断探针，而作为携氧载体，PFC 更广泛地被用作多种需氧治疗的辅助剂，用于心血管系统、肺部疾患的治疗和肿瘤化疗与放疗的辅助剂，还可以用于移植器官保存和细胞培养的营养液。PFC 目前又被作为新型的辅助造影剂运用于超声影像诊断。

（徐　晶）

第三节　血小板代用品

血小板主要用于治疗因血小板降低或血小板功能障碍引起的出血或者潜在的严重大出血。在骨髓移植、白血病、肿瘤放疗中，血小板也大量地应用。血小板反复输注易产生较强的免疫反应。和其他血制品一样，使用血小板同样存在感染病毒血源传播疾病的风险。为了解决血小板短缺的问题，开发血小板代用品一直是输血领域研究的热点。

开发血小板代用品的思路有二：其一为以血小板为原料从中分离细胞膜成分，单独或与其他物质合成具有一定止血功能的血小板代用品；其二是人工合成能够在一定程度上模拟血小板功能的代用品。从血小板的止血机制可以看出，血小板止血活性的发挥主要是膜表面的糖蛋白和胶原纤维。因此，现在血小板代用品的研究也多以膜蛋白和胶原纤维为研究切入点。血小板膜类代用品有血小板反复冻融制备成血小板膜微囊、人工合成磷脂制备的微囊、不溶性血小板细胞膜微囊（IPM）、血小板膜糖蛋白Ⅰb脂体、血小板膜糖蛋白Ⅰa/Ⅱa脂质体、血小板膜糖蛋白Ⅱb/Ⅲa脂质体等。胶原纤维类代用品有精氨酸—甘氨酸—天门冬氨酸（RGD）共价交联的脂质体、纤维蛋白原包裹的白蛋白微囊、纤维蛋白原交联的红细胞（RBCS）。

理想的血小板代用品应当具备以下性质：①可以有效止血；②无菌、无免疫原性及无潜在的凝血活性；③容易制备、易于保存、保质期长及使用方便。目前人工合成的血小板代用品缺乏完整血小板的许多功能，只能部分替代正常血小板的止血功能，与理想的血小板代用品要求还有一定差距。但因其具有可灭菌、储存与运输方便、免疫原性低、可反复输入等优点，可望将来解决目前临床上对血小板需求量不断增加的问题。由于安全性问题，目前还没有血小板代用品应用于临床，相信随着生物医学研究的不断深入，这个问题有望得到进一步解决。

一、血小板膜类代用品

研制血小板膜类代用品的思路是以血小板为原料从中分离细胞膜成分后，单独合成或者与其他物质合成具有一定止血功能的血小板代用品。

1. 血小板反复冻融制备成血小板膜微囊

通过洗涤兔血小板反复冻融即制备成血小板膜微囊，也具有止血活性。实验证明，在-65 ℃存放 6 个月后输注给血小板减少症模型的兔子，同样具有止血活性。此研究表明，血小板止血活性的发挥可以不必保持血小板的完整性，这也为其他类型的血小板代用品的研究开发奠定了基础。

2. 人工合成磷脂制备的微囊

在血小板的止血过程中，其细胞表面的磷脂起着重要作用，主要影响血液的凝集，发挥血小板的促凝血作用。生理条件下，血小板内部的磷脂—磷脂酰丝氨酸转移到血小板细胞膜表面，激活和维持凝血过程，促进凝血因子Ⅸ（FⅨ）和FⅧ的结合，加速凝血。人工合成磷脂制备的微囊是将磷脂酰胆碱、磷脂酰乙醇胺、磷脂酰丝氨酸以及磷脂酰肌醇按一定的比例经超声破碎混合后制备成直径在 200~750 nm 的微囊。该种微囊磷脂组成与血小板细胞表面的磷脂成分相似。体外离体血管灌流模型的实验证实，这种微囊能显著地增加纤维蛋白原在损伤部位的凝集，并且能够增加损伤局部凝血酶的浓度，以促进损伤部位的止血。

3. 不溶性血小板细胞膜微囊

IPM是利用临床过期的血小板为原料，剔除细胞内成分后，经过冻融、分离、加热、灭活、冻干等工艺加工形成。其化学组成为3%的糖，30%的磷脂，58%的蛋白质，9%的胆固醇。其中蛋白谱与完整的血小板差别较大，以膜糖蛋白为主。由于剔除了细胞内成分后，存在于正常血小板细胞胞浆内的HLA Ⅰ和Ⅱ类抗原也随之剔除，因此没有免疫原性，可以反复输注。克服了反复输入血小板后的血小板输注无效的难题。另外，IPM相当的稳定，可以通过加热的方法来灭活病原微生物而不影响其止血的活性，杜绝了病原微生物污染的风险，因此IPM也能够长期稳定地保存。这样就解决了输注血小板造成的血源性传播疾病的污染问题以及保存难题。

IPM在动物实验中取得良好的效果。使用IPM治疗血小板缺乏的兔子模型，能够确切地缩短出血时间，表明IPM有可能作为一种新型的血小板代用品用于临床上血小板减少患者的治疗。美国于20世纪90年代初开始了IPM的研究工作，已取得了2项专利，IPM已经进入Ⅱ期临床研究阶段。

4. 血小板膜糖蛋白脂质体类

血小板膜糖蛋白脂质体类包括血小板膜糖蛋白Ⅰb脂体、血小板膜糖蛋白Ⅰa/Ⅱa脂体、血小板膜糖蛋白Ⅱb/Ⅲa脂质体等几种合成血小板膜糖蛋白脂质体。单独的血小板膜糖蛋白不能发挥其生理活性，与脂质体结合后才能发挥作用。分别以血小板膜糖蛋白Ⅰb、血小板膜糖蛋白Ⅰa/Ⅱa、血小板膜糖蛋白Ⅱb/Ⅲa为靶点合成脂质体的研究大多都取得良好的实验结果。

二、胶原纤维类代用品

胶原纤维在血小板聚集过程中起关键作用，胶原纤维代用品是着眼于血小板黏附过程中内皮下的胶原纤维的一类人工合成血小板代用品。

1. 纤维蛋白原交联的红细胞

RBCS是以微量的甲醛处理红细胞后，再加入适量的纤维蛋白原形成交联的红细胞。1个红细胞可结合58个分子的纤维蛋白原，研究表明纤维蛋白原交联的红细胞能够参与血小板的体外凝集，同样，这种交联纤维蛋白原的红细胞能够在少量血小板存在的条件下被动地参与止血。动物实验也肯定了其在体内具有确切的止血功能。但这些交联的红细胞与未处理的红细胞在渗透脆性、携氧能力及胞内乙酰胆碱酯酶活性、巨噬细胞清除率等方面不同，其机制尚不明了，相关的研究正在进行之中。RBCS的优点是能够大规模的制备，无免疫排斥反应，是目前研究中极有潜力的血小板代用品，它的研究成功有望解决血小板供给不足的问题。

2. 纤维蛋白原包裹的白蛋白微囊

纤维蛋白原包裹的白蛋白微囊能够协助血小板黏附在内皮上，从而加强整个凝血过程。在动物实验研究过程中，纤维蛋白原包裹的白蛋白微囊作用于血小板减少症的兔模型，可以降低创面的出血时间和减少出血量。在血小板减少的条件下，纤维蛋白原包裹的白蛋白微囊能够促进初发的止血过程，是一种有希望的血小板代用品。目前该项研究已进入临床前研究阶段。

3. 精氨酸—甘氨酸—天门冬氨酸共价交联的脂质体

血小板包含 5 个整合素受体，在血小板黏附和聚集过程起重要的作用，整合素受体多包含 RGD 多肽片段。12~30 个串联的 RGD 多肽片段能够与激活的糖蛋白 Ⅱb/Ⅲa 结合交联成网状，使血小板聚集。人工合成的 RGD 多肽片段与脂质体结合后能提高血小板在受损部位的黏附和聚集能力。在此研究的基础上，设想将 RGD 结合到人血白蛋白修饰的橡胶珠表面，能制成促进血栓形成的制剂。目前该项研究尚处于探索阶段，正在以实验动物模型进行体内止血功能方面的研究。

随着研究的不断深入，我们可以发现，血小板代用品研发成功可以减少血小板制品对血源的依赖，将来其研发成果一旦进入临床领域，必将对治疗血小板疾病以及手术和重症监护医疗环境产生深远的影响。

（徐　晶）

第九章

血浆衍生物的临床应用

第一节 凝血因子Ⅷ浓缩剂

由于凝血因子Ⅷ（FⅧ）浓缩剂、凝血酶原复合物（PCC）、纤维蛋白原浓缩剂、纤维蛋白胶、抗凝血酶Ⅲ（ATⅢ）浓缩剂、蛋白C浓缩剂、白蛋白、免疫球蛋白等血浆衍生物制品的开发和临床应用，使血液制品有效成分的输注容量比新鲜冰冻血浆（FFP）更小。例如，PCC中所含的4种凝血因子的浓度约是FFP的25倍，故PCC的输注容量为FFP容量的4%时即可补充等量的凝血因子。因此，使用血浆衍生物制品可减少血液制品的输注容量，降低循环超负荷的风险，也减少了输注所需的时间。

此外，血浆衍生物制品的应用也使血浆输注的适应证发生了改变。在欧洲和美洲等输血技术发达的国家，血浆的单成分衍生物制品已部分替代血浆在临床上的应用。

本章主要介绍FⅧ浓缩剂、PCC、纤维蛋白原浓缩剂、ATⅢ浓缩剂、蛋白C浓缩剂、白蛋白、正常人免疫球蛋白、特异性免疫球蛋白等血浆衍生物的制备、性质、适应证等与临床应用有关的特点。

由于冷沉淀含有蛋白质、细胞因子等物质，用冷沉淀治疗甲型血友病或血管性血友病时容易出现发热、寒战或过敏等不良反应。另外，在用冷沉淀治疗甲型血友病的过程中，一部分患者产生抗-FⅧ，使反复输注冷沉淀的患者逐渐失去对冷沉淀的治疗反应。对于这部分甲型血友病患者，需要使用高纯度的FⅧ浓缩剂，或含血管性血友病因子（vWF）的FⅧ浓缩剂定量进行免疫耐受诱导，以达到治疗甲型血友病的最佳效果。而冷沉淀内FⅧ含量不稳定，无法对产生抗-FⅧ的甲型血友病患者进行免疫耐受诱导。因此，在甲型血友病的治疗中，FⅧ浓缩剂逐渐取代了冷沉淀。

随着基因工程技术的迅速发展，现在已经可用基因工程的方法大量制备FⅧ浓缩剂。与血浆来源的FⅧ浓缩剂相比，基因重组的FⅧ浓缩剂有以下的优点：首先，用基因工程生产的FⅧ浓缩剂，解决了许多国家血液来源不足的问题；其次，在目前的FⅧ浓缩剂基因表达中，培养细胞的营养物质改为化学合成或基因工程蛋白分子，避免了病原微生物在FⅧ浓缩剂输注中的传播；最后，基因工程方法制备的FⅧ浓缩剂免除了病原体去除与灭活步骤，避免了FⅧ活性的下降，比血浆来源的制品活性更高，具有很好的发展前景。

在我国，上海莱士公司首先在2002年获得批准生产冻干人FⅧ浓缩剂；2007年，首个国内生产的基因重组FⅧ浓缩剂获得批准上市。

一、制备方法

（一）从人血浆中提取的方法

目前，所有来源于血浆的商品化的 FⅧ浓缩剂均从冷沉淀中纯化而成。通过用阴离子交换层析，固定化的鼠抗人 FⅧ单克隆抗体或鼠抗人 vWF 单克隆抗体亲和层析，或肝素亲和层析，然后用氢氧化铝或甘氨酸沉淀进行纯化，经有机溶剂/去污剂法（S/D 法）和干热法进行双重病原体去除与灭活，最后进行冷冻干燥，成为 FⅧ浓缩剂。

（二）基因重组法

可用哺乳动物细胞培养系统进行基因表达（中国仓鼠卵巢细胞或新生仓鼠肾细胞），以获得糖基化和翻译后修饰的基因重组 FⅧ浓缩剂。哺乳动物细胞培养基的营养成分一开始是用人或动物来源的蛋白质，现在改用化学合成或基因工程蛋白分子。然后通过层析的方法去除培养基和培养细胞中产生的杂质，并对 FⅧ进行浓缩。现在的基因重组 FⅧ全部是用鼠抗人 FⅧ单克隆抗体的免疫亲和层析柱进行纯化。

二、制品性质

FⅧ浓缩剂是一种用小体积分装的无菌冻干粉末状浓缩制品，根据 FⅧ与 vWF 含量的不同分为两种类型。

（一）极高纯度的因子Ⅷ浓缩剂

这种浓缩剂可来源于血浆或基因重组，主要成分是 FⅧ（>2 000 U/mg 蛋白），有些制品含有极微量的 vWF，半衰期较高纯度和中纯度的 vWF/FⅧ浓缩剂短。近年来，有文献报道，可用基因重组的方法生产 B 结构域缺乏的 FⅧ浓缩剂，使基因表达的水半增加数十倍，并可大大改善治疗的效果。

（二）高纯度和中纯度的血管性血友病因子/因子Ⅷ浓缩剂

这种制品中所含的各种比例的 FⅧ与 vWF 结合，并以 FⅧ-vWF 这种稳定的复合物形式存在。作为 FⅧ的载体，vWF 对 FⅧ起稳定结构的作用，能保护 FⅧ免受蛋白酶溶解，从而维持其 12 小时左右的半衰期。

此外，血浆来源的 FⅧ浓缩剂还含有大量的外源性蛋白（如白蛋白）。因此，FⅧ的活性随其纯度的不同而不同，为 80~250 U/mg。

在制备过程中，有些 FⅧ浓缩剂会形成新的抗原决定簇。在应用过程中，通常会产生抑制性 FⅧ抗体，影响治疗的效果。因此，必须严密监测生产过程和批间差异，并用蛋白组学的方法对 FⅧ浓缩剂终产品进行鉴定，以确保其性质稳定可靠。

三、适应证

（一）甲型血友病

基因重组或高纯度的 FⅧ制品是甲型血友病治疗的首选制品。但是，10%~35% 的甲型血友病患者会产生 FⅧ抑制物（抗体），且大部分的抑制物在重度血友病患者中产生。诱导这些抑制物产生所需的 FⅧ的量各不相同。如果在甲型血友病患者中使用 FⅧ浓缩剂达不到预期的疗效，应该怀疑是否产生了 FⅧ抑制物。产生 FⅧ抑制物的患者可分为两种：①低应答者，含有低浓度的抗体，用标准的或高于正常剂量的 FⅧ浓缩剂治疗有效；②应答者，占大多数，含有高浓度的 FⅧ抗体，一般治疗无效。

对产生 FⅧ抑制物的患者的处理方法包括：①可用富含 vWF 的 FⅧ浓缩剂（Haemate P）进行免疫耐受诱导治疗，效果优于基因重组、高纯度的 FⅧ制品或 vWF 含量低的 FⅧ浓缩剂；②有研究发现，使用因子Ⅸ（FⅨ）制品非常有效；③其他制品还有猪 FⅧ、HYATE：C（海特希，抗血友病因子制剂，由猪血浆制备）和重组活化因子FⅦ（rFⅦa），这些制品通常用来治疗含有高效价的 FⅧ抑制物的患者。

（二）血管性血友病

1. 血管性血友病（vWD）的预防及治疗原理

对 vWD 治疗的目标是纠正患者以下止血和凝血两方面的缺乏：由于 vWF 水平降低或缺乏引起的血小板黏附功能异常，由于 FⅧ水平下降引起的内源性凝血功能障碍。因此，可用以下两种治疗方法进行纠正：①用去氨基精氨酸加压素（DDAVP）刺激内皮细胞释放内源性 vWF 和 FⅧ；②用 FⅧ浓缩剂提供外源性 vWF 和 FⅧ。但是，大多数重复使用 DDAVP 治疗的 vWD 患者，对 DDAVP 治疗的反应性会下降，限制了 DDAVP 的治疗效果，使输注 FⅧ浓缩剂成为预防和治疗 vWD 的首选方法。

2. vWD 的预防性治疗

对于需要进行手术或要执行侵入性治疗措施的遗传性 vWD 患者，应在术前开始使用 vWF/FⅧ浓缩剂。

3. vWD 的治疗

（1）3 型 vWD：FⅧ浓缩剂输注是治疗 3 型 vWD 的首选方法。因为 3 型 vWD 症状最重，且出血的严重程度与 vWF 和 FⅧ浓度的降低程度密切相关，特别是 FⅧ浓度低于 100 U/L 时，会出现非损伤性胃肠道出血、关节出血、鼻出血，甚至出现贫血，需要定期使用 FⅧ浓缩剂。

（2）2B 型 vWD：在 2B 型 vWD 的患者中，DDAVP 只能在短暂的时间内诱导内皮细胞释放内源性 vWF 和 FⅧ。因此，为了维持 vWD 的长期治疗效果，必须使用 FⅧ浓缩剂。

（3）1 型 vWD 和对 DDAVP 治疗有禁忌证或无反应的 2 型 vWD：必须使用 FⅧ浓缩剂进行治疗。

（4）自发性出血和外伤：所用剂量应使 vWF 和 FⅧ的浓度分别达到>600 U/L 和>400 U/L。

四、剂量和用法

（一）剂量

1. 甲型血友病患者的使用剂量

U 是 FⅧ的活性单位，FⅧ浓缩剂的输注剂量用 U 表示（1 U 代表 1 小时内收集的 1 mL 正常人混合血浆所含的 FⅧ活性）。

FⅧ的使用剂量应根据出血的性质和最初 FⅧ缺乏的严重性而定。FⅧ的使用剂量按以下公式计算：

所需的 FⅧ（U）= 血浆容量（mL）×［理想的 FⅧ浓度（U/mL）–最初 FⅧ浓度（U/mL）］

血浆容量（mL）= 血容量（mL）×（1.0-血细胞比容）

血容量（mL）= 体重（kg）×70 mL/kg

FⅧ浓度亦可以正常水平的百分比表示。注意：当计算所要用的冷沉淀的袋数时，要把 FⅧ的单位数除以 80（平均每袋冷沉淀含有 80 U 的 FⅧ）。

例：1 例 90 kg 的患中度甲型血友病的男性患者要拔牙，他的血细胞比容是 0.39，其最初 FⅧ浓度是 1%，他的医师要求其 FⅧ浓度在术前立即达到 40%。

90 kg×70 mL/kg=6 300（血容量，mL）

6 300 mL×（1.0-0.39）= 384 3.00（血浆容量，mL）

3 843.00 mL×（0.4-0.01）= 1 500.0 U

在上述病例中，输注 1 500.0 U 的 FⅧ浓缩剂后，FⅧ水平会立即达到 40%。FⅧ的半衰期是 8~12 小时，应每隔 8~12 小时重复输注 FⅧ浓缩剂，以达到理想的 FⅧ水平。如果不再增加 FⅧ浓缩剂输注的次数，在 12 小时后患者的 FⅧ水平将会降到 20%，24 小时后降到 10%，以此类推。

可用活化部分凝血活酶时间（APTT）监测 FⅧ水平。如果 FⅧ水平超过 30%，APTT 会处于正常范围；如果 FⅧ水平低于 30%，APTT 会延长。对于甲型血友病患者，在拔牙或大手术后建议达到的 FⅧ水平是超过 30%。

2. vWD 患者的使用剂量

在 vWD 患者中，用 vWF/FⅧ浓缩剂预防手术出血的常用剂量为 20~50 U/kg，每天用药 1 次。对于较年轻的患者，达到止血效果的剂量要更大，用药间隔要更短。如果 FⅧ未能达到预期的水平，则要检测抗-FⅧ的水平。一般而言，建议 vWF 瑞斯托霉素辅因子（vWF：Rco）/FⅧ浓度达到如下要求。①小手术，侵入性诊断、治疗措施或口腔手术，所用剂量应使患者血液中的 vWF：Rco/FⅧ浓度在手术中维持 500 U/L 以上，手术后 5~7 天维持在 300 U/L 以上。②大手术，所用剂量应使患者血液中的 vWF：Rco/FⅧ浓度在手术中维持 800 U/L 以上，手术后 7~14 天维持在 500 U/L 以上，直到伤口愈合为止。

（二）用法

在无菌条件下，用蒸馏水或用 FⅧ浓缩剂制品配备的稀释液溶解，然后静脉注射到患者的体内。

五、不良反应和注意事项

（一）预防深静脉血栓并发症

据报道，在使用 FⅧ浓缩剂后，患者血液中 FⅧ>1 500 U/L 时比 FⅧ<1 000 U/L 时发生静脉血栓的风险增加 5 倍。当存在手术、服用雌二醇或年龄较大等危险因素时，使用 FⅧ浓缩剂更易并发深静脉血栓。因此，为了避免出现过高的 FⅧ水平，在使用 FⅧ浓缩剂治疗 vWD 时，必须每天检测患者血液中的 FⅧ水平，并对高危患者（如高龄、肥胖、整形、缺乏运动、曾发生过静脉血栓、激素替代治疗等）采取静脉血栓的预防措施，降低 FⅧ浓缩剂的使用量。

为了降低 vWD 患者发生深静脉血栓的风险，建议采取以下措施：①选择 vWF 与 FⅧ比率较高的 FⅧ浓缩剂；②在使用 FⅧ浓缩剂的当天，每 12 小时对血液中的 FⅧ水平检测 1 次，之后每 24 小时对血液中的 FⅧ水平检测 1 次，患者血液中的 FⅧ水平不能超过 2 700 U/L；③在血栓形成风险较高的 vWD 患者中，一定要使用预防血栓形成的药物（如低分子肝素）。

（二）免疫耐受诱导及其影响因素

在用 FⅧ浓缩剂治疗甲型血友病的过程中，发现约 30% 的患者产生抗 FⅧ中和抗体，因此，可用同一种 FⅧ浓缩剂对患者进行免疫耐受诱导。影响免疫耐受诱导效果的有下列因素。

1. 抗-FⅧ浓度

当前和免疫耐受诱导前的抗-FⅧ峰浓度均会影响免疫耐受诱导的效果。

2. 遗传因素（如基因突变的类型）

错义突变、碱基的小缺失或插入的患者的免疫耐受诱导成功率高于剪接位点突变、无义突变、倒位、碱基大缺失的患者。

3. 治疗相关因素

据文献报道，用含有 vWF 的血浆来源的 FⅧ浓缩剂时，免疫耐受诱导的成功率为 90%，而用高纯度的 FⅧ浓缩剂时，免疫耐受诱导的成功率为 29%。因此，免疫耐受诱导中所用的 FⅧ浓缩剂的类型会影响免疫耐受诱导的效果。其机制可能与 vWF 提供的空间位阻阻断了 FⅧ抗体与 FⅧ轻链的结合有关，也可能与抑制 FⅧ的降解有关，还需进行进一步的研究。

4. 免疫耐受诱导剂的剂量和用药间隔时间

在免疫耐受诱导时，使用高剂量的诱导剂（FⅧ浓缩剂，100~300 U/kg，每天 1 次）进行诱导比使用低剂量的诱导剂（25~50 U/kg，每 2 天 1 次）效果更佳，且诱导的最佳间隔时间为 12 小时。

可先用基因工程制备的高纯度 FⅧ浓缩剂进行诱导，如果诱导失败，则改用含 vWF 的 FⅧ浓缩剂进行诱导。对于存在持续高水平的抗-FⅧ，且对替代治疗无反应的患者，可加免疫抑制剂（如利妥昔单抗等）进行诱导。

（三）正确处理不良反应

有少数患者会出现过敏反应、寒战、体温升高、溶血以及血容量增加等不良反应，在使用 FⅧ浓缩剂前，应作好处理这些不良反应的准备。

（刘子豪）

第二节　凝血酶原复合物

由血浆制备的凝血酶原复合物（PCC）含有凝血因子Ⅱ、Ⅶ、Ⅸ、Ⅹ（FⅡ、FⅦ、FⅨ、FⅩ），用于治疗乙型血友病、获得性维生素 K 依赖的凝血因子缺乏、紧急逆转华法林所致的凝血功能障碍，在多方面均优于新鲜冰冻血浆（FFP）。因此，PCC 在许多情况下可取代 FFP。

与其他凝血因子制品相比，PCC 的使用有其独特之处，必须掌握各种 PCC 制品相关的性质、用法等。

一、制备方法

早在 20 世纪 70 年代，就有研究报道用低温乙醇分级分离法或钙吸收法从血浆中制备

PCC。现在主要是用离子交换层析法制备 PCC，即在大量的混合新鲜血浆中，先除掉抗纤维蛋白酶和凝血因子 XI，然后制备冷沉淀，再在上清液中经离子交换层析制备 PCC。最后，所有的 PCC 最少要进一步采取病原体去除与灭活过程（S/D 法或纳米技术）。

然而，目前全世界共有 15 种 PCC 出售，各种 PCC 的制备方法均有其不同之处。仅在意大利就有 3 种 PCC 制品，其制备方法分别为：①经过两步病毒灭活，先进行 S/D 法处理，再进行热处理（100 ℃处理 30 分钟）；②用蒸汽热处理法进行病毒灭活（60 ℃ 10 小时，然后 80 ℃ 1 小时）；③经 5 个聚合酶链反应或核酸扩增试验筛查甲型肝炎病毒、乙型肝炎病毒、丙型肝炎病毒、人类免疫缺陷病毒 1 型和细小病毒 B19 的 DNA 或 RNA，并经两步病原体去除与灭活过程（巴斯德法和纳米法）制备而成。

二、制品性质

已注册并应用于临床的 PCC 制品有我国生产的，也有一些制品是国外生产的。各种处理技术制备的 PCC 中所含的凝血因子是不一致的，有些制品含有 FⅡ、FⅨ和 FX 3 种凝血因子，有些制品含有 FⅡ、FⅦ、FⅨ和 FX 4 种凝血因子。另外，PCC 中也含有微量的 FⅧ、FⅦa 和 FⅨa。但是，各种特定的凝血因子，特别是 FⅦ，在不同的 PCC 制品中，有各种不同的浓度。抗凝物质、维生素 K 依赖性凝血因子、蛋白 C 和蛋白 S 的浓度也不同。

PCC 所含的凝血因子的浓度比正常 FFP 的凝血因子浓度高 25 倍。为了避免这些凝血因子活化，大多数的 PCC 添加肝素。PCC 还含有血凝抑制物蛋白 C 和蛋白 S。PCC 是根据其所含的 FⅨ进行标准定量的。PCC 在药代动力学方面的数据目前还相当缺乏。4 种凝血因子的半衰期各不相同，FⅡ的半衰期（60~72 小时）比其他 3 种凝血因子的半衰期（6~24 小时）长，FⅦ的半衰期最短（约 6 小时）。

三、适应证

（一）乙型血友病

在 FⅨ浓缩剂出现之前，主要使用 PCC 或 FFP（没有 PCC 时）治疗乙型血友病。但是，在 20 世纪 90 年代，开发出高纯度的血浆来源的 FⅨ浓缩剂，接着开发出基因重组的 FⅨ浓缩剂，导致治疗乙型血友病的 PCC 的用量下降。但是，在没有 FⅨ浓缩剂的国家和地区，主要使用 PCC 治疗乙型血友病。目前，我国尚无 FⅨ浓缩剂，主要依赖 PCC 治疗乙型血友病。

（二）维生素 K 依赖性凝血因子缺乏

当没有纯化的特定凝血因子制品供应时，PCC 适用于治疗或预防维生素 K 依赖性凝血因子缺乏引起的出血，如先天性 FX 或 FⅡ缺乏。

（三）紧急逆转华法林治疗过量

1. PCC 作用原理

维生素 K 拮抗物，如华法林主要是抑制肝脏合成的维生素 K 依赖性凝血因子（FⅡ、FⅦ、FⅨ、FX）和内源性抗凝物质蛋白 C 和蛋白 S 的 γ 羧化作用。口服双香豆素类药物，如华法林，治疗的主要并发症是出血。在口服双香豆素类药物治疗的患者的大规模流行病学调查中，大出血并发症的年发病率为 1.1%~1.5%，出血最常涉及的部位是胃肠道和颅内，分别占 30%~60% 和 17%~30%。因此，紧急华法林逆转的目标是升高维生素 K 依赖性凝血因子水平或进行替代治疗。

2. PCC 与其他方法比较

逆转口服抗凝剂治疗过量的方法主要有 4 种：①停用维生素 K 拮抗物；②使用口服或静脉注射用维生素 K；③使用 PCC 或 FFP 补充缺乏的凝血因子；④最近建议使用基因重组活化 FⅦ绕过凝血级联反应。虽然小样本研究数据提示 10~90 μg/kg 的基因重组活化 FⅦ对快速逆转华法林过量有潜在的作用，但目前还未见比较基因重组活化 FⅦ与 PCC 或 FFP 在逆转华法林相关急性出血的效果和安全性的前瞻性随机试验。无活动性出血患者，停用抗凝剂，加用维生素 K 治疗，通常可缓慢逆转，因为逆转抗凝剂过量需要花费很长的时间。但是，大出血或威胁生命的出血需要快速而彻底地逆转华法林过量，此时只能靠 PCC 或 FFP，对此已经达成共识。

3. PCC 的优点

与 FFP 比较，PCC 有下列优点。

（1）各种对照试验证实，在纠正 INR 方面，PCC 比 FFP 更为有效。例如，在 Makris 等进行的研究中发现，接受 4 单位 FFP（450 mL 全血制备的 FFP 为 1 单位）输注后的患者的 INR 平均水平为 2.3，最低的 INR 是 1.6，而接受 25~50 U/kg 的 PCC 输注后的患者的平均 INR 水平为 1.3。因此，可以认为对接受 FFP 输注的所有患者的治疗是失败的，而使用 PCC 治疗是成功的。而且，在 Cartmill 等的研究中发现，在接受 4 单位（450 mL 全血制备的 FFP 为 1 单位）FFP 输注的 6 例患者中，仅有 1 例患者的 INR 水平达到低于 1.5 的安全水平，而用 50 U/kg 的 PCC 的 6 例患者中有 5 例患者的 INR 低于 1.5。在这项研究中，用 PCC 较用 FFP 的平均纠正时间短（分别为 41 分钟和 115 分钟）。随后的两项研究显示，与 FFP 相比，PCC 能显著减缓颅内出血的进展，能更快和更大幅度地降低 INR（4~5 倍）。这项有统计学意义的结果得到 Imberti 等在最近进行的一项前瞻性多中心研究中证实。Leitssinger 等系统综述了 506 例患者的 14 篇文献，发现用 PCC 见效更快，特异性更好。

（2）由于 PCC 中所含的凝血因子的浓度约是 FFP 的 25 倍，因此 PCC 在逆转抗凝剂过量所需的容量比 FFP 更小。由此可见，用 PCC 后，减少了使用的容量，降低了循环超负荷的风险，特别是有利于心血管系统功能受损的患者，也减少了输注所需的时间。

（3）由于 PCC 通常储存于室温，不用预温即可注射，方便、快捷；而 FFP 必须先融化再预温。

（4）由于 PCC 经各种病原体去除与灭活处理，降低了传播包括朊毒体在内的各种病原体的风险，因此比 FFP 更安全。

（5）用 FFP 可能引起输血相关性急性肺损伤，用 PCC 则不会出现这种风险，因为 PCC 在加工的过程中就已经去除了与输血相关性急性肺损伤有关的抗体。

4. PCC 制品的选择

美国有几篇重要的综述性文章和国家的指导建议，为了逆转抗凝剂使用过量，纠正威胁生命的出血或 INR 升高，可用 PCC 作为首选制品。但最近，Holland 等的研究结果提示，含有少量 FⅦ的 PCC 在降低 INR 水平方面并不理想，而需要补充 FFP。相反，在对需要紧急手术或有大出血的患者的几篇前瞻性研究资料中证实，含 4 种凝血因子的 PCC 能加速、高效、安全地逆转华法林抗凝剂过量。对危重患者或缺乏维生素 K 依赖性凝血因子的严重肝脏疾病患者，使用 PCC 也非常有效。因此，在含 3 种因子的 PCC 和含 4 种因子的 PCC 均可获得的国家，应选择后者。当没有含 4 种凝血因子的 PCC 时，建议联合应用含 3 种凝血因子的 PCC 和少量 FFP（FⅦ的来源）。

（四）其他

PCC 对治疗凝血因子抑制物增多、大量输血引起的稀释性凝血功能障碍、急性暴发性或慢性肝衰竭等的报道很少，治疗的利与弊未知，最佳的治疗剂量和方案也未建立。

四、剂量和用法

PCC 的使用剂量和效价标定是根据 FⅨ的单位数制定的（1 U FⅨ相当于 1 mL 正常人 FFP 浆的 FⅨ活性）。一般情况下，要求获得 50%～100% 的 PCC 所含的凝血因子水平，建议 PCC 的注射剂量是 1～2 mL/kg。

由于 PCC 是冻干品，可以用小容量复溶剂复溶并快速输注（如 10 分钟）。

五、不良反应和注意事项

（一）不良反应

1. 血栓

由 PCC 治疗引起的血栓病包括静脉血栓、微血管血栓、DIC、心肌梗死、脑卒中、肺栓塞等。频繁或大剂量使用 PCC ［>200 U/（kg·d）］ 特别容易出现这些并发症。

据 Leissinger 等报道，PCC 用于逆转华法林抗凝过量时，栓塞不良反应的发生率增加（7/506，1.4%）。有严重肝脏疾病的患者，出现血栓及 DIC 并发症的风险性会增高，这可能是因为活化的凝血因子不能及时从血液循环中清除。有证据显示，除了 FⅨ之外，PCC 中过量的凝血酶原也可能导致乙型血友病患者易发生血栓。

因此，制品生产者已采取添加肝素、抗凝血酶或蛋白 C 等措施，降低这些制品引起血栓的概率。最近，商品化 PCC 制品继续改善，如含有血液凝固抑制物，减少活化凝血因子，改善凝血因子的比例平衡，其不良反应进一步减少。有证据证实，含有 4 种凝血因子并含有效治疗浓度的蛋白 C 和蛋白 S 的 PCC 是高效、安全的。实际上，血栓的发生率非常低（0.9%），最近的前瞻性临床试验显示，PCC 在紧急逆转双香豆素类药物治疗中，快速输注（平均速度为 7.2 mL/min，速度范围为 2～40 mL/min）并未改变其安全性和治疗效果。

2. 肝素诱导的血小板减少症

含有肝素的制品可引起肝素诱导的血小板减少症。

3. 过敏反应

有极少数患者会发生过敏反应。

（二）注意事项

在多次输注后，由于凝血酶原潜在的累积作用，必须考虑凝血酶原具有较长的半衰期，必要时延长给药时间。

（刘子豪）

第三节　纤维蛋白原浓缩剂

纤维蛋白原缺乏可引起患者出血，威胁生命，通常可用 FFP 或冷沉淀治疗。但是，由于使用 FFP 作为纤维蛋白原的来源时，为确保患者血浆中纤维蛋白原达到足够的水平，需要相当大量的 FFP，因此可能造成循环超负荷；另外，混合冷沉淀来源于 5~6 名献血者的血浆，几乎全部的这些制品未经病原体去除与灭活。因此，FFP 和冷沉淀的应用受到了一定的限制。纤维蛋白原浓缩剂含有高纯度和高浓度的人纤维蛋白原，且已进行病原体去除与灭活，克服了 FFP 和冷沉淀的一些缺点，具有良好的应用前景。

1956 年，CSL Behring 生产一种血浆来源的人纤维蛋白原浓缩剂。1985 年，改善了其纯度，实施巴斯德消毒法降低病原体传播的风险，提高了其安全性，接着对制品进行了重新命名（RiaSTAP）。此后，就再没有发生过纤维蛋白原浓缩剂相关的病原体传播。现在，用巴斯德灭菌法生产的纤维蛋白原浓缩剂是已广泛上市的人纤维蛋白原浓缩剂。血浆来源的纤维蛋白原浓缩剂已在日本上市。近来，一种新的用 S/D 法和纳米超滤技术处理的血浆来源的纤维蛋白原浓缩剂已经获得法国 LFB 公司的销售许可。目前，荷兰药剂组 NV 已经启动重组人纤维蛋白原的开发。2006 年底，这个公司从美国食品药品监督管理局（FDA）获得了重组人纤维蛋白原的稀有药物设计权，用于治疗纤维蛋白原缺乏出血的治疗。目前，这个药物正在进行 II 期临床研究。我国多家厂商生产的纤维蛋白原浓缩剂也已上市。

由于合成障碍、血管内消耗增加和纤维蛋白溶解增加引起的获得性低纤维蛋白原血症、无纤维蛋白原血症、先天性低纤维蛋白原血症和异常纤维蛋白原血症，均为纤维蛋白原浓缩剂的适应证。而且，需使用纤维蛋白原浓缩剂治疗的临床危急值在近年来也发生了一些新的变化，使纤维蛋白原浓缩剂的适用范围扩大了。

一、制备方法

（一）血浆来源的纤维蛋白原浓缩剂

采集混合人 FFP，每 50~58 mL 血浆加无菌过滤的 99% 的乙醇 5.0 mL，在 0 ℃下孵育 30 分钟，待纤维蛋白原沉淀后，离心 15 分钟，分离纤维蛋白原沉淀，用少量上清液把沉淀重悬，纯化后经巴斯德灭菌法（在水溶液中 60 ℃干热处理 20 小时）进行病原体去除与灭活，加入人白蛋白作为稳定剂，最后进行低压冻干，即制备成每瓶 1 g 或 2 g 的纤维蛋白原浓缩剂。

（二）基因重组的纤维蛋白原浓缩剂

人纤维蛋白原是一种复杂的血浆蛋白，由两部分组成。每部分均含有 3 条不同的多肽链。这种人纤维蛋白原可在转基因小鼠的乳腺中表达。把 3 个表达盒均注射到增殖期的小鼠受精卵中。每个表达盒含有 3 条人纤维蛋白链之一的基因组序列，均由绵羊乳清蛋白 β 乳球蛋白启动子序列控制。蛋白印迹分析方法证实，超过 80% 的转基因小鼠含有所有的 3 条纤维蛋白链基因。十二烷基硫酸钠聚丙烯酰胺凝胶电泳法证实，在高产量的小鼠的奶中，含有浓度为 2 000 μg/mL 的人纤维蛋白原亚基。在数个小鼠中，100% 的纤维蛋白原亚基装配纤维蛋白原六聚物。用凝血酶原和凝血因子 XIII 孵育转基因奶，引起纤维蛋白凝块的交联，提示分泌的纤维蛋白原的主要部分均有功能活性。这为纤维蛋白原的制备提供了一种新的制备方法。

二、制品性质

（一）所含的成分

巴斯德消毒处理的纤维蛋白原浓缩剂是一种无菌、无防腐剂、低压冻干的浓缩剂。每瓶纤维蛋白原浓缩剂含有混合血浆来源的人纤维蛋白原 900~1 000 mg，人白蛋白 400~700 mg，盐酸 L-精氨酸 375~660 mg，氯化钠 200~350 mg，枸橼酸钠 50~100 mg。

（二）药代动力学性质

1. 在先天性纤维蛋白原缺乏的患者中的药代动力学性质

Kreuz 等在 151 例患者中对纤维蛋白原浓缩剂进行了药代动力学研究。其中，第一组为先天性纤维蛋白原缺乏的患者，用纤维蛋白原浓缩剂控制进行性出血；第二组为先天性纤维蛋白原缺乏的患者，手术期间预防用药；第三组为先天性纤维蛋白原缺乏的患者，防止自发性出血而进行的二线预防用药。每千克体重用 1 mg 的纤维蛋白原浓缩剂时，血浆中纤维蛋白原水平（$n=8$）的平均升高值为 15 mg/L（范围：8~23 mg/L）。体内平均活性（$n=8$）为 59.8%（范围：32.5%~93.9%）。在 5 例先天性无纤维蛋白原血症和 3 例先天性严重低纤维蛋白原血症的患者的研究报告中，药代动力学参数与此相近。在这组患者中，每千克体重用 1 mg 纤维蛋白原浓缩剂时，平均升高量为 13.8 mg/L（范围：11.3~14.9 mg/L），体内复活率（$n=8$）为 54%（范围：44%~62%）。经计算，分布容量为 89 mL/kg（范围：81~116 mL/kg）。

2. 在获得性纤维蛋白原缺乏的患者中的药代动力学性质

关于获得性纤维蛋白原缺乏患者，仅有少量的药代动力学数据。一项随机临床试验显示，在 10 例正在进行根治性膀胱切除术的患者中，用纤维蛋白原浓缩剂进行替代治疗，每千克体重用 1 mg 纤维蛋白原浓缩剂时，纤维蛋白原的平均升高水平为 14.4 mg/L（SD=5.3），体内复活率为 61%（SD=22）。根据 Danes 等报道的 69 例各种类型的获得性严重低纤维蛋白原血症患者的回顾性研究结果，在输注了平均剂量为 3.52 g 的纤维蛋白原浓缩剂（范围：0.5~8.0 g）后，血浆中纤维蛋白原（g/L）的升高值为 0.28（范围：0~3.7）。据报道，相应平均活性高达 109%（SD=165.2）。这个结果可能是由于出现了出血所致的低血容量，从而错误估计了血浆的容量所致。纤维蛋白原在输注后与内源性纤维蛋白原一样被清除和降解。在先天性纤维蛋白原缺乏患者中，纤维蛋白原浓缩剂的平均血浆半衰期是 2.7 天（范围：2.5~3.7 天），平均清除率为 0.91 mL/（kg·h）［范围：0.84~1.22 mL/（kg·h）］。纤维蛋白原通过蛋白降解、凝血过程和其他不明的通道进行分解代谢。在健康个体中，凝血和溶解过程仅占纤维蛋白原总消耗的 2%~3%。

（三）安全性与耐受性

虽然巴斯德灭菌纤维蛋白原浓缩剂在先天性纤维蛋白原缺乏患者中的临床安全性研究的数量有限，但研究报告显示，治疗的效果和耐受性均很好。

在总共 142 例获得性低纤维蛋白原血症处于严重出血期的患者中，进行了巴斯德灭菌纤维蛋白原浓缩剂安全性评价，并进行了回顾性临床调查。研究报告中未出现因巴斯德灭菌纤维蛋白原浓缩剂所致的严重不良反应。另外，在血栓形成鼠模型中，用 100 mg/kg 或 250 mg/kg 的巴斯德灭菌纤维蛋白原浓缩剂时，在静脉淤滞期未发现血栓形成的迹象。对于妊娠和母乳喂养期间的妇女，巴斯德灭菌纤维蛋白原浓缩剂的安全性尚未进行研究。

三、保存期

巴斯德消毒处理的纤维蛋白原浓缩剂可储存于 2~25 ℃的室温，有效期是 5 年。复溶后，在 25 ℃的室温下其物理化学性能最多能稳定 8 小时。

四、适应证

（一）先天性纤维蛋白原缺乏

1. 低（无）纤维蛋白原血症

输注纤维蛋白原浓缩剂是低（无）纤维蛋白原血症患者最佳的替代治疗方法。与其他替代治疗方法相比，它的主要优点是已经进行了病原体去除与灭活，另外的优点是输注的容量更小，过敏反应的风险更低。

2. 异常纤维蛋白原血症

异常纤维蛋白原血症患者的纤维蛋白原结构和功能障碍，失去正常的止血作用，也可用纤维蛋白原浓缩剂进行治疗。

（二）获得性纤维蛋白原缺乏

1. 肝脏疾病导致纤维蛋白原合成减少

由于纤维蛋白原是肝细胞合成的，当肝脏疾病引起肝细胞严重受损时，就会引起纤维蛋白原合成减少，血液中含量下降，可用纤维蛋白原浓缩剂进行治疗。

2. 纤维蛋白原消耗增多

大量出血会引起纤维蛋白原的严重丢失。有报道称，在出血时用羟乙基淀粉扩容，FⅡ、FX、FXⅢ与纤维蛋白原下降的速度比其他凝血因子或血小板更快。用人造胶体液进行容量复苏，会引起稀释性凝血功能障碍，纤维蛋白聚合功能异常。实验室、动物和临床研究一致显示，巴斯德灭菌纤维蛋白原浓缩剂能显著升高纤维蛋白原水平，增强血凝块的硬度。

五、剂量和用法

（一）剂量

制造商建议普通患者的常用初始剂量为 30~60 mg/kg，相当于在 70 kg 的患者中使用每次 2~4 g，每天 1 次。对于二线预防用药，可每 7~14 天 1 次。但是，为了保证有充足的纤维蛋白原补充和防止过量，剂量应该个体化，并根据出血的程度和监测到的纤维蛋白原水平进行调整。在严重出血病例中，例如胎盘早剥，需要 4~8 g 纤维蛋白原浓缩剂。因此，纤维蛋白原的需要量由以下公式计算：

剂量（g）= 0.07×需增加的纤维蛋白原浓度（g/L）×（1-血细胞比容）×体重（kg）

而所需增加的纤维蛋白原浓度可根据最近的体外试验所提出的建议，使用吸收光度法的检测结果进行估算。

（二）用法

输注前，1 g 或 2 g 的巴斯德灭菌的纤维蛋白原浓缩剂分别用 50 mL 或 100 mL 的灭菌注射用水复溶为 20 mg/mL 的浓度。由于没有防腐剂，按照微生物学的观点，这种复溶的制品最好马上进行缓慢静脉注射。

六、不良反应和注意事项

（一）禁忌证和不良反应

首先，使用纤维蛋白原浓缩剂的禁忌证包括明显的血栓形成和心肌梗死，但在威胁生命的出血中使用除外。其次，在 DIC 中，使用纤维蛋白原浓缩剂时，会增加纤维蛋白形成的风险，纤维蛋白和微循环血栓的积聚会加重器官衰竭，故应加倍小心。

（二）纤维蛋白原的危急值

纤维蛋白原干预治疗的实验室危急值备受争议。大多数血液学教科书认为，在血浆纤维蛋白原水平低于 1 g/L 时，应启动纤维蛋白原替代治疗方案。最近，为创伤进展期出血监护而制定的欧洲特遣部队的指导方针和英国血友病中心医师组织提到，纤维蛋白原水平低于 1 g/L 是替代治疗的阈值。但是，德国医学联盟制定的规则建议，在严重出血患者中应把 1.5 g/L 的水平作为启动替代治疗的阈值。其他一系列研究显示，治疗的阈值实质上应为更高的水平，特别是产后出血的患者（阈值为 4 g/L）或心脏手术期失血过多的患者（阈值为 3.8 g/L）。因此，术前纤维蛋白原的低水平与术后失血增加有关。在低水平的纤维蛋白原产后出血的妇女中，提前出现严重出血的阳性预测值为 100%。新修订的奥地利指导方针强烈建议，在创伤相关大出血中应使用纤维蛋白原浓缩剂。此外，有一项前瞻性临床试验支持早期使用纤维蛋白原浓缩剂。

（刘子豪）

第四节　抗凝血酶Ⅲ浓缩剂和蛋白C浓缩剂

遗传性抗凝血酶缺乏与静脉血栓的高风险率密切相关，这种疾病的患者往往需要长期的抗凝治疗。另外，获得性抗凝血酶缺乏、新生儿或手术患者不持续进行抗凝治疗，有严重的血栓形成的风险，在这些情况下建议用抗凝血酶浓缩剂进行替代治疗。近年来，血浆来源的抗凝血酶浓缩剂在许多国家均已上市，各种各样的制品至少进行一次病原体去除与灭活；基因重组人 ATⅢ 浓缩剂也被欧盟批准用于获得性抗凝血酶缺乏患者在手术中预防静脉血栓形成。这些制品在抗凝治疗中发挥了重要的作用。

蛋白C浓缩剂广泛用于原发性蛋白C缺乏的患者，有显著的治疗效果。近年来发现，蛋白C浓缩剂在诸如败血症的感染性疾病中有重要作用，使蛋白C的应用范围得到不断扩展。

一、抗凝血酶Ⅲ浓缩剂

（一）制备方法

1. 血浆来源的 ATⅢ 浓缩剂

和其他血浆衍生物一样，ATⅢ 浓缩剂也是从至少 1 000 个不同的献血者中采集的混合血浆制备的。很多公司已经获得生产这种制品的许可。在 ATⅢ 浓缩剂的制备过程中，通过巴斯德灭菌法或纳米过滤除菌法进行病原体去除与灭活，然后制备成每瓶含量分别为 500 U、1 000 U、1 500 U 和 2 000 U 的 ATⅢ 制品。

2. 基因重组的 ATⅢ 浓缩剂

可从转基因山羊乳汁中生产一种新的重组人 ATⅢ 浓缩剂。

（二）制品性质

ATⅢ是肝脏合成的糖蛋白，它属于丝氨酸蛋白酶抑制剂家族，能抑制蛋白酶。ATⅢ的分子质量为 58 000 Da，在血液循环中的浓度是 150 g/L。

ATⅢ是自然产生的最有效的凝血抑制剂，在维持止血平衡中扮演着重要的角色。此外，在内皮细胞分泌的前列环素介导下，它还具有抗炎和抗聚集的性质。

在血浆中，ATⅢ的活性正常值范围是 80%~120%。在正常条件下的生物半衰期是 1.5~2.5 天。在获得性 ATⅢ缺乏和肝素存在的条件下，ATⅢ的半衰期会显著缩短，甚至减少到几个小时。

基因重组人抗凝血酶的糖基化过程与人源抗凝血酶不同，这种不同的糖基化过程改变了药代动力学性质，其他功能未发现显著改变。

（三）适应证

1. 先天性 ATⅢ缺乏

当没有症状或危险因素时，先天性 ATⅢ缺乏不是 ATⅢ浓缩剂替代治疗的适应证。但是下面几种情况需要 ATⅢ浓缩剂。

（1）深静脉血栓形成和血栓栓塞高风险情况的预防：大型手术、产科手术（如分娩或人工流产）、创伤、骨折固定。

（2）进行性血栓形成的治疗，直到达到抗凝作用的指示水平。先天性 ATⅢ缺乏和血栓栓塞反复发作的患者应该长期接受口服抗凝剂治疗。

在一项对驾驶员的调查研究中，对 5 例遗传性抗凝血酶缺乏的患者进行了 6 次手术，术中使用了抗凝血酶浓缩剂，未出现血栓形成或出血的并发症。

2. 获得性 ATⅢ缺乏

（1）有显著 DIC 的败血症：在获得性 ATⅢ缺乏的患者中是否使用 ATⅢ浓缩剂仍然存在分歧。尽管在初期获得了令人鼓舞的结果，但在 ATⅢ浓缩剂的一项Ⅲ期临床试验中，观察了严重败血症患者的 28 天病死率，未能显示出其有利的作用。但是，有分析显示，用大剂量的无肝素 ATⅢ浓缩剂治疗严重 DIC 的败血症患者时，病死率显著降低，能够提高患者的生存期。

（2）新生儿呼吸窘迫综合征、颅内出血、败血症、急性淋巴细胞白血病：这些情况下，用 ATⅢ浓缩剂治疗获得性抗凝血酶缺乏能够改善转归，但仍缺乏决定性的证据。但是，在急性淋巴细胞白血病和获得性抗凝血酶缺乏的儿童中，联合应用门冬酰胺酶与 ATⅢ浓缩剂进行治疗时，能提高药物的有效性和安全性（血栓发生率为 28%，95%CI 为 10%~46%），而对照组的血栓发生率为 37%（95%CI 为 24%~49%）。

（3）其他情况：创伤、烧伤、妊娠相关的 DIC，母亲 ATⅢ缺乏的新生儿或有严重的静脉血栓栓塞家族史，血栓形成过程中伴 ATⅢ缺乏和抗肝素抗体，应用 L-天冬酰氨酶治疗期间的急性血栓栓塞，体外循环，原位肝移植后肝动脉血栓形成，骨髓移植后静脉闭塞性疾病。以上情况使用 ATⅢ浓缩剂时，还需要做进一步的研究。

此外，即使在以下疾病中，ATⅢ水平已经明显低于正常值，ATⅢ浓缩剂的治疗效果也尚未明确：急性或慢性肝脏疾病，肾病综合征，蛋白丢失性小肠疾病，先兆子痫，新生儿呼吸窘迫综合征，多发性创伤，无 DIC 并发症的手术后。

（四）剂量和用法

虽然还没有证据证明高于正常水平的 ATⅢ比生理水平的 ATⅢ有更好的保护作用，也没有证据证明 ATⅢ过量会增加出血的风险，但还是建议在开始用 ATⅢ浓缩剂替代治疗之前，先检测一下患者体内功能性 ATⅢ的活性。1 U/kg 体重的用药剂量能够增加 1.5% 的血浆 ATⅢ活性，给药剂量按如下公式计算：

ATⅢ剂量（U）=体重（kg）×［目标 ATⅢ水平−检测到的活性（%）］/1.5

例如：1 例体重为 60 kg 的患者，其血浆 ATⅢ活性检测结果为 38%，要使其血浆 ATⅢ水平达到 100%，给药剂量如下：60 kg×（100−38）/1.5=2 480（U）。

根据每 12~48 小时监测的血浆 ATⅢ活性结果来确定随后用药的剂量和时间。

（五）不良反应和注意事项

一般情况下，患者对 ATⅢ浓缩剂的耐受性良好，但也有可能发生过敏反应。ATⅢ浓缩剂联合应用肝素会增加出血的风险，因此有必要进行仔细的临床和实验室监测，特别是出血风险较高的患者。

建议 ATⅢ浓缩剂制品输注的所有信息，包括其批号，都要记录在临床病历中。

二、蛋白 C 浓缩剂

（一）制备方法

蛋白 C 浓缩剂是根据血浆分离的 Cohn 原理从人新鲜血浆中生产出来的，其制备过程由几个层析步骤（包括固定化的鼠抗人蛋白 C 单克隆抗体的免疫吸附）和病原体去除与灭活步骤（包括蒸汽加热和吐温 80 处理）构成，其制备流程如下。

血浆→解冻和离心分离冷沉淀→二乙氨乙基—交联葡聚糖离子交换琼脂吸附上清液→几次洗涤分离凝血酶原复合物（丰富的 FⅡ、FⅦ、FⅨ、FX、蛋白 C 和蛋白 S）→超滤和透析过滤→吐温 80 病原体灭活（26 ℃下处理 70 分钟）→阴离子交换层析→单克隆抗体免疫亲和层析→阴离子交换层析→浓缩→蛋白和盐的调整→低压冻干→蒸汽加热处理病原体灭活（60 ℃ 10 小时或 80 ℃ 1 小时）→灭菌水复溶→阴离子交换层析→稳定（加人白蛋白）→过滤（灭菌）→低压冻干→质量控制→消毒，瓶装→冻干→人蛋白 C 浓缩剂终产品。

（二）制品性质

1. 人蛋白 C 浓缩剂的普通性质

人蛋白 C 浓缩剂是一种高度纯化的、稳定的、冻干的酶原浓缩剂，其蛋白 C 特异活性为每毫克蛋白≥200 U。它以冻干粉剂的形式供应，包装规格为含有 500 U 或 1 000 U 的人蛋白 C 酶原的瓶装制品。血浆的蛋白 C 酶原的生理浓度是 4 μg/mL，生理状态下的半衰期一般为 6~8 小时。在凝血途径活性增加的状态下（如炎症反应、DIC、消耗性凝血疾病），半衰期可缩短，导致蛋白 C 的相对缺乏和血栓形成状态加剧。

在病原体灭活方面，通过血清学方法和特异的聚合酶链反应的方法，对这种制品的人类免疫缺陷病毒、甲型肝炎病毒、乙型肝炎病毒、丙型肝炎病毒和细小病毒 B19 进行了检测，结果均为阴性，达到最高水平的国际质量标准。

2. 人蛋白 C 浓缩剂的药物化学性质

人蛋白 C 浓缩剂是一种经过消毒的冻干粉剂，用玻璃瓶分装，每瓶含有 500 U 或 1 000 U 的高特异活性蛋白 C（1 U 相当于 1 mL 正常人血浆中能检测到的蛋白 C 的活性），可由灭菌注射用水复溶（浓度为 100 U/mL）。这种制品中蛋白 C 纯度高（>200 U/mg 蛋白），其他维生素 K 依赖性凝血因子的含量低（<1 U/100 U 蛋白 C）。另外，每瓶 500 U 蛋白 C 的制品中还含有 40 mg 人白蛋白、44 mg 氯化钠、22 mg 枸橼酸钠。

3. 人蛋白 C 浓缩剂的药代动力学性质

人蛋白 C 浓缩剂与生理学的血浆蛋白 C 酶原的性质是一样的。静脉注射血浆蛋白 C 会引起血浆中蛋白 C 浓度的迅速增高。在对 12 例无症状蛋白 C 缺乏纯合子或杂合子患者的研究中，每千克体重使用 1 U 人蛋白 C 浓缩剂，引起血浆蛋白 C 活性升高 1.4%（0.014 U/mL，范围 0.005~0.017 U/mL），个体中蛋白 C 的半衰期为 4.4~15.9 小时，体内活性为 20.4%~83.2%（中位数为 68.5%）。但在急性血栓形成、暴发性紫癜、败血症或 DIC 的患者中，半衰期（在 2 例原发性暴发性紫癜的新生儿中分别为 1.1 小时和 1.5 小时）和活性均显著下降。

（三）适应证

1. 严重原发性蛋白 C 缺乏

严重原发性蛋白 C 缺乏（新生儿暴发性紫癜或香豆素诱导的皮肤坏死）是已经被认可的蛋白 C 浓缩剂适应证。人蛋白 C 浓缩剂已被批准用于严重原发性蛋白 C 缺乏的治疗，也可用于需要进行手术的患者的短期预防，或在双香豆素类药物治疗期间不能消除症状或双香豆素类药物治疗不可行时，但不能用于已知对药物的某一种成分（如肝素或鼠蛋白）过敏的患者。出血风险增加不是一种明确的禁忌证，且这种出血不良反应很少见。

前期病例研究报告表明，用蛋白 C 浓缩剂治疗严重蛋白 C 缺乏和暴发性新生儿紫癜效果显著。这些报告是批准蛋白 C 酶原浓缩剂应用的理论基础。从那时起，不断报告了一些蛋白 C 缺乏（新生儿暴发性紫癜或香豆素诱导的皮肤坏死）的替代治疗病例。另一些报告建议，为了避免高危的严重蛋白 C 缺乏的妊娠妇女（例如蛋白 C 缺乏杂合子的父母或有血缘关系的父母）出现常见的子宫内膜静脉血栓形成并发症，应该在妊娠 34 周进行择期剖宫产手术并在分娩后马上进行蛋白 C 浓缩剂替代治疗。但是，在长期蛋白 C 替代治疗患者中，获取静脉通道可能成为一个相当棘手的问题。因此，一些研究组报道皮下给药可产生合适的药代动力学结果。

另外，该药也可用于长期预防遗传性纯合子蛋白 C 缺乏症。

2. 双香豆素类药物诱导的皮肤坏死

蛋白 C 浓缩剂可用于双香豆素类药物诱导的皮肤坏死的替代治疗。在对接受 78 次总共 88 476 U 的蛋白 C 浓缩剂输注的 8 例患者的分析中，证实这种治疗是安全有效的，血栓形成、皮肤坏死均得到显著改善。另外，在不同原因引起的蛋白 C 缺乏的 79 例患者中使用，进行急性发作治疗、短期或长期预防，观察超过 10 年，回顾性调查证实了其安全性和有效性。

3. 败血症

在 40 例严重脑膜炎球菌败血症和败血症休克的患者中，使用蛋白 C 浓缩剂的随机试验，进行剂量研究。患者被随机分为 4 组：安慰剂组（$n=10$），50 U/kg 蛋白 C 浓缩剂组（$n=9$），100 U/kg 蛋白 C 浓缩剂组（$n=9$），150 U/kg 蛋白 C 浓缩剂组（$n=10$）。结果显示，用这种浓缩剂输注后，蛋白 C 酶原在体内转化为活化蛋白 C，且没有不良反应发生。该研究证实，在严重疾病患者中使用人蛋白 C 浓缩剂是安全的。由于患者数量少，未能进行生存率分析。

还有一项重要的研究是 White 等在 36 例患脑膜炎球菌败血症的患者中进行蛋白 C 酶原浓缩剂持续输注的前瞻性、开放性试验。试验中调整输注的速度，使目标血浆蛋白 C 活性达到 1.0 U/mL。虽然这个试验患者的病死率没有得到改善，但与 Glasgo 脑膜炎球菌预测评分（GMPS）的安慰剂组患者（病死率为 50%）相比，病死率是相当低的（仅 8%）。而且，这项试验中需进行截肢术的百分比是 12%，而 GMPS 的安慰剂组患者的截肢术的百分比是 30%。

蛋白 C 快速消耗与严重败血症和内源性蛋白 C 活化能力下降是有关的。据报道，蛋白 C 浓缩剂能改善脑膜炎球菌败血症疾病的转归。蛋白 C 的活化形式有抗凝、促纤维蛋白溶解和抗炎的特性。一项Ⅲ期临床试验显示，用基因重组活化蛋白 C 治疗严重败血症成年患者，可使 28 天病死率较安慰剂组下降 6.1%。但是，在一项二线临床试验中，用基因重组活化蛋白 C 治疗死亡风险较低的轻度败血症患者未见疗效。在基因重组活化蛋白 C 治疗的患者中，出现严重出血并发症的概率增加了。需要进一步的临床试验证实基因重组活化蛋白 C 在严重败血症患者中的治疗效果。

4. 暴发性紫癜

一些文章报告了严重感染、暴发性紫癜和由脑膜炎球菌感染导致的消耗性凝血功能障碍的病例。结果均表明，在这些极高出血风险的严重患者中，蛋白 C 浓缩剂治疗获得了显著的疗效，患者病死率很低。在非常低的蛋白 C 水平患者中，应用蛋白 C 浓缩剂进行替代治疗后，凝血疾病快速消除，蛋白 C 水平恢复正常，皮肤暴发性紫癜的症状迅速消除，器官功能障碍也快速恢复。

在 2002~2005 年，德国的一项回顾性研究中，分析了用人蛋白 C 浓缩剂治疗 94 例暴发性紫癜患者，其中 11% 为早产新生儿。蛋白 C 浓缩剂平均给药 30 小时，平均每天剂量为 100 U/kg。约 80% 的暴发性紫癜得到治愈或症状改善，在极高危组中的病死率仅为 22%，必须进行截肢或皮肤移植的占比分别为 6% 和 9%（初步的数据）。

另一项研究报道了由于肠道细菌、链球菌和葡萄球菌败血症引起早产儿暴发性紫癜，对这些婴儿进行了持续人蛋白 C 浓缩剂输注治疗，使其血浆蛋白 C 水平达到 0.6 U/mL（60%）。所有的患者均存活，凝血功能障碍和器官功能衰竭均得到治愈。即使在高危患者中也没有其他并发症（如出血）或不良反应。因此，在严重蛋白 C 缺乏的患者中，包括新生儿，用人血浆来源的蛋白 C 浓缩剂进行替代治疗是有效的，特别是治疗表皮血栓形成（暴发性紫癜）和预防高危状态的血栓形成。此外，对于中度缺乏的患者，短期使用人蛋白 C 浓缩剂进行预防，可降低高危血栓形成的发生率。

从许多病例组中得到的高等级的证据证实，在双香豆素类药物诱导的皮肤坏死、败血症和暴发性紫癜中，使用蛋白 C 制品是安全、有效的。遗憾的是，尚没有随机对照试验。

5. 其他适应证

还有研究者用蛋白 C 浓缩剂治疗低蛋白水平的造血干细胞移植后静脉闭塞和溶血性尿毒综合征。

总之，在显著的获得性蛋白 C 缺乏的临床状况下，大多数表现为暴发性紫癜、消耗性凝血功能障碍或暴发型血栓形成/器官功能衰竭，用蛋白 C 浓缩剂替代治疗能显著改善症状。由于缺乏对照试验，蛋白 C 浓缩剂还未获批在这些临床指征中使用，但可以考虑在高病死率的患者中使用。然而，在这些威胁生命的疾病中，用蛋白 C 制品替代治疗的有效性，迫切需要在脑膜炎球菌败血症的随机对照试验中得到证实。

（四）剂量和用法

在大多数严重的原发性蛋白 C 缺乏的病例中，用每千克体重 60～80 U 的初始剂量是有治疗效果的。在注射前和注射后均应检测患者血浆蛋白 C 的活性，以确定其回收率和半衰期。应该调整剂量以达到 100% 的血浆蛋白 C 活性（1.0 U/mL）。在疾病的急性期应该每 6 小时重复给药 1 次，病情稳定后可减少到每天注射 2 次。溶解后的浓缩剂应马上注射，但在 30 ℃ 的条件下，至少可稳定 32 小时。在成人中，注射速度不能超过 2 mL/min；在<10 kg 体重的儿童中，注射速度不能超过 0.2 mL/（kg·mm）。在静脉状况较差的患者中，将这种制品进行皮下注射作为补充或维持治疗可能有效。

实验室数据和临床报告证实，人蛋白 C 浓缩剂持续输注治疗具有可行性，特别是对于败血症和暴发性紫癜的患者，持续输注是有益的，因为在这些患者中的蛋白 C 的生物半衰期显著缩短，在两次注射之间的时间段里，血浆蛋白 C 水平会下降。即使这种患者转用维生素 K 拮抗剂治疗，也还要继续用蛋白 C 浓缩剂替代治疗，直到达到稳定的抗凝治疗效果。而且，在肝脏或肾脏功能障碍的患者中也不需进行剂量的调整，但在这些患者中的凝血检测参数应频繁监测。

（五）不良反应和注意事项

1. 病毒感染

在验证蛋白 C 浓缩剂的生产过程时，需检查病毒灭活的能力，并将检查结果递交权威机构。另外，在加工过程中，根据监管要求，中间产品再增加了已知模型病毒的灭活和去除步骤，并记录了灭活和去除病毒的能力。结果显示，脂质包膜和无包膜病毒含量下降（13～24）$\log_{10}$，细小病毒 B19 下降 6.3$\log_{10}$。

2. 过敏反应

与其他静脉注射蛋白制品相似，不能完全排除过敏或超敏反应。因此，当用人蛋白 C 浓缩剂对患者进行治疗时必须有充分的应对措施。另外，这种浓缩剂可能含有微量的肝素，对肝素高度敏感的患者，可能会观察到过敏反应或血小板计数下降（肝素相关性血小板减少症）。因此，在这些病例中，人蛋白 C 浓缩剂必须停用，并且以后要避免使用肝素。

3. 抑制性抗体的出现

当在严重蛋白 C 缺乏患者中使用人蛋白 C 浓缩剂时，不能完全排除抑制性同种抗体形成的可能性（与使用凝血因子Ⅷ浓缩剂治疗血友病一样），但尚未观察到这种情况出现。

4. 妊娠用药不良反应

虽然人蛋白 C 浓缩剂已经用于治疗蛋白 C 缺乏的妊娠妇女并未见不良反应，但并不是临床随机对照试验。哺乳期母乳中是否会分泌蛋白 C，未见研究报道。因此，必须仔细衡量在妊娠或哺乳期妇女中使用人蛋白 C 浓缩剂的益处和潜在的风险。

5. 其他不良反应

在生产过程中进行了新抗原的检测、有关致血栓的可能性分析、毒理学检查和致畸性分析。在人蛋白 C 浓缩剂的剂量高达 1 500 U/kg 时，未观察到这些不良反应。在豚鼠、犬和兔的研究中未见下列不良反应，如凝血活化，血栓形成，静脉注射、动脉注射或静脉旁注射后的局部不耐受性。

6. 注意事项

迄今未见与其他药物有相互作用的报道。此外，人蛋白 C 浓缩剂与其他药物制品的相容性研究也尚未开展。因此，除非得到批准，不允许与其他药物共同使用。这种冻干制剂，4 ℃至少可储存 2 年。

（刘子豪）

第五节　白蛋白

在第二次世界大战时，白蛋白曾用作失血性休克的容量扩张剂。1975 年，美国国立卫生研究院、血液疾病和血源分会制定了白蛋白应用指南。在 2000 年，美国大学卫生系统联合会（UHC）发布了更保守的白蛋白使用指南。根据目前的指南和白蛋白输注的临床应用情况提示，这种产品用于失血性休克的容量扩张在本质上是不合适的。目前白蛋白的适应证发生了很大的改变，很多原来的适应证变成了不合理使用。

然而，除了上述临床情况外，白蛋白存在比晶体液更为合适的适应证，如大量的血浆置换等。对许多其他容量扩张剂治疗无效的患者，白蛋白是有价值的二线治疗替代物。

随着基因工程技术的发展与应用，基因重组人白蛋白替代血源产品的应用已成为趋势。值得一提的是，2011 年我国华北制药研发的药用辅料级基因重组人血清白蛋白获得国家食品药品监督管理局药品生产许可证，标志着这一填补国内空白的重组人血清白蛋白技术已经成熟，具备了产业化的能力。

一、制备方法

1. 低温乙醇分离法

用冰冻血浆在低温下融化，清除冷沉淀物，然后进行低温乙醇血浆分离。低温乙醇分离技术依赖于 pH、离子强度、温度、蛋白浓度和沉淀血浆成分的乙醇浓度。纤维蛋白原沉降在分离成分 I 中；免疫球蛋白在分离成分 II + III 中；α-蛋白酶抑制剂、AT III、凝血因子 VI 复合物在分离成分 IV 中；白蛋白是血浆中主要蛋白质的最大可溶性蛋白，沉积在最后成分 V 中。随后，通过超速离心法或冻干法去除乙醇。

白蛋白提纯后，在 24 小时内置入容器中，产品加热到（60±0.5）℃，10 ~ 11 小时。这样可以灭活各种病毒，包括乙型肝炎病毒、人类免疫缺陷病毒。白蛋白在这种情况下并没有变性，因为其结构上拥有 17 个稳定的二硫键，并拥有另外的稳定的化合键（辛酸钠或是乙酰三磷酸钠与辛酸钠的结合）。所以白蛋白的最终分装瓶在热处理后，置于 20 ~ 35 ℃孵化至少 14 天。孵化期后，每一瓶在发出前应进行浑浊度检查。最终产品的标签上必须注明钠的范围（mmol/L）和蛋白浓度（4%，5%，20%或 25%）。

2. 层析法

为了解决低温乙醇分离法存在操作环境苛刻、产品纯度不高、乙醇本身的不安全性等缺点，层析法被应用到人血清白蛋白的制备过程中。有研究者首先采用 DEAE-C 柱层析法得到白蛋白，然后在 68 ℃条件下加热 30 分钟使杂蛋白变性，达到去除杂蛋白的目的。热变性结合层析色谱法分离提纯白蛋白可以简化生产工艺，提高白蛋白的收率，并有效地降低生产费用。

3. 低温乙醇分离法和层析法结合

低温乙醇分离法和层析法相结合可以保留冷乙醇沉淀病毒灭活的优点，同时在制备过程可以实现完全自动化控制，生产的人血白蛋白纯度高、安全性高。在 1993 年就有文献报道，CLS 公司实现了低温乙醇工艺结合层析工艺的产业化生产，完全实行自动化控制，成为全球最大的层析法生产的白蛋白的基地，其产品纯度可达到 99.5% 以上。

4. 重组技术

1981 年 Lawn R. M. 报道了重组白蛋白在大肠杆菌中获得成功表达。此后，各国实验室已在大肠杆菌、枯草杆菌、酵母、植物及转基因动物等成功表达了人血清白蛋白。目前全球很多企业和实验室在进行重组白蛋白的研究。但由于白蛋白的结构复杂且临床使用时注射剂量大，药用级重组白蛋白的大规模工业化生产和药品审批仍然具有很大的难度。寻求更好的方法以得到更高质量、更低成本的重组白蛋白依然有着重要的研究价值。

二、制品性质

1. 血浆来源的白蛋白的性质

白蛋白是血浆中主要的水溶性蛋白，分子质量为 66 kDa，半衰期约 25 天。白蛋白构成约 80% 的血浆胶体渗透压。可见，白蛋白对维护生理功能，调整血浆容量是重要的。

白蛋白含有大量负电荷，分子表面有巯基，能使白蛋白有效地发挥配基功能、基团清洁剂功能和多功能运输蛋白的功能。因此，白蛋白也充当激素、药物、酶、脂肪酸、胆固醇和许多其他物质的主要载体。

2. 基因重组人白蛋白的性质

在近期的 I 期临床试验中，一部分志愿者接受重组人白蛋白治疗，另一部分志愿者接受人源血浆白蛋白治疗，比较这两部分志愿者的使用安全性、耐受性和血流动力学效应。在一项随机双盲的对照试验中，观察了 30 名志愿者，分别接受静脉注射剂量为 10 g、20 g 和 50 g 的重组人白蛋白与人源血浆白蛋白，两种产品之间的安全性和耐受性没有显著差异。对输注前和输注后的人源血浆白蛋白、胶体渗透压以及血细胞比容进行测量，两组志愿者之间也没有显著性差异。重组白蛋白不含病毒，也无朊蛋白，因此，继续发展这类产品的临床应用具有很大的发展前景。

三、适应证

2000 年，美国 UHC 制定并发布了较为保守的白蛋白使用指南，见表 9-1。

表 9-1 美国 UHC 的白蛋白使用指南

临床情况或状态	推荐白蛋白使用
（1）治疗性血浆置换	血浆置换单次>20 mL/kg，多次>20 mL/（kg·w）可用白蛋白作为置换液；少量置换可考虑用非蛋白人造胶体液或晶体液
（2）肝硬化和大量腹水行腹腔穿刺术	对限钠和利尿治疗没有反应的患者或腹腔穿刺液>5 L 的患者，可用白蛋白或非蛋白胶体液
（3）肾病综合征	严重的周围水肿或肺水肿，而且利尿治疗无效的患者，可在使用利尿剂的同时，短期内使用 25% 白蛋白

临床情况或状态	推荐白蛋白使用
（4）卵巢过度刺激综合征	预防性输注白蛋白可挽救较为严重的患者
（5）出血性或非出血性休克	当成人患者在 2 小时内用 4 L 晶体液无效，且存在非蛋白人造胶体液使用禁忌时，可用白蛋白
（6）肝切除后容量的维持	当使用晶体液引起明显水肿或无效时，可用白蛋白
（7）肝、肾移植的容量维持	术中或术后控制腹水，严重的肺水肿或周围性水肿可用白蛋白；当人血清白蛋白<25 g/L，肺毛细血管楔压<12 mmHg，血细胞比容>0.30 时，可用白蛋白；肝、肾移植术中或术后使用白蛋白未能证实是否获益
（8）烧伤	当烧伤面积>30%，伤后 18~26 小时内接受的晶体液>4 L 而禁用非蛋白人造胶体液时，可用白蛋白
（9）硬膜下出血，脑缺血或头部外伤	患者出现血管痉挛而血细胞比容较高时，为保护脑灌注压，一线使用晶体液；血细胞比容<0.30 时，应输红细胞维持脑灌注压；当出现脑水肿时，可用25%的白蛋白维持脑灌注压
（10）心脏手术后容量的扩张	对晶体液无反应的患者，禁用非蛋白人造胶体液时，可用白蛋白
（11）新生儿高胆红素血症	换血治疗中，用白蛋白作辅助治疗

四、剂量和用法

（一）剂量

1. 用量

美国规定，标准的成人白蛋白起始剂量是 25 g，根据患者的反应，可在 15～30 分钟后重复输注，48 小时内可输注高达 150 g 的白蛋白。然而，由于在许多研究中，用来评价白蛋白使用后的临床改善情况的终点是不同的，并没有适合所有临床情况的白蛋白剂量标准。当评价所用白蛋白用量是否合适时，研究者应根据多项指标（如血清白蛋白水平、尿量、脉搏、血压、血细胞比容、静脉和肺充血的程度）而定。

2. 输注速度

关于白蛋白溶液的最佳输注速度尚无明确的规定，应根据患者的情况而定。由于快速输注白蛋白可引起循环超负荷和肺水肿，所以 5%的白蛋白溶液通常的起始速度是 1~2 mL/min，最快速度通常不超过 4 mL/min，25%的白蛋白溶液输注速度不能超过 1 mL/min。

（二）用法

白蛋白在使用前应当检查浑浊度。虽然白蛋白并不一定要通过滤器输注，但仍推荐使用标准输血器（内带滤网），而且医疗机构也普遍使用标准输血器进行输注。每瓶白蛋白必须在输注开始后的 4 小时内输完。

由于在制备过程中，血型抗体已从白蛋白产品中清除。因此，白蛋白输注不需要考虑ABO 血型。

五、不合理应用

虽然很多情况下会出现白蛋白减少，但低蛋白血症未必需要输注白蛋白。相当多的情况下，白蛋白输注是用来扩张血容量的，这就导致了适应证扩大，产品滥用。研究证实，白蛋白用于扩张血容量无临床疗效。

据 2003 年的报道，按照过去的指南，检查了美国 UHC 的 53 个成员，统计了接受白蛋白输注的 1 649 例成人、23 例儿童病例，发现白蛋白的不合理使用在成年病例中占 57.8%，在儿童病例中占 52.2%。最常见的不合理使用白蛋白的情况是血液透析中血压支持（159 例）。制定 2000 年美国 UHC 白蛋白使用指南的专家共识不支持白蛋白用于这些临床情况。

治疗性白蛋白输注的常见误用情况（非适应证）包括血液透析中血压支持、治疗肝肾综合征、增加药物效率、急性或慢性胰腺炎、术中急性等容血液稀释，以及新生儿的容量扩张，除非用 10 mL/kg 晶体液扩容无效。

六、不良反应和注意事项

1. 轻微不良反应

轻微不良反应是输注白蛋白发生率最高的不良反应，可能与白蛋白自身的过敏反应或是与白蛋白容量扩张的功能有关。轻微的不良反应包括恶心、呕吐、流涎、寒战、发热等。

2. 循环超负荷

常用的两种人血清白蛋白制品的浓度分别为 4.5% 和 20.0%，均含有白蛋白、钠、其他的血浆蛋白以及稳定剂，这些物质有快速增加胶体渗透压、血管内容量的潜力和增加钠超负荷的风险。因此，在使用白蛋白制品，特别是高浓度的白蛋白制品时，可能会出现循环超负荷的情况，应注意采取预防措施，防止肺水肿和心力衰竭。

3. 低钙血症

具有高度负电荷的白蛋白能结合钙离子，引起低钙血症，形成维生素 D 无效性骨营养不良。

4. 高铝血症

由于白蛋白含有微量的铝，大剂量可引起铝蓄积，特别是在慢性肾衰竭的患者中，可引起高铝血症，导致贫血及严重进展性脑病。

5. 病原体感染

由于血浆衍生物是从数以千计的献血者的混合血浆中制备而成，减少传染病是血浆处理中的重要一环。低温乙醇分离处理能明显减少血浆成分中的病毒浓度；巴斯德消毒处理，通过使病毒蛋白、核酸变性而灭活病毒等，也限制了传染因子的传播。25% 的白蛋白制品的球形病毒减少，牛腹泻病毒和伪兔病毒均减少。呼吸道肠道病毒减少 $14.9\log_{10}$；甲型肝炎病毒减少 $14.9\log_{10}$；牛乳头状病毒减少 $14.9\log_{10}$。白蛋白输注从未见有人类免疫缺陷病毒或丙型肝炎病毒传播的报道。自从 1977 年以来，美国 FDA 要求在单个罐内装入产品后再次加热。自那时起，就没有通过输注白蛋白制品引起乙型肝炎的报道。由于白蛋白无细胞，细胞相关病毒如巨细胞病毒已在血浆与血细胞分离时就清除了。

低温乙醇分离和巴斯德消毒降低了细菌感染的风险，但未能完全杜绝白蛋白产品的细菌感染。1973 年，在 7 例接受同一批白蛋白的患者中，发生了假单胞菌属菌血症。从可疑的批号得到的 190 瓶白蛋白进行细菌培养，有 1 瓶长出了假单胞菌属的菌落。随后的实验证明，除假单胞菌属菌落外，还有大肠杆菌属、枯草杆菌、白念珠菌、表皮葡萄球菌可在 25% 的白蛋白中生长。在实验中，假单胞菌属在封口后，室温下可在封口的白蛋白瓶中存活 17 个月。

6. 适当采取联合晶体液输注

有些情况下晶体液与白蛋白联合输注，效果会更好。如患心脏病的老年患者因为会增加循环超负荷的风险而不能耐受单独生理盐水输注，因此，生理盐水混合白蛋白输注可能更加合适。

（刘子豪）

第六节　正常人免疫球蛋白

正常人免疫球蛋白又称人标准免疫球蛋白或人常规免疫球蛋白，包括3种形式：一是肌内注射免疫球蛋白（IMIG），可用于获得性免疫缺陷、感染、毒素损伤或需暂时性被动免疫、免疫调节紊乱；二是静脉注射免疫球蛋白（IVIG），可用于治疗原发性抗体免疫缺陷、联合免疫缺陷、获得性抗体缺乏、新生儿抗E溶血性疾病；三是皮下注射免疫球蛋白（SCIG），可用于原发抗体缺陷、混合免疫缺陷。

一、制备方法

正常人免疫球蛋白来源于献血者捐献的血液。首先对献血者的危险因素进行筛查，如检查是否有黄疸，是否有人免疫缺陷病毒接触史。在献血前，还要抽取献血者的血标本，检测各种常见的病毒、肝脏特有的转氨酶等。如果以上检查均为正常，就开始接受献血者的献血。收集到全血后，分离血浆，冰冻保存，成为冰冻血浆。也可采用单采方法获得制备免疫球蛋白原料血浆。对于献血者首次献的血浆，暂时不能使用，用冰箱保存起来，直到对同一献血者第二次献的血浆进行同一种病原体的检测结果也为正常时，方能使用该献血者的血浆。这种处理方法能够查出献血者在第一次献血时未产生待检病毒抗体而处于窗口期的病毒。然后把血浆溶解，用低温乙醇分馏，把各种各样的血浆蛋白成分沉淀下来。这些沉淀的血浆蛋白成分含有大多数的高度浓缩的抗体和其他高分子质量复合物和可溶性产物，去除了大多数的病原体。需要进行静脉注射的免疫球蛋白还要用各种病原体去除与灭活方法去除病原体（如色谱法、巴斯德消毒法、超滤法、酸化法和S/D法等）。最后对这些终制品检测各种病原体和致热原，并加稳定剂。还要测定终产品中的抗脊髓灰质炎病毒抗体、抗麻疹病毒抗体和抗乙型肝炎病毒抗体的含量。

IVIG一般在酸化后用蛋白酶处理，并用5%的蔗糖溶液配成3%~6%的溶液。

二、制品性质

（一）肌内注射免疫球蛋白的性质

IMIG含有大于95%的免疫球蛋白G（IgG）、微量的免疫球蛋白M（IgM）、免疫球蛋白A（IgA）和其他血清蛋白。IMIG在体外以高分子质量聚合物的形式存在，会引起一些系统性免疫反应。IgM和IgA的半衰期短，浓度低，没有显著治疗作用。标准的IMIG是稀释度为16.5%的溶液，仅批准用于肌内注射或皮下注射。

（二）静脉注射免疫球蛋白的性质

IVIG是去除了高分子质量聚合物的免疫球蛋白，含有很低的抗互补聚合活性，在体内的半衰期为 18~25 天。IVIG 含有各种各样的抗体成分，包括所有的 IgG 亚类。IVIG 制品的乙型肝炎病毒表面抗原、丙型肝炎病毒抗体和人免疫缺陷病毒抗体应均为阴性。

（三）皮下注射免疫球蛋白的性质

SCIG 浓度为 10%~16%，或者用 5%~12% 的 IVIG 代替，不含防腐剂。SCIG 耐受性好，不良反应（如头痛、无菌性脑膜炎、过敏反应等）比 IVIG 少。由于 SCIG 的使用间隔短，在体内的浓度较 IVIG 稳定。

三、适应证

（一）肌内注射免疫球蛋白适应证

1. 获得性免疫缺陷

目前 IMIG 只用于没有 IVIG 时的免疫缺陷治疗。

2. 感染、毒素损伤或需暂时性被动免疫

在感染、毒素损伤或使用某些药物后，可用 IMIG 进行暂时性被动免疫。

3. 免疫调节紊乱

在免疫调节紊乱时，使用 IMIG 可抑制炎症或免疫活性。

（二）静脉注射免疫球蛋白适应证

1. 原发性抗体免疫缺陷的治疗

由于原发性抗体免疫缺陷对免疫球蛋白的需要量较大，而肌内注射难以满足大容量的需求，且较为疼痛，耐受性不如静脉注射。因此，一般用 IVIG 治疗原发性抗体免疫缺陷病。

中等量的免疫球蛋白 IgG 缺乏而 IgA 和 IgM 正常或接近正常者，特别是严重的气道反应性疾病，不需使用 IVIG。只有对两种或两种以上的蛋白疫苗（如破伤风或白喉类毒素、嗜血杆菌结合物疫苗、麻疹—流行性腮腺炎—风疹减毒活疫苗、肺炎球菌多糖疫苗、甲型肝炎疫苗、乙型肝炎疫苗或水痘疫苗）缺乏保护性 IgG 反应的抗体缺乏者，才适用 IVIG。常规剂量的 IVIG 能够在原发性抗体免疫缺乏患者中预防严重感染性疾病，也能缩短感染的持续时间，减少住院的频率，减轻包括关节炎、自身免疫性血细胞减少和慢性肺疾病在内的一些免疫缺陷的并发症的症状，并能改善患者生活质量，延长生存期。大剂量使用 IVIG 能够在原发性抗体免疫缺陷患者中降低感染率，降低抗生素的使用量，改善肺功能。

2. 联合免疫缺陷的治疗

联合免疫缺陷疾病中，IVIG 只能改善抗体缺乏方面的症状，不能纠正原发性 T 淋巴细胞缺乏方面的症状。

3. 获得性抗体缺乏的治疗

在获得性免疫缺陷使用 IVIG 的实验室标准包括：①缺乏天然抗体或天然抗体水平低下；②严重的低丙球蛋白血症（血清 IgG<2.0 g/L 或总免疫球蛋白水平<4.0 g/L）；③对抗原的刺激无反应或仅有轻微反应（如破伤风杆菌、肺炎球菌）；④对感染性病原微生物缺乏抗原抗体反应。主要适应证如下。

（1）血液/肿瘤学疾病：多发性骨髓瘤、淋巴瘤、慢性淋巴细胞白血病、晚期癌症（如肺癌等）所致免疫力下降，细菌感染率增高。IVIG 能降低此类疾病的细菌感染率（如肺炎链球菌、流感嗜血杆菌等）。

（2）蛋白丢失疾病：如炎症性肠病及肾病综合征等。此类疾病的免疫球蛋白从消化道或泌尿道丢失。当此类疾病中的免疫球蛋白丢失的速度超过合成的速度时，会引起严重的低丙球蛋白血症。使用IVIG能控制严重的蛋白丢失性肠病的腹泻症状。

（3）重症监护患者：在创伤、手术或休克等重症监护患者中，由于肠道的淤滞和低张力，会形成革兰阴性菌败血症或内毒素血症，抗体合成暂时性受损，导致低丙球蛋白血症；同时，白细胞功能失调等也导致感染的易感性增加。IVIG能降低感染率，缩短人工呼吸支持的时间，缩短患者在重症监护病房的住院时间，并能很好地改善肾功能。

（4）早产：早产儿在出生时来源于母体的IgG水平较低，在出生的第1个月IgG的浓度约为1.0 g/L。由于应激状态下分解代谢的增加，肺部疾病的渗出增加，IgG水平进一步下降。另外，由于抗体反应迟缓，IgM和IgA缺乏，而补体、吞噬细胞和T淋巴细胞系统未成熟，早产儿对感染特别易感。对于处于高危状态感染的早产儿，IVIG的使用价值特别大。特别是对于早产儿败血症，IVIG能显著降低其病死率。

（5）造血干细胞移植：造血干细胞移植患者在移植期间，造血系统和免疫系统功能下降，对感染特别易感，使用IVIG可预防病原体感染的并发症，如巨细胞病毒感染等。IVIG输注还能降低移植物抗宿主病和血小板减少症的发生率。

（6）烧伤：烧伤患者由于蛋白质的丢失，会发生低免疫球蛋白血症，甚至发生细菌性败血症而死亡。IVIG输注可降低败血症的发生率，缩短住院时间。特别是IVIG的大剂量输注，能大大减轻细菌感染的症状。

（7）人类免疫缺陷病毒感染：人类免疫缺陷病毒感染的患者抗体反应缺乏，对普通细菌感染的易感性增加。在CD_4^+T淋巴细胞大于200/mL的人类免疫缺陷病毒感染的儿童和成年人中，IVIG输注均能有效防止感染，降低血小板减少症的发生率。

（8）炎症和自身免疫综合征：大剂量的IVIG输注治疗炎症和自身免疫综合征的机制包括抑制免疫球蛋白和抗体的合成；结合自身免疫抗体，使其能从血液循环中快速清除；使炎症细胞因子的释放减少，活性下降；IVIG抗体能中和细菌超抗原；IVIG能结合补体成分，阻止补体介导的组织损伤；IVIG通过低亲和性IgG受体FcγRⅢA抑制自然杀伤T细胞，从而抑制过敏性炎症反应，通过CD11c树突状细胞的抗原提呈作用抑制自身免疫性疾病及其炎症反应。

1）免疫性血小板减少性紫癜：使用大剂量的IVIG（1~2 g，1~4天）能够迅速逆转儿童急性免疫性血小板减少性紫癜的症状，也可纠正慢性免疫性血小板减少性紫癜危重期的症状。

2）川崎病：是一种原因不明的儿童期发热功能紊乱，通常引起血管炎或冠状动脉梗阻。输注IVIG能降低冠状动脉梗阻的发生率，缩短发热期，与阿司匹林联用效果更好，所用剂量为1~2 g/kg。

3）中毒性休克：葡萄球菌感染和包括败血症、坏死性筋膜炎或肌炎在内的侵袭性链球菌感染时，其所含的毒素能引发中毒性休克综合征。这种毒素是超抗原，能活化淋巴细胞，导致大量的细胞因子释放，引起皮疹、发热、休克，甚至引起多器官衰竭。IVIG能中和这些毒素，抑制细胞因子的释放和活化，减轻毒素和细胞因子对机体的损伤。

4）神经肌肉功能紊乱：用IVIG治疗这种疾病比血浆置换治疗法更为快速、有效和容易使用。

5) 皮肤功能失调：包括自身免疫性黏膜、皮肤水疱病。

6) 实体器官移植排斥反应：包括肾移植、心脏移植、肝移植和肺移植等。

7) 其他炎症和自身免疫综合征：如结节性多动脉炎、变应性肉芽肿性血管炎、复发性自发流产、风湿性综合征、系统性坏死性血管炎和手足口病等。

4. 新生儿抗 E 溶血性疾病

新生儿抗 E 溶血性疾病是由于母体存在的抗 E 对胎儿的 E 抗原发生免疫反应所致的溶血性疾病。IVIG 辅助光疗可替代换血法治疗新生儿抗 E 溶血性疾病，以避免换血疗法的高风险，并取得显著的治疗效果。

（三）皮下注射免疫球蛋白的适应证

原发抗体缺陷和混合免疫缺陷。

四、剂量和用法

（一）肌内注射免疫球蛋白的剂量和用法

治疗抗体免疫缺陷的 IMIG 的常用剂量是每个月 100 mg/kg。如果患者的感染未能消除，为每 2~3 周 1 次。在疾病的急性发作期，用量为常用剂量的 2~3 倍，每 1~2 天使用 1 次。在首次负荷治疗剂量后，最大维持剂量不超过每周 30 mL（浓度为 165 mg/mL）。其他病症的治疗根据病情的不同而不同，具体参照 IMIG 的说明书进行。

IMIG 的最佳注射点是臀部，也可以在大腿上注射。如果要进行大剂量注射，应该选择多点注射的方式，并尽量避免在一个点的注射剂量超过 5 mL。

（二）静脉注射免疫球蛋白的剂量和用法

1. 剂量

用于先天性免疫球蛋白缺乏：每个月 400~600 mg/kg；用于严重炎症或免疫性疾病：每天 1 000~2 000 mg/kg。

2. 用法

在原发性抗体免疫缺陷患者中 IVIG 的最初输注速度为 0.01 mL/（kg·min），如果没有不良反应发生，可以每隔 20~30 分钟将速度加倍，最大输注速度增加至 0.08 mL/（kg·min）。

IVIG 必须在医疗机构内进行输注，并在训练有素的医护人员的监护下进行，同时备有紧急抢救的药品和设备。对于有不良反应史的患者，必须在输注前 30 分钟给患者口服对乙酰氨基酚（15 mg/kg）和苯海拉明（1 mg/kg）。如果患者有严重不良反应的倾向，可在输注前 1 小时静脉输注 6 mg/kg 的氢化可的松。4 小时后重复以上口服药物治疗。对于有延迟不良反应或有持续反应的患者，非甾体抗炎药可在输注后 48~72 小时使用。如果患者出现头痛或恶心等轻微不良反应，则要减慢输注的速度或使用上述药物，以减轻不良反应。把同一剂量分为多次连续输注、转换 IVIG 的批号或生产厂家，也是减轻不良反应的方法。

（三）皮下注射免疫球蛋白的剂量和用法

在紧接首次负荷剂量输注或 IVIG 输注后的连续多天里，SCIG 用维持剂量是每周 100 mg/kg。对于免疫缺陷患者，用每小时 0.05~0.20 mL/kg 的剂量皮下缓慢注射。

SCIG 注射的方法是用 1 支在电动泵控制下的细针在腹壁或大腿处连续注射数小时。对于个体较大的患者，可用多点同时注射的方法。每个注射点用 1 支针，多支针可共用 1 个电动泵，但每个注射点的用量不超过 30 mL（浓度为 165 mg/mL）。用多点注射的方法可使注射时间大大缩短，较快者可在 1 小时内注射完毕。多点注射的用药间隔可增加至每周 2 次或每天 1 次，以减少每次注射的 SCIG 的容量。对于每天用药的患者，特别是儿童，可用麻醉乳剂涂一下注射部位，以减轻插针时的疼痛与不适。

五、不良反应和注意事项

（一）肌内注射免疫球蛋白的不良反应

1. 过敏反应

据统计，过敏反应的发生率约为 19%。常见的症状有潮红、面部肿胀、发绀、恶心、呕吐、萎靡不振、焦虑和意识丧失。有少数患者因严重过敏反应而死亡。过敏反应在治疗的不同阶段均有发生，与产品的批号无关。

2. 抑制对疫苗的抗体反应

例如，用剂量为 40 mg/kg 以下的免疫球蛋白治疗且注射的时间间隔小于 3 个月时，可能会抑制对于麻疹或水痘疫苗的抗体反应；用 40~80 mg/kg 的剂量时，6 个月内可能会抑制对疫苗的抗体反应；在 80~400 mg/kg 的剂量时，8 个月内可能会抑制对疫苗的抗体反应；在 1~2 g/kg 的剂量时，12 个月内可能会抑制对疫苗的抗体反应。

3. 血汞水平升高

由乙汞硫代水杨酸钠防腐剂导致，常见于重复注射者，有些患者会出现汞中毒症状。

4. 臀部纤维化或局部皮下萎缩

常见于重复注射部位。

5. 病原体的感染

常见于免疫功能极度低下的患者。

（二）静脉注射免疫球蛋白的不良反应

大多数的普通不良反应容易预防和治疗，严重的不良反应通常在首次使用时或大剂量使用（如 1~2 g/kg）时发生。因此，对于高危人群或老年人，尽量将剂量控制在每天 500 mg/kg 以下。

1. 普通不良反应

背痛、腹痛、头痛、寒战、低热、恶心等。

2. 严重急性反应

常见的症状为寒战、发热、严重肌痛、低血压、哮喘、气促。这种反应在选择性 IgA 缺乏的患者中尤其常见。可在输注前检测 IgA，以防止此类反应的发生，或用低 IgA 含量的 IVIG 输注，还可选择 SCIG，以防止过敏反应的发生，还可用肾上腺素、抗组胺药和糖皮质激素治疗，必要时可输液和吸氧。

3. 肾功能不全

由于蔗糖或麦芽糖可能对肾脏近端肾小管造成渗透性损伤，大多数出现肾功能不全的患者与含有蔗糖的 IVIG 有关，也有少部分与含有麦芽糖的 IVIG 有关。超过 65 岁的患者或肾脏疾病、接受肾毒性药物治疗、糖尿病、败血症、高黏滞综合征的患者较易发生肾功能不全。对这些高危患者，可用无糖的 IVIG 低速输注（如小于每小时 1.2 mg/kg）且每天的用量不超过 500 mg/kg。

4. 血栓形成

血栓形成的高危人群为老年人、肥胖人群、高血压患者、有脑卒中史或冠心病的患者，特别是在大剂量快速输注时，血浆容量增加较快，血液黏度迅速增加，促凝物质也增加，可导致血栓形成。常见的临床表现是输注点的深静脉血栓、心肌梗死、肺栓塞、中央视网膜静脉闭塞、脑动脉血栓形成、致死性肝静脉闭塞。可用纤溶酶原激活物治疗这种不良反应。

5. 溶血性贫血

临床表现是血红蛋白中等量下降（血红蛋白浓度通常下降 20 ~ 30 g/L），有些患者需输注红细胞。在非 O 型血或有潜在的炎症性疾病患者中容易发生溶血性贫血，尤其是女性或 IVIG 的输注剂量过大者。溶血性贫血在 IVIG 中的总发病率约是 1.6%。

6. 无菌性脑膜炎

临床表现为头痛，有时会在输注后的 6 ~ 24 小时发生严重的头痛，可伴淋巴细胞增多。无菌性脑膜炎的病因尚未明确，可能原因是脑内渗透压改变。可在输注 IVIG 前使用类固醇类药物和抗偏头痛类药物进行预防。

7. 丙型肝炎

S/D 法、超声法、巴斯德消毒法等病原体灭活方法的应用和聚合酶链反应法对丙型肝炎病毒检测的应用，大大减少了 IVIG 中丙型肝炎的传播。

8. 细小病毒 B19 感染

由于 S/D 法和热处理法不能灭活细小病毒 B19，使用 IVIG 有传播细小病毒 B19 的风险。但是，通常在有细小病毒 B19 抗体的 IVIG 中，细小病毒 B19 没有感染性。因此，对 IVIG 的细小病毒 B19 抗体进行筛查，可在一定程度上避免细小病毒 B19 的感染。

9. 克雅病（疯牛病）

避免 IVIG 传播疯牛病的方法是避免使用疫区的血浆作为 IVIG 的原料。

10. 其他不良反应

肺功能不全、毛细血管漏出、湿疹、坏死性肠炎等。这些不良反应较为少见。

（三）皮下注射免疫球蛋白的不良反应

在注射点会出现局部肿胀和红斑。对于凝血功能障碍或血小板减少症的患者容易造成皮下出血或血肿形成。病原体的感染也不能完全避免。

（四）免疫球蛋白的风险

1. 传播病原体风险

在验证免疫球蛋白制品加工过程中去除病原体的能力时，采用了从大批量的制品中抽样检测 DNA 病毒、RNA 病毒或朊病毒的方法。尽管用了这些方法，还不能完全排除各种病原微生物的存在。因此，不能认为这些制品绝对安全，而应该定期对这些献血者进行监测。

2. 不良反应的风险

医疗机构在需要使用免疫球蛋白制品时，要在使用前让患者知情同意。应向患者或其家属对制品的优点和可能发生的不良反应作详细的解释，将这些情况记录在病历上。同时，记下制品的生产单位、批号和有效期。

（五）免疫球蛋白的有效性和注射方式不同

免疫球蛋白在体内的持续时间短，各种免疫球蛋白持续时间也不一样，一般为 1~6 周。因此，并不是所有的免疫球蛋白治疗都是有效的。

IMIG 仅批准用于肌内注射或皮下注射，静脉注射 IMIG 是禁忌。严重血小板减少症的患者也不能用 IMIG，因为存在产生血肿和感染的风险。

（刘子豪）

第十章

输血不良反应

输血不良反应指输血过程中或输血后发生的与输血相关的不良反应，按照输血不良反应发生的时间，发生于输血后 24 小时内的称为急性反应，发生于输血后 24 小时之后的称为迟发性反应；按照输血不良反应发病机制，有免疫因素参与的称为免疫性反应，无免疫因素参与的称为非免疫性反应；按照有无感染因素参与，又分为感染性及非感染性输血不良反应。随着血液筛查技术的进步，输血相关传染病的发生率已明显降低。非感染性的输血不良反应逐渐成为异体输血致死的主要原因。

第一节　概述

一、输血不良反应分类（表 10-1）

表 10-1　输血不良反应分类

不良反应	急性反应	迟发性反应
免疫反应	发热性非溶血性输血反应	迟发性溶血反应
	变态反应	移植物抗宿主病
	急性溶血反应	输血后紫癜
	输血相关性急性肺损伤	输血致免疫抑制作用
		白细胞或血小板输注无效
非免疫反应	脓毒性输血反应	血栓性静脉炎
	含铁血黄素沉着症	输血相关感染性疾病（如各种肝炎病毒、HIV、巨细胞病毒等，细菌、梅毒、多种寄生虫病等）
	循环超负荷	
	空气栓塞	
	低体温	
	出血倾向	
	枸橼酸中毒	
	电解质紊乱	
	非免疫性溶血	
	肺微血管栓塞	

二、输血不良反应的主要临床表现

输血不良反应的诊断主要根据患者的临床表现，并结合实验室检查来进行。致命性输血不良反应多发生在输血的早期，在输血过程中应仔细观察患者的反应，特别是输血开始后的前15分钟。医护人员应熟悉输血不良反应的临床表现，发生问题及时处理。常见的输血不良反应临床表现如下。①发热，伴或不伴寒战。发热指患者体温（口温）在38 ℃以上，且较输血前升高1 ℃以上，但应注意排除其他原因引起的发热。发热是多种输血不良反应的共同表现，包括溶血反应、发热性非溶血性输血反应、脓毒性输血反应、输血相关性急性肺损伤等，应注意鉴别。②寒战，伴或不伴发热，意义和发热相同。③输血部位疼痛或胸部、腹部、腰部疼痛，提示溶血反应。④血压变化，包括血压升高或血压降低。休克伴发热、寒战提示急性败血症，也可出现于急性溶血反应。循环衰竭而不伴发热或寒战可能是严重变态反应的征兆。⑤呼吸窘迫，包括呼吸困难、呼吸加快、哮喘、低氧血症，严重呼吸困难提示输血相关性急性肺损伤、严重变态反应等。⑥皮肤改变，包括荨麻疹、瘙痒、充血、局部水肿（血管性水肿），提示变态反应。⑦恶心，伴或不伴呕吐。消化道表现没有鉴别诊断价值。⑧尿色加深，呈浓茶色或酱油色，提示溶血反应。尿色改变可能是全身麻醉患者急性溶血时最早的临床表现。⑨出血或消耗性凝血功能障碍。大量输血患者可出现稀释性凝血功能障碍；急性溶血反应患者可发生弥散性血管内凝血而表现为消耗性凝血功能障碍。

（李志宏）

第二节　溶血性输血反应

患者接受不相容的红细胞或有同种抗体的供者血浆，使供者红细胞或自身红细胞在体内发生破坏而引起的反应称为溶血性输血反应（HTR），多数溶血反应是输入的不相容红细胞被患者体内的抗体破坏所致。HTR分为急性及迟发性两种，急性HTR常由ABO血型不合所致，反应严重，而迟发性HTR症状往往不明显。非ABO系统抗体导致的严重溶血反应不容忽视。在美国输血相关死亡报道中，溶血反应约占21%，其中1/3为ABO血型不相合所致，2/3为其他系统不相合所致。

一、急性溶血性输血反应

急性溶血性输血反应（AHTR）发生于输血后24小时内，多于输血后立即发生。患者输入10~15 mL不相合的血液后即可发生急性溶血反应。急性溶血反应发生率约为1 ∶ 80 000，病死率约为1/1 800 000。AHTR大多为血管内溶血。严重的AHTR一般是由于ABO血型不合导致供者红细胞破坏，其次还可见于抗Jka、K、Fy^{a}抗体及某些Rh血型不合。东南亚国家Mur抗原频率较高，抗Mur导致的溶血反应报道较多，抗Mur也能引起急性溶血反应，必须重视。偶尔，溶血也可由供者血浆中抗体引起受者红细胞破坏所致，如O型血浆或血小板给予非O型患者时，血浆中抗A或抗B可能引起受血者红细胞溶解。

1. 病因及发病机制

大多数AHTR是因误输ABO血型不合的血液引起，由受血者的同种抗体、补体介导的、以输入的红细胞破坏为主的免疫反应，造成血管内溶血。A亚型不合或Rh及其他血型不合时，也可能发生溶血反应。若输入血浆成分含有红细胞抗体，如 O 型血浆输入非 O 型受血者后，O 型血浆中的高效价抗 A 和抗 B 可导致受血者红细胞破坏。此外，受血者患自身免疫性溶血性贫血时，血液中的自身抗体也可能破坏输入的异体红细胞，导致溶血。少数患者在输入有缺陷的红细胞后，可发生非免疫性溶血。如血液在储存、运输过程中保存不当，血液不适当加热，血液中加入高渗、低渗溶液或对红细胞有损害作用的药物等，也可能引起溶血。

AHTR 发生机制是抗体和红细胞膜上血型抗原结合、激活补体，激活的补体形成膜攻击复合物 C5~C9，C5~C9 可使细胞膜上形成小孔，细胞外的水分由小孔进入细胞，造成细胞溶解，血浆及尿中出现游离血红蛋白。引起急性溶血反应的抗体大多为 IgM，少数为补体结合性 IgG。AHTR 过程中产生的补体，特别是过敏毒素 C3a 及 C5a 以及其他炎症介质如组胺、5-羟色胺，细胞因子如白细胞介素 IL-1、IL-6、IL-8、肿瘤坏死因子（TNF）、单核细胞化学吸引蛋白等会引起血压下降、休克、支气管痉挛、发热等临床表现。抗原—抗体反应可引起血小板释放反应，释放出血小板第 3 因子，还通过激活 Hageman 因子启动内源性凝血系统。细胞因子 TNF 可诱导内皮细胞产生组织因子，激活外源性凝血系统。同时，TNFa 及 IL-1 作用于血管内皮细胞，使其表面血栓调节蛋白表达减少。血管内溶血时，白细胞也出现促凝活性，最终导致弥散性血管内凝血（DIC）及消耗性凝血障碍。

急性溶血时发生肾衰竭的机制主要是低血压、肾血管收缩及肾小动脉内微血栓形成造成的肾缺血。抗原抗体复合物沉积于肾，也造成肾损害。此外，血液中游离血红蛋白会结合一氧化氮，而一氧化氮是内皮衍生的舒张因子，有较强的舒张血管作用，游离血红蛋白结合了一氧化氮会加重肾脏血管收缩。尽管如此，一般认为游离血红蛋白对肾脏没有特别的毒性作用。过去认为血管内溶血时游离血红蛋白沉积在肾小管中造成堵塞而发生肾衰竭，这种看法早已被否定。20 世纪 60 年代已经发现，输注不相合红细胞的细胞膜也可能引起急性肾衰竭。

2. 临床表现

患者多于输血后数分钟至数小时出现烦躁、发热，有时伴畏寒、胸部或背部疼痛、面色发红、呼吸困难、心动过速及血压下降、血红蛋白尿、黄疸。严重者还出现急性肾衰竭、休克及 DIC，甚至死亡。一些严重疾病患者，临床表现可能极不典型，如仅出现手术止血困难，或没有临床症状，仅在输血后发现贫血更严重，甚至因贫血造成心力衰竭而死亡。溶血反应的严重程度与输入的不相合血液量有关，多数严重反应常由输入 200 mL 以上引起，也有报道 30 mL 致死的。

3. 诊断

根据患者的临床表现、实验室检查，诊断 AHTR 并不困难。

任何原因引起的急性溶血都可能和 AHTR 混淆。细菌污染的血液、储存血液受到物理、化学、药物损伤可能发生溶血；有些自身免疫性溶血性贫血患者的临床表现及实验室检查和 AHTR 相似，特别是这些患者输血以后可能产生同种免疫抗体，使交叉配血非常困难，增加了以后输血发生 AHTR 的风险；先天性溶血性疾病，如遗传性球形红细胞增多症、葡萄糖-6-磷酸脱氢酶（G-6-PD）缺乏症、镰形细胞贫血可能表现为急性溶血，如果这些患者在输血时恰逢其慢性溶血加重，则难以和 AHTR 区别；微血管病性溶血性贫血，如溶血尿毒综合征、血栓性血小板减少性紫癜、红细胞机械性破坏（如心脏机械瓣膜损伤）等可能和 AHTR 混淆；阵发性睡眠性血红蛋白尿症（PNH）患者及某些感染患者也可能发生急性溶血，要注意和 AHTR 鉴别。

发生急性溶血反应时，实验室检查可能发现血细胞比容下降，血浆结合珠蛋白降低，乳酸脱氢酶（LDH）增高，血浆中出现游离血红蛋白，6~8 小时后血清胆红素可能增高。

实验室检查包括核对血袋上的标签及所有交叉配血记录，并和以前的血型及抗体筛查记录进行比较。肉眼观察离心后的输血后标本，查看血清中有无游离血红蛋白，并注意和输血前标本进行对比；直接抗球蛋白试验（DAT）如为阳性，则提示可能发生了溶血。对输血前和输血后的标本重复检测 ABO 及 Rh 血型，特别注意有无混合视野凝集现象，重复抗体筛查，将患者在过去 24 小时内输过的所有供者血液标本，分别和患者输血前及输血后的血液标本进行交叉配血试验。如所有检测均为阴性，急性溶血反应的可能性不大。如果检测阳性或临床上高度怀疑溶血反应，则应进行进一步试验，如用抗体鉴定谱红细胞分别和输血前及输血后患者标本进行反应；采用增强红细胞抗原—抗体反应的技术，如酶法、聚乙二醇（PEG）法或柱凝集法等；做红细胞放散试验，以确定有无红细胞致敏；检查输血操作及血液储存条件是否正确，血袋、与血袋相连的导管（俗称血辫）有无溶血；必要时还可以做红细胞多凝集试验。此外，还应该做血清游离血红蛋白定量试验，血清胆红素测定，尿血红蛋白及含铁血黄素、血清尿素氮、肌酐、外周血涂片检查及供者标本 DAT，连续监测患者全血细胞计数、凝血试验等。

4. 治疗

怀疑溶血反应时，应立即停止输血，维持静脉通道，核对患者姓名、性别、年龄、病室、床号、住院号，与交叉配血报告单上记录是否一致，通知输血科及患者主管医师进行紧急处理。抽取患者的血标本，连同血袋中剩余的血液送输血科进一步检查。

AHTR 的治疗措施取决于患者的临床表现。AHTR 的轻重和患者输入的不相合血液量有关，患者输血时应该特别注意观察，及时发现问题并进行相应处理。一旦怀疑发生 AHTR，应立即停止输血，更换输血器，使用生理盐水维持静脉通道。如果症状和体征轻微，只需要观察和一般的对症支持治疗。如果溶血反应严重，则应采取积极措施进行抢救。立即补液扩容，维持血容量，纠正低血压，防止急性肾衰竭，静脉输入生理盐水维持血压并将尿量维持在 70~100 mL/h，维持 18~24 小时。根据血压、心功能状况及尿量调整补液量及速度。使用血管活性药物如小剂量多巴胺 [3~5 g/（kg·min）] 可治疗低血压并改善肾脏灌注，注意多巴胺的剂量不能过大，大剂量时会引起肾血管收缩，加重肾损害。利尿剂如呋塞米也可起到保护肾脏的作用，出现少尿或无尿的患者，可以静脉给予呋塞米。如果已经发生肾衰竭，则应限制入量，维持电解质平衡，必要时进行透析。关于凝血机制异常的处理，传统的 DIC 治疗以去除病因、支持治疗为主。根据需要，可输血小板、冷沉淀或新鲜冰冻血浆，这些血液成分仅限用于活动性出血患者。溶血反应发生 DIC 时，是否使用肝素尚无统一结论，肝素除可阻止凝血的发生外，还具有抗补体活性作用，但由于肝素可能会加重出血，特别是手术患者、有活动性出血的患者。因此，肝素在溶血反应所致 DIC 中的应用有争议。

大量血管内溶血发生时，可进行交换输血，即换血疗法。换血量一般是输入异型血量的 10 倍才能取得良好疗效，故要慎重对待交换输血，以免增加输血传播疾病风险。多数 AHTR 不需要交换输血，但是对于 ABO 血型不合引起的严重溶血反应，换血疗法可以降低病死率，应及早进行。如无条件换血，也可进行血浆置换疗法以降低异型红细胞输注所致的抗体效价，1 次置换 1.0~1.5 个血浆容量，置换液选用 AB 型血浆。

5. 预防

AHTR 多由差错所致，应正确确认受血者身份和血液制剂标签以及交叉配血记录，这是预防 AHTR 的重点。加强整个输血过程的管理，确保从输血申请、标本采集、运送、接收、交叉配血、发血，到输血过程准确无误。

二、迟发性溶血反应

输血 24 小时后发生的溶血反应称为迟发性溶血反应（DHTR），据报道其发生率约为 1 ：（1 900~12 000），较 AHTR 发生率高，但临床表现较轻微。患者通常没有症状，常见表现是在无临床出血的前提下，输血后患者的血红蛋白水平不见升高，或短暂升高，或发生不明原因的血红蛋白水平下降。也可表现为发热、寒战、黄疸、血红蛋白尿和肾损害，但很少见。DHTR 很少导致死亡。

1. 病因及发病机制

DHTR 几乎都是回忆性抗体反应，机体第一次接触红细胞抗原时，初次抗体形成较迟，如抗 D 抗体出现于输血后至少 4 周，也可能 5 个月。抗体产生时，大多数输入的红细胞已不存在，一般不会发生溶血。随后，抗体水平逐渐下降，再次输血前抗体筛查试验及交叉配血可能阴性。输血后，患者对先前致敏的抗原产生回忆反应，在几天内产生大量抗体，使供者红细胞溶解。偶尔，输血后的初次免疫反应也可能导致 DHTR。DHTR 多由 Rh、MNS、Kidd、Duffy、Kell、Lewis、Diego 等系统抗体引起，有些抗体如抗 E 及抗 Jk^a 水平下降很快，致敏患者输血前检查常为阴性。DHTR 的抗体性质多为 IgG 型，一般不激活补体，或者只能激活 C3，所产生的炎性介质水平很低，因此，DHTR 症状通常比急性溶血反应轻得多。

2. 临床表现

DHTR 临床表现一般较轻，以血管外溶血为主，但也有致死的。溶血一般发生于输血后 3~10 天，表现为发热、贫血复发、黄疸，偶见血红蛋白血症及血红蛋白尿、肾衰竭、DIC。患者血液中可能出现输血前没有的抗体，DAT 阳性，随着不相合红细胞从循环中的清除，DAT 会转为阴性。

3. 诊断

患者输血后出现发热、血红蛋白水平不升高或反而降低，或有轻度黄疸，应考虑 DHTR 的可能性，此时如检测出患者体内出现输血前没有的抗体，DAT 阳性，则可能发生了 DHTR。由于 DHTR 临床表现不典型，发生时间也往往和输血时间相距较久，因此常被临床忽视。对于输血无效或间隔期较短的患者，应考虑 DHTR 的可能性并进行相应检测，如发现输血后标本抗体效价明显增加或出现以前没有的抗体，则提示 DHTR。

4. 治疗

DHTR 大多无须治疗，及时明确诊断，避免继续输入不相合的血液，是有效治疗的保证。如出现类似 AHTR 症状，则按照 AHTR 处理。如果患者需要输血，则应输注相应抗原阴性的红细胞。

5. 预防

为了预防 DHTR，每次输血前应检查患者的 ABO 及 Rh 血型。有输血史或妊娠史的患者，输血前应做不规则抗体筛查。由于很多患者不能准确提供输血史及妊娠史，国外一般对所有输血患者均做不规则抗体筛查，配血标本必须是输血前 72 小时内采集的。对于输血前未进行抗体筛查的患者，输血前除用盐水介质交叉配血外，还必须采用能够检出 ABO 血型系统之外的有临床意义的血型抗体的方法，如凝聚胺法或微柱凝集法进行交叉配血。发生溶血反应后，应鉴定清楚患者血液中的抗体特异性，以后输血时应避免输入相应抗原阳性的红细胞。由于 DHTR 临床表现不典型，有时难以诊断，医师可能考虑不到溶血反应，为纠正贫血，可能再次输入不相合的血液，这样可能引起 AHTR。

三、非免疫性溶血

机械瓣膜、体外循环、用小孔径输液针头快速输血可能引起红细胞破坏。血袋中误加蒸馏水或高渗葡萄糖等非等渗溶液，不适当的加温、冷冻等均可能引起不同程度的溶血。输入大量 G-6-PD 缺乏的红细胞也可发生急性溶血。此外，患者自身红细胞缺陷，如 PNH 患者的红细胞对补体非常敏感，输入不相合的血浆或白细胞时发生免疫反应可能激活补体，导致患者自身红细胞破坏。发生非免疫性溶血时也会出现血红蛋白尿，但很少出现 AHTR 的其他表现。输入已经溶解的红细胞可能引起高钾血症及一过性肾损害。

（李志宏）

第三节 其他急性非感染性输血不良反应

除急性溶血反应外，急性非感染性输血不良反应还包括发热性非溶血性输血反应、变态反应、输血相关性急性肺损伤、输血相关性循环超负荷等。

一、非溶血性发热性输血反应

非溶血性发热性输血反应（FNHTR）指输血过程中或输血后 1~6 小时内体温（口腔温度）超过 38 ℃，并较输血前升高 1 ℃，排除其他原因引起的发热。发热是很多输血反应的共同表现，如 FNHTR、细菌污染、急性溶血反应等，要注意鉴别。诊断 FNHTR，要排除其他合并发热的输血不良反应，如溶血反应、输入细菌污染的血液、输血相关性急性肺损伤等，患者的基础疾病也可能引起发热。

1. 病因及发病机制

发热的机制是致热原（IL-1、IL-6、TNF）通过前列腺素 E_2 介导，作用于下丘脑体温调节中枢，引起体温升高。患者对输入的白细胞或血小板产生同种免疫抗体是发热反应的主要原因，最常见的是 HLA 抗体，少数患者血液中发现血小板、粒细胞特异性抗体。发热反应的另一个原因是输入的贮存血液中有细胞因子，特别是常温下保存的血小板。浓缩血小板中的白细胞会释放细胞因子，引起发热反应。发热反应的发生率随血小板储存时间延长而增加，并与血小板中的白细胞数量有关。细胞因子出现于血浆中，血液储存前去除白细胞可减少细胞因子产生。输注新鲜血小板也可能减少发热反应。

2. 临床表现

FNHTR 多见于反复输血的患者，常发生于输血开始后 15 分钟到 1 小时内，体温可达 38~41 ℃，同时可伴寒战、头痛、全身不适、恶心呕吐。有些患者因输血前用了解热药而不出现发热。5%~10% 的 FNHTR 患者输血后 1~2 小时才出现症状。发热反应多见于粒细胞或血小板输注，多数反应不严重，一般在数小时内恢复，偶尔反应很严重甚至危及生命。FNHTR 发生率为 0.5%~3.0%，占所有输血不良反应的 43%~75%。有发热性非溶血性输血反应史的患者，第二次输红细胞时约 15% 再次出现发热反应。随着白细胞去除技术的广泛使用，发达国家发热反应发生率已经大为下降。

3. 诊断

诊断 FNHTR 并没有特殊检查，应排除其他原因引起的发热，包括：患者本身患发热性疾病，如感染、肿瘤等；药物引起的发热，如两性霉素 B；溶血性输血反应；血液制品细菌污染；输血相关性急性肺损伤等。

4. 治疗

发生发热反应时应立即寻找原因，排除溶血反应及细菌污染，如不能排除，则应停止输血。确定为发热性非溶血性输血反应可用解热药如对乙酰氨基酚（扑热息痛）对症治疗，严重时解热药无效，可慎用糖皮质激素，哌替啶能缓解严重的寒战。在使用哌替啶时应密切观察，因为该药具有呼吸抑制作用。由于 FNHTR 过程中没有组胺释放，抗组胺药物无效。

5. 预防

输少白细胞的红细胞（欧洲标准白细胞<10^6/U）能够预防部分发热反应，有些白细胞滤器还可以去除某些细胞因子及补体，输滤除白细胞的血小板或单采少白细胞的血小板或新鲜血小板可减少发热反应。目前在发达国家已经全部或大部分应用储存前白细胞过滤技术，我国部分医院及采供血机构也采用了白细胞过滤技术。输血前用解热药可以预防发热反应，但不提倡对所有输血患者常规给解热药物，以免影响对溶血反应、脓毒性输血反应或其他致命性输血反应的观察和及时处理。粒细胞不能用白细胞滤器过滤，输注前应常规给解热药。

二、变态反应

变态反应是较为常见的输血不良反应，发生率为 1%~3%。变态反应大多为症状轻微的皮肤局限性荨麻疹和瘙痒，也可以表现为以支气管痉挛、喘鸣、喉头水肿、低血压休克为主的严重变态反应。

1. 病因及发病机制

变态反应是患者血液中的 IgE 抗体与输入的供者血液中的抗原发生反应，导致肥大细胞、嗜碱性粒细胞脱颗粒，释放出过敏毒素，如组胺、嗜酸性粒细胞、中性粒细胞化学趋化因子、酶、白三烯、前列腺素 D_2、血小板活化因子、细胞因子等，引起皮肤、呼吸道、心血管、胃肠道过敏表现。变态反应的发生与患者、献血者、血液制剂均有关系。严重反应与抗 IgA 抗体有关，IgA 缺乏者可能产生抗 IgA 抗体，IgA 水平正常者也可能出现 IgA 亚型或同种抗体，还有人认为它是一种自身抗体。抗 IgA 抗体可以自然产生，患者不一定有妊娠或输血史。虽然很多研究发现变态反应者血液中存在抗 IgA 抗体，但是抗 IgA 抗体并不能完全解释严重变态反应。美国献血者中 IgA 缺乏者占 0.34%，但严重变态反应发生率远低于抗 IgA 抗体的发生率。此外，变态反应还可能和抗其他血清蛋白抗体有关，如缺乏 IgG、结合珠蛋白、抗胰蛋白酶、转铁蛋白、C3、C4 等的患者可能产生相应抗体。其他可能引起变态反应的原因包括：供者血液中含有患者过敏的药物（如阿司匹林、青霉素）或食物及其他成分，患者被动输入 IgE 抗体，供者血液中 C3a、C5a 增高，激活受者肥大细胞等。

2. 临床表现

局部或全身皮肤瘙痒、荨麻疹、红斑及血管神经性水肿，重者出现支气管痉挛、喉头水肿、呼吸困难、发绀、过敏性休克，还可出现恶心呕吐、腹痛、腹泻症状。轻微变态反应发生率为 1%~3%，严重反应发生率为 1 ：（20 000~47 000）。严重变态反应占输血相关死亡的 3.1%。

3. 治疗

病情轻微者，暂停输血，可口服抗组胺药，如苯海拉明 25 mg 或 50 mg，并严密观察病情发展，如给抗过敏药后皮疹好转，可继续输血。如果患者合并面部或喉头水肿或低血压，则应立即停止输血，并静脉给予肾上腺素、补液、糖皮质激素和抗组胺药物，喉头水肿严重者应及时行气管插管或气管切开。如果患者出现严重支气管痉挛，应给予 β_2 受体激动剂或氨茶碱治疗。

4. 预防

输血前应询问过敏史，有血浆过敏史者，输血前可用抗组胺药物，反复出现变态反应者可用糖皮质激素进行预防，必要时输洗涤红细胞。对缺乏 IgA 且血中有抗 IgA 抗体者，应输注不含 IgA 的血液成分（缺乏 IgA 的献血者的血液或经过 2 L 以上生理盐水充分洗涤的红细胞）。

三、输血相关性急性肺损伤

输血相关急性肺损伤（TRALI）是指输血后 6 小时内发生的非心源性肺水肿，通常在输血后 1~2 小时出现。其发生率报道不一，一般认为约为 1 ：5 000。目前 TRALI 已经成为输血相关死亡的首位原因，占输血相关死亡的 40% 以上。

1. 病因及发病机制

TRALI 的危险因素包括吸烟、乙醇滥用、肝脏手术、休克、机械通气时高气道峰压、液体正平衡和 IL-8 水平较高。其发生机制尚不完全明确，目前常用"双重打击"学说解释。第一次打击如手术、感染或创伤等，将中性粒细胞预活化，其黏附至肺毛细血管内皮细胞；第二次打击是输入的血液中所含的抗白细胞抗体或生物反应调节剂对这些中性粒细胞进行活化，损伤内皮细胞，导致肺毛细血管通透性增加和肺水肿的形成。少数患者输注的血液可能同时造成这两次打击。

2. 临床表现

TRALI 的特征性临床表现是在输血期间或在输注后的短时间内突然发生呼吸困难、低氧血症。症状通常发生在开始输血后的 1~2 小时，也可能延迟至输血后 6 小时出现。也有报道发生于开始输血后数分钟内。常见的体征和症状包括低氧血症、胸部 X 线检查出现肺部浸润影而心影轮廓正常，气管插管内有粉红色泡沫样分泌物（发生率约为 56%），发热（发生率约为 33%），低血压（发生率约为 32%），发绀（发生率约为 25%）。所有异体血液成分均可导致 TRALI，尤其是血浆和血小板。

3. 诊断

患者在输血期间或输血后短时间内发生低氧血症性呼吸功能不全都应考虑是否存在 TRALI。美国国家心肺血液研究所、TRALI 工作小组、加拿大 TRALI 共识会总结出 TRALI 诊断标准（表 10-2）。标准要求在输血时或输血后 6 小时内新出现的 ALI/ARDS（ARDS 为急性呼吸窘迫综合征）表现，并伴低氧血症、胸部 X 线检查异常。如果患者同时存在 ALI/ARDS 的其他危险因素（如误吸、肺炎、有毒物质的吸入、肺挫伤、外伤、烧伤和胰腺炎）且有明确的时间关系时，不能诊断为 TRALI，而应诊断为"疑似 TRALI"。诊断 TRALI 应排除其他原因所致呼吸困难和肺水肿，包括严重变态反应、循环负荷过重、脓毒性输血反应等。严重变态反应的呼吸困难及发绀与支气管痉挛及喉头水肿有关，而 TRALI 以肺水肿为主要表现；严重变态反应常伴皮肤红斑、荨麻疹、严重低血压，常发生于输血开始后数秒到数分钟内，患者一般不发热。循环负荷过重以呼吸困难、发绀、心动过速为主要表现，常伴血压升高，输注任何血液制剂时都可能发生，一般发生于输血后数小时内。脓毒性输血反应以发热、血压下降、循环衰竭为主要表现，而呼吸困难并不常见。供者血清和受者淋巴细胞交叉配型可以为诊断 TRALI 提供重要依据。

表 10-2　输血相关急性肺损伤的诊断标准及可疑诊断标准

TRALI 的诊断标准	疑似 TRALI 的诊断标准
1. ALI	1. 临床表现同 TRALI
（1）急性起病	2. 同时存在其他的急性肺损伤的致病因素，如吸入、肺炎、肺挫伤、溺水、休克、严重脓毒症、多发伤、烧伤、急性胰腺炎、心肺旁路、药物过量等
（2）低氧血症 $PaO_2/FiO_2<300$ 或吸入空气情况下 $SpO_2<90\%$	
（3）正位胸片提示双肺浸润影	
（4）无左房高压的证据（如容量过负荷）	
2. 输血前不存在急性肺损伤	
3. 输血过程中或输血后<6 小时发生	
4. 无其他的急性肺损伤的致病因素	

注　TRALI，输血相关急性肺损伤；ALI，急性肺损伤；PaO_2/FiO_2，动脉血氧分压/吸入氧气浓度；SpO_2，脉搏氧饱和度。

4. 治疗

怀疑 TRALI 时，应当立刻停止输血。对 TRALI/疑似 TRALI 患者的治疗以支持治疗为主。氧疗是最基本的治疗，以纠正低氧血症。病情不太严重的患者，可采用无创性的持续气道正压通气或双水平气道正压通气，也可能需要气管插管行有创性机械通气治疗或体外膜肺氧合治疗。70%~80% 的 TRALI 或疑似 TRALI 患者需要通气支持。TRALI 患者常合并血容量不足和低血压，可通过液体复苏或采用血管活性药物保证终末器官灌注。早期经验性的利尿应谨慎，如果没有循环超负荷的证据，不建议使用利尿剂。糖皮质激素的有效性尚未得到前瞻性临床研究的证实，不推荐常规使用糖皮质激素治疗 TRALI。TRALI 患者治愈后肺功能可恢复到其基线水平，并且未来可安全接受输血。

5. 预防

发生 TRALI 后，应对供者血液进行检查，TRALI 所涉及的供者，应拒绝或推迟其未来血小板单采、血浆单采，甚至全血献血。多产女性捐献的血液很可能含有抗白细胞抗体。也有报道采用血小板保存液替代血小板中的血浆、检测女性供者 HLA 抗体、输注去白红细胞、洗涤红细胞或保存时间较短的红细胞预防 TRALI，但预防效果不确切。

四、输血相关性循环超负荷

输血相关性循环超负荷（TACO）不是抗体介导的免疫反应。报道发生率不一，为 1%~

10%。临床表现为输血过程中或输血后突发呼吸困难、呼吸急促、心动过速、颈静脉怒张、咳血性泡沫痰、高血压和脉压增大等。

1. 病因及发病机制

循环负荷过重多发生于老年人、婴儿、严重贫血患者。由于输血过量、速度过快，血容量超出了心脏的负荷能力；或由于患者心肺功能受损、肾功能不全等，对血容量增加的耐受性差，容易发生急性心力衰竭和肺水肿。

2. 临床表现

表现为呼吸困难、端坐呼吸、发绀、心动过速、血压升高、肺水肿，应和 TRALI、严重变态反应进行鉴别。

3. 治疗

患者发生循环负荷过重反应时，应立即停止输血，让患者采取坐位，双下肢下垂，结扎止血带，减少静脉回流。一般 5~10 分钟轮流放松止血带。给予对症治疗、吸氧、利尿，必要时行静脉放血治疗。

4. 预防

TACO 应以预防为主，输血前应考虑患者的心功能状况、液体出入量平衡情况，特别是老年人、婴幼儿患者。对容易发生循环负荷过重的患者，如心肺功能受损、肾衰竭的患者和婴儿，要严格控制输血速度和输血量，输血时应输浓缩红细胞，输血速度宜慢，1 mL／（kg·h），并应严密观察输血患者。

（李志宏）

第四节 大量输血引起的不良反应

大量输血指 24 小时内输血量达到患者自身血容量或 3 小时内输血超过患者血容量 50%。输血量超过 2 倍血容量时，容易发生大量输血相关并发症，包括代谢、体温调节、凝血功能障碍等。合并其他疾病，如肝、肺、肾脏疾病的患者，对大量输血耐受性差。此外，失血患者发生低血容量性休克的严重程度和持续时间也可能对大量输血并发症有影响。

一、枸橼酸盐中毒

1. 病因及发病机制

枸橼酸盐中毒常发生于大量、快速输注血浆、全血或血小板过程中，特别是患者肝功能不全时。治疗性血液成分分离或献血者血液成分单采时也容易发生。

2. 临床表现

表现为低钙血症，患者出现感觉异常，口周、肢端麻木、颤抖，头晕，全身振动感，恶心，焦虑，抽搐，严重者可出现惊厥、心律失常。

3. 治疗

大量输血特别是合并严重肝脏疾病的患者，或者是进行快速血液成分分离，如造血干细胞采集的患者，应考虑补钙。需要注意的是，在不能准确测定游离血钙浓度时，盲目补钙或经验性补钙可能会造成医源性高钙血症。对于一般患者，出现低钙症状时，应减慢输注速度，可口服含钙的牛奶制品。静脉补钙时，应注意避开输血通道，以免引起血液凝固。

二、体温过低

低体温是大量输血较常见的并发症，多发生于新生儿及老年人。如果通过靠近心脏传导系统的导管输血，更容易发生低体温并发症。低体温影响肝脏对枸橼酸盐的代谢，加重低钙血症对心脏的不良影响，大量输注冷藏血液可能抑制心脏传导系统，引起心律失常甚至死亡。低体温可通过减慢酶反应速度引起凝血功能障碍、血小板功能异常。患者需要大量输血时，应使用专用加热器。

三、高钾血症及低钾血症

库存血中钾、氨增高，pH 降低，但成年患者一般不会发生高钾血症或酸中毒；婴儿血容量小，其电解质平衡和酸碱度易受输入的血液中所含电解质和 pH 影响，输入库存时间过久的血液，或因抗凝剂过量、抗凝剂分解等，可引起机体电解质及 pH 紊乱，尤其是小婴儿肾保钠排钾及维持酸碱平衡的功能尚不成熟，可能出现高血钾、低血钙及酸中毒。输血患儿出现肌张力增高、震颤、手足抽搐等症状时应及时进行血钾、血钙、pH 检测，或心电图检查，如有高钾血症、低钙血症，应及时处理。大量输血患者应尽量选用新鲜血液。

库存血中红细胞内 K^+ 大量丢失，输入体内后 K^+ 重新进入红细胞，大量输入的枸橼酸盐代谢产生碳酸氢钠，可引起碱中毒，也造成 K^+ 向红细胞内转移，因此，输血后也可能出现低钾血症。

治疗应针对患者需要大量输血的病因，只要病因得以解除，一般不需要采取特殊措施预防或治疗高钾或低钾血症。对于病情较重的患儿，大量输血时应输入储存时间短于 10 天的血液；如果输血量小，只需要减慢输血速度，有效期内的血液都可以使用。

四、大量输血所致凝血功能障碍

大量输血患者常合并凝血功能障碍，过去认为这是由于输入的血液中不含血浆或缺乏凝血因子造成的。对严重创伤患者的观察发现，输血量达到血容量 2~3 倍时，输血越多，越容易发生微血管出血。患者输入的红细胞中不含凝血因子，即使输入全血，库存血液中不稳定凝血因子如因子 V、Ⅷ 含量也很少。此外，库存血液中缺乏有活性的血小板。因此，大量输血患者可能会发生稀释性凝血因子、血小板缺乏，加重出血倾向。根据数学模型计算，输血量达到自身血容量时，患者自身血液成分（包括血小板、血浆凝血因子等）减少 65%，达到 2 倍血容量时，自身成分减少 85%。

通过对大量输血的患者进行研究，人们发现这些患者的血小板减少及低纤维蛋白原血症与凝血功能障碍密切相关，而血小板及凝血因子的缺乏和患者休克持续时间相关，这提示大量输血时的凝血功能障碍可能源于创伤或休克造成的 DIC，而不一定是稀释性凝血功能障碍。

大量输血虽然造成凝血因子及血小板的稀释，但按照输血量预防性补充凝血因子效果并不好。对于大量输血的患者，应根据出血情况、血小板计数、凝血酶原时间、活化部分凝血活酶时间、纤维蛋白原、纤维蛋白降解产物水平适当补充血小板及凝血因子，如血小板低于 $50×10^9/L$ 时，应考虑输血小板。

五、空气栓塞

空气栓塞目前非常少见，但一旦发生，其后果往往很严重，病死率会很高。开放系统加压输血或更换输血器或液体时可能造成空气栓塞，血液回收装置也有引起空气栓塞的报道。空气栓塞的临床表现包括咳嗽、呼吸困难、胸痛、休克。

怀疑空气栓塞时，应将患者置于左侧卧位，头的位置放低，以防气泡通过肺动脉瓣，可以试着抽出空气。随着输血、输液器具的改进，空气栓塞现在已经很少发生。使用输液泵、血液回收设备、成分分离、处理管道连接处时应小心，以防空气栓塞的发生。

（李志宏）

第五节　迟发性非溶血性输血不良反应

一、输血相关免疫调节

输血相关免疫调节（TRIM）是输血医学的研究热点之一，也一直是富有争议的课题。20 世纪 70 年代，Opelz 等发现，围手术期输注异体血的肾移植患者，术后移植肾的存活率提高。由此，输注异体血导致免疫抑制的作用引起广泛关注。输血引起免疫抑制的机制尚不明确，目前认为和输入的白细胞有关，输入异体血后，受血者循环系统中淋巴细胞、辅助性 T 细胞/抑制性 T 细胞比例、B 细胞功能和抗原提呈细胞的数量会发生变化。随着强效免疫抑制剂的应用，输血的免疫抑制作用对移植肾存活率的影响可忽略不计。20 世纪 80 年代，Cantt 提出输注异体血会促进恶性肿瘤复发、转移，之后大量的回顾性研究证明，输血可促进肿瘤进展，可能因为输血削弱了机体的免疫功能所致。然而，目前尚无前瞻性随机对照临床研究证据。因此，输血是否增加恶性肿瘤术后复发率，有待进一步研究。同样，围手术期输血是否会增加术后感染性并发症的发生率，目前仍有争议。

二、输血后紫癜

输血后紫癜（PTP）非常少见，主要发生在有妊娠史或输血史的妇女。临床表现为输注含血小板的血液后 5~10 天出现严重血小板减少、紫癜、鼻出血、胃肠道出血，多见于女性。PTP 发生机制是受者产生针对血小板特异性抗原（HPA）的同种抗体，多系抗 HPA-1a 抗体。HPA-1a 阴性患者由于既往妊娠或输血致敏，再次输血时对血小板特异性抗原发生继发免疫反应。发生 PTP 时，不仅输入的血小板被破坏，患者自身血小板也被破坏，其原因可能是患者血小板吸附了免疫复合物并被破坏，或产生了血小板自身抗体，或从供者血浆被动获得了抗原。

患者血液循环中检出针对某一常见血小板抗原（常为 HPA-1a/PLA1）的同种抗体，以及患者自身的血小板缺乏该抗原，即可诊断 PTP。注意鉴别药物性或免疫性血小板减少性紫癜。治疗采用大剂量静脉注射用人免疫球蛋白，患者血小板多于 3~5 天后恢复。如无效，可进行血浆置换，这是见效较快的治疗方法，可去除患者血液中的抗体和（或）免疫复合物，使血小板上升。PTP 一般为自限性，患者多于 21 天内完全恢复，一般不会复发。另外，对既往发生过 PTP 的患者，应避免输入含 HPA-1a 抗原的血液。

三、输血相关性移植物抗宿主病

输血相关性移植物抗宿主病（TA-GVHD）是最严重的输血并发症之一。常见于有免疫活性的 T 淋巴细胞输入有严重免疫缺陷的患者后，淋巴细胞不仅不能被免疫系统识别和清除，反而增殖并攻击受血者的组织细胞。当供血者和受血者（如直系亲属和二级亲属）的人类白细胞抗原（HLA）相近时，如受血者为 HLA 单倍型的杂合子而供血者为其中一种单倍型的纯合子。这种情况下，受血者并不能将供者的淋巴细胞视为异体物质，输入的淋巴细胞若未能被受血者的免疫系统识别和破坏，也导致 TA-GVHD 的发生。TA-CVHD 的确切发生率不清楚，随着血液辐照和去白细胞处理的应用，以及新鲜血液和亲属定向献血应用的减少，TA-GVHD 的发病率已大幅下降。日本 1981~1986 年 TA-GVHD 的发病率约为 0.15%，而在 2000 年或 2001 年则未见相关病例报道。TA-GVHD 的危险因素见表 10-3。临床表现为发热、皮疹、肝炎、腹泻，继之出现全血细胞减少，甚至暴发性感染，病死率可达 90% 以上。发病见于输血后 1~2 周，也可见于输血 3 个月后。TA-GVHD 至今仍无有效的治疗措施，故应侧重预防。对于造血干细胞移植、加强化疗或放射疗法的患者，应输注经 γ 射线（1 500~3 000 cGy）辐照过的血液制剂（红细胞、血小板、粒细胞），以去除有免疫活性的淋巴细胞，同时不影响输血的疗效。Fast 等开展体外试验发现，与 γ 射线辐照相比，采用维生素 B_2 联合紫外线照射新鲜全血，不仅能有效灭活淋巴细胞，而且更能避免抗原呈递、细胞因子产生和 T 细胞激活，并进一步在 TA-GVHD 的动物模型上得到验证。因此，维生素 B_2 联合紫外线照射有望成为替代 γ 射线辐照的新方法，用于预防 TA-GVHD 发生。

表 10-3　输血相关性移植物抗宿主病的危险因素

风险等级	危险因素
1. 风险显著增加	先天性免疫缺陷
	骨髓移植（异体和自体）
	亲属间输血
	子宫内输血
	人类白细胞抗原（HLA）匹配的血小板输注
	霍奇金病
	接受嘌呤类似物治疗
2. 风险轻度增加	急性白血病
	非霍奇金淋巴瘤
	实体瘤接受加强化疗或放疗
	换血疗法
	早产儿
	接受实体器官移植
3. 风险未知	健康新生儿
	艾滋病患者

四、铁过载

每单位红细胞含铁约 100 mg。长期输血的患者，特别是血红蛋白病患者、慢性再生障碍性贫血患者，体内不断有铁沉积。体内蓄积的铁开始储存在单核吞噬细胞系统中，这些部位达到饱和后，铁即沉积于实质细胞中，称为含铁血黄素沉着症。若引起受累器官功能障碍，称为继发性血色病。

没有出血的患者，累计输血量达到 100~200 U 时可能出现临床表现。铁过载会影响心脏、肝脏、内分泌器官的功能，引起这些器官功能障碍，出现肝功能损害、糖尿病、心律不齐、心功能不全、性功能减退等，严重者可能死于肝衰竭或心脏毒性。铁沉积在皮肤上可使皮肤色素沉着。

铁过载的治疗方法是去除体内多余的铁。对于贫血的患者，不能采用放血方法，皮下注射铁螯合剂去铁胺是目前较为有效的方法，也有口服去铁药物的治疗方法。由于口服胃肠道吸收差，现在多采用便携式输液泵加注射用水腹壁皮下注射，8~12 小时内注射完毕。去铁酮是较早用于临床的口服去铁剂，能够进入细胞将细胞内铁转运出细胞。去铁剂地拉罗司，由于该药可溶解于水，因此可以溶入苹果汁或橙汁空腹服用，与去铁胺疗效相当。

对于需要长期输血的患者，有学者推荐输年轻红细胞，以减少输血量，延长输血间隔时间。据国外报道，输注年轻红细胞只能降低输血需求量的 12%~16%，而制备成本高，现已很少应用。

（李志宏）

参考文献

［1］杨静红．影响输血质量与安全的因素及其对策［J］．中国卫生产业，2022，19（20）：74-77.

［2］杨成民，刘进，赵桐茂．中华输血学［M］．北京：人民卫生出版社，2017.

［3］桂嵘，张志羿，王勇军．输血相容性检测及疑难病例分析［M］．北京：人民卫生出版社，2018.

［4］张家忠，吕先萍．临床输血检验技术［M］．北京：人民卫生出版社，2016.

［5］黄旭君，成志，彭翠，等．术中回收式自体输血在高危出血风险孕产妇中的应用［J］．中外医学研究，2022，20（17）：1-5.

［6］胡丽华，王学峰，阎石．临床输血学检验技术［M］．北京：人民卫生出版社，2015.

［7］夏琳，姜傥．临床输血医学检验［M］．武汉：华中科技大学出版社，2014.

［8］陈爱莲，马小宏．输血前不规则抗体检测对输血安全性的影响分析［J］．中国卫生标准管理，2022，13（18）：164-168.

［9］刘景汉，李志强，王海林．临床单病种输血［M］．北京：人民卫生出版社，2017.

［10］尹正军，官旭俊．临床输血管理与技术［M］．北京：科学出版社，2017.

［11］许建荣，李聚林，江朝富．血站技术手册［M］．北京：人民卫生出版社，2015.

［12］朱立国，汪德清．核黄素光化学技术灭活血浆病原体的研究进展［J］．临床输血与检验，2013，15（4）：403-406.

［13］刘景汉．临床单病种输血［M］．北京：人民卫生出版社，2017.

［14］李卉，刘景汉．临床输血救治理论与实践［M］．北京：人民卫生出版社，2015.

［15］陈小翠，张杰．成分输血联合自体血回输技术在大出血并休克患者中的应用观察［J］．山西医药杂志，2022，51（19）：2223-2226.

［16］刘久波，罗杰．实用临床输血手册［M］．武汉：华中科技大学出版社，2015.

［17］高东英．输血技术学基础［M］．北京：高等教育出版社，2013.

［18］张家忠．临床输血检验技术［M］．北京：人民卫生出版社，2016.

［19］胡丽华．临床输血学检验［M］．3版．北京：中国医药科技出版社，2015.

［20］孙晓春，龚道元．临床输血检验技术［M］．北京：人民卫生出版社，2014.